医政管理规范之一

病历书写规范

（第 2 版）

U0380125

东南大学出版社

·南 京·

图书在版编目(CIP)数据

病历书写规范 / 季国忠，杨莉主编 . —2 版 .
—南京：东南大学出版社，2015.3(2024.3重印)
ISBN 978-7-5641-4713-6

Ⅰ . ①病… Ⅱ . ①季… ②杨… Ⅲ . ①病案—
书写规则 Ⅳ . ①R197.323

中国版本图书馆 CIP 数据核字(2013)第 318381 号

东南大学出版社出版发行
(南京四牌楼 2 号 邮编 210096)
出版人：江建中
江苏省新华书店经销 南京京新印刷厂印刷
开本：710mm×1000mm 1/16 印张：29.5 字数：545 千字
ISBN 978-7-5641-4713-6
2015 年 3 月第 2 版 2024 年 3 月第 29 次印刷
印数：225001～228000 册 定价：68.00 元
(凡因印装质量问题，可直接向营销部调换。电话：025－83791830)

医政管理规范编委会

主 任 委 员　王咏红

副主任委员　唐维新　黄祖瑚　李少冬

委　员

（以下按姓氏笔画顺序排列）

王　虹　　王　莉　　王　骏　　朱春燕　　许　斌

张国瑞　　张金宏　　张镇静　　陈卫平　　陈小康

陈　志　　陈德玉　　邵　教　　季国忠　　周卫兵

胡宁彬　　胡建伟　　侯建全　　俞伟男　　俞　军

徐开林　　高建林　　韩光曙　　程崇高　　滕皋军

潘淮宁　　霍孝蓉

《病历书写规范》
（第 2 版）
编　委　会

主　编　季国忠　杨　莉

副主编　顾　民　韩光曙　倪松石

编　委（按姓氏笔画顺序排列）

王　林　王晓东　仇永贵　仇晓明　叶　葵　冯继锋

许　斌　孙蓉蓉　杨国斌　杨建平　李　燕　吴昌平

沈正善　张尤历　张淑芬　陈吉祥　陈　凯　陈莹莹

范晓娜　单　清　赵莉萍　荣良忠　胡晓翔　施　辉

姜柏生　姜星火　顾玉明　顾帮朝　徐道亮　高　鹏

浦福兴　蒋光裕　曾因明　霍孝蓉　戴　林

再版序言

没有规矩,不成方圆。规范正是对个人、组织思维和行为进行约束的规矩和标准。医疗卫生是为人类健康服务的行业,其建设、发展、管理、服务行为等尤其应该有规可依、有章可循、有标可贯,以相应的规范和标准来指导、约束、监管、考核、评价。多年来,国家层面上制定了医政管理、医疗服务管理等一系列法律、法规、核心制度、规范、标准,为了更好地落实国家的相关规定,建立和完善我省医政管理及医院建设管理的规范,自上世纪 80 年代开始,原江苏省卫生厅先后组织编写了《病历书写规范》等多部医政管理规范、临床操作常规、诊疗技术标准;2002 年起,原江苏省卫生厅又对已有规范等进行了梳理,结合江苏医政、医院工作实际,委托省医院协会组织进行大面积修改、重编、补缺,到 2009 年,相继出台了 23 部医政管理规范,形成系列而广泛应用于医疗行业。多年的实践证明,这些规范、常规、标准具有较强的科学性和实用性,对加强医院科学管理、提高医疗护理质量、保障医疗安全,发挥了良好作用,并成为医疗机构和医务人员依法执业、规范行为的重要依据,成为医院工作科学化、标准化、精细化、信息化的重要保证。

随着时代的进步,医学科学技术日新月异,群众医疗服务需求不断提高,医疗卫生法律法规体系进一步健全,在实际执行规范、常规、标准等的过程中,其中有的不合时宜的内容已经作了调整,形成了一些新的规范、常规和标准。为此,江苏省卫生和计划生育委员会继续委托省医院协会,组织专家对这些规范进行再修订、再出版。再版后的医政管理系列规范不仅涵盖现行的医疗卫生法律、法规、规章、规范、常规、标准等,还注重吸取临床、医技以及管理等各专业领域的新理论、新技术、新成果,既与医院实际工作相契合,又考虑到行业发展前景,具有较强的操作性,能较好满足医政管理和临床工作的需要,内容更全、更新、更细、更实。再版的医政管理系列规范将继续成为我省广大医政管理工作者、各级各类医疗机构和广大医务工作人员今后一段时期工作的指南、行为的遵循,对于深化医院各项改革、促进医疗机构发展、提高医疗质量水平、规范医务人员行为、保障医疗安全等进一步发挥重要作用。同时也可作为医学院校卫生管理、医政管理以及临床、医技和护理等专业教学的参考用书。

衷心感谢支持、参加医政管理系列规范修订再版的医政、医院管理者以及各专业专家、教授。在修订再版过程中，由于受水平等诸多因素限制，难免有不足之处，敬请提出宝贵意见和建议。

江苏省卫生和计划生育委员会主任　王咏红

2015 年 1 月

第一版序言

医政管理规范、临床操作常规、诊疗技术标准是医院工作和医务人员医疗行为的重要依据,是医院工作科学化、规范化、制度化、标准化和重要保证。自20世纪80年代初以来,我厅陆续出台了《病历书写规范》等多部医政管理规范、临床操作常规和诊疗技术标准。多年的实践证明,这些规范、常规、标准具有一定的科学性和实用性,对加强医院科学管理、提高医疗护理质量、保障医疗安全,发挥了良好作用。面对医疗卫生法律法规逐步健全,当代医学科学技术迅猛发展,先进临床诊断技术的广泛应用,医学模式转变,人民群众医疗服务需求不断提高等新形势,原有的规范、常规、标准有不少不相适应之处,急需进行修订、完善。为此,我厅在原有规范和广泛征求意见的基础上,组织有关专家,历时一年多修改、编写了医政管理规范、临床操作常规和诊疗技术标准,并将陆续出版发行。这一系列规范、常规、标准除了在文字上力求精练、明确外,在内容上尽量体现"全面、新颖、实用"三大特色。所谓"全面",是指内容涵盖了现有施行的医疗卫生法律、法规、规章、规范、常规、标准;所谓"新颖",是指吸取了临床、医技等各学科、领域的新理论、新技术、新成果,适应了医疗卫生管理法律、法规的新规定、新要求、新举措;所谓"实用",是指从当前医院管理和临床、医技工作的实际出发,力求切实可行,同时又适当考虑到发展的前景,既立足江苏,又面向全国,以便更好地适应医政管理和医院工作的需要。这一系列的规范、常规和标准,是各级医政管理工作者、各级各类医院和广大医务人员今后一段时期工作的指南、行为的向导、管理的规范、诊疗的依据,对深化医院各项改革、加强医院科学管理、提高医疗技术水平、规范医务人员行为、保障医疗安全必将发挥重要作用。同时,这一系列规范、常规和标准也可作为医学院校卫生管理专业、临床、医技和护理等专业老师、学生教学参考用书。

由于修订、编写的水平等诸多因素限制,难免有未尽之处,敬请提供意见,以便进一步完善、提高。对参加修订、编写的各位医政和医院管理工作者、临床专家、教授的辛勤劳动和奉献精神,在此深表谢意!

唐维新

2002 年 11 月

再版前言

病历属于医药卫生科技档案,是国家档案的重要组成部分。

病历是对患者疾病发生、发展、诊断、治疗、护理、转归等情况的客观和系统的记录,反映医疗机构医疗行为的全过程。翔实、完整的病历不仅可以为医疗、教学和科研提供丰富的临床资料,也是衡量医疗质量、医院管理能力的重要内容,同时也是医疗事故鉴定、医疗保险赔付的重要法定依据。病历书写是各级临床医务人员的基本技能,也是医疗工作中的重要环节。统一病历格式,规范书写要求,提高书写质量,目的在于使病历更真实地记录医疗过程,更全面地反映医疗质量,是加强医疗质量控制的重要手段,也是医院现代化管理的重要内涵之一。原江苏省卫生厅于1981年组织编写了《病历书写规范》(以下简称《规范》),并分别于1987年、1996年和2003年根据原卫生部(国家卫生和计划生育委员会)的相关规定进行了三次修订。《规范》的实施,对全省各级各类医院病历书写和管理工作起到了积极的促进作用,为开展医院分级管理和医院评审评价等工作奠定了基础,为加强医疗质量管理,提高临床医疗、教学和科研工作水平创造了条件。

随着医院管理模式和服务功能结构的变化、国家法制建设的不断完善以及医学科学技术的发展,对病历书写和病历管理提出了新的要求,原《规范》已不能完全适应当前临床工作的需求。根据原卫生部(国家卫生计生委)印发的《病历书写基本规范》、《电子病历基本规范(试行)》和《卫生部关于修订下发住院病案首页的通知》等相关文件,江苏省卫生计生委再次委托江苏省医院协会组织病历质控及医院管理专家,进行了第四次修订。

本次修订工作,在保持原有基本框架和内容的原则下,结合当前医疗机构管理和医疗质量管理面临的新形势和新特点,增补了近年来等级医院评审标准中的相关内容以及电子病历的相关规范等。如:增加了门诊病人复诊病历书写要求、急诊留观病历的书写格式与要求、日间病房病历的书写要求;增加了关于病情评估、住院30天以上的全科室大查房记录、输血记录、有创操作记录、临床路径相关记录、检验检查同城互认、器官移植、出院后检验检查报告单回报需要改变诊疗方案的相关记录等。对涉及知情同意以及医患沟通方面的问题也做了更为细化的书写要求。为减轻临床一线医务人员的工作负担、提高工作效率,在保证医疗安全和医疗质量的前提下,精简了一些内容,删除了麻醉前小结而代之以麻醉术前术后访视记录,增加了一些表格式病历模板,同时也为使医务人员更好地掌握相关法律知识,增加了法律摘要章节。

《规范》是医务人员病历书写的标准,也是医院管理的主要标准之一,医疗机构和医务人员应认真贯彻执行,并以此作为考核评价医疗服务质量的依据。本《规范》在执行过程中可能还会遇到一些新的问题,希望及时沟通反馈,以便今后进一步修订,使之渐臻完善。

在本次《规范》修订的过程中,得到了江苏省人民医院、南京医科大学第二附属医院、东南大学附属中大医院、南京鼓楼医院、南通大学附属医院、苏州大学附属第一医院、徐州医学院附属医院、江苏大学附属医院、江苏省中医院、江苏省口腔医院、江苏省肿瘤医院、江苏省临床检验中心、江苏省护理学会、常州市第一人民医院、淮安市第一人民医院、扬州市第一人民医院、苏州大学附属第二医院、苏州大学附属儿童医院、南京市第一医院、南京市第二医院、南京市儿童医院、南京市口腔医院、南京市妇幼保健院、江苏省中医药局以及相关法律人士和部分省级专科质控中心等单位的大力支持,在此一并感谢。

编者

2015 年 1 月

第一版前言

病历属于医药卫生科技档案,是国家档案的重要组成部分。

病历是医疗工作的全面记录,客观地反映疾病诊断、治疗及其转归的全过程。在现代医院管理中,病历作为医疗活动信息的主要载体,不仅是医疗、教学、科研的第一手资料,而且也是综合评价医院医疗质量、技术水平、管理水平的依据。发生医疗事故争议时,病历还是举证的法律书证,是判定责任的重要证据之一。统一病历格式,规范书写要求,提高书写质量,是提高医务人员业务素质的基本途径和加强医疗质量控制的重要环节,也是医院现代化建设的重要内涵之一。江苏省卫生厅 1981 年编印的《江苏省病历书写规范》(以下简称《规范》),1987、1996 年又先后作了两次修订并分别下发执行后,对全省各级各类医院病历书写和管理工作的进行起到了促进作用,为开展医院分级管理和医院评审工作奠定了基础,为加强医疗质量管理,提高临床医疗、教学和科研工作水平创造了条件。

随着医院改革的深化和医学科学技术的发展,医院管理模式和服务功能结构的变化以及国家法制建设的不断完善,对病历书写和病历管理提出了新的要求,原《规范》已不能完全适应临床工作的需要。为强化医务人员基本功训练,规范医务人员诊疗行为;有利于医学科学水平的提高与发展;体现时代特征、社会进步和学术发展;有利于医政管理,适应《医疗事故处理条例》实施的新形势;把病历书写与病历管理纳入先进科学管理及法制管理轨道,江苏省卫生厅委托江苏省医院管理学会组织全省各大医院的部分临床医学专家和医院管理工作者,对原《规范》进行第三次修订。鉴于国内尚缺乏病历书写与病历管理的专著,本书作为补阙正式出版发行。

这次对《规范》的修改,在保持原书基本框架和内容的原则下,增补了一些新的内容,特别是充分体现了《医疗事故处理条例》的要求,删除了一些比较繁琐的内容,减少了不必要的重复,增加了表格式病历,以适应实际工作的需要。

《规范》是医务人员病历书写的标准,又是医院管理的标准,医疗机构和医务人员应认真贯彻执行,并以此作为考核评价医疗服务质量的依据。

由于医院改革不断深化,医学科学技术不断发展,医院管理水平不断提高,《规范》仍会面临新问题,我们将注意总结经验,以便今后进一步修订,使之更臻完善。

在《规范》修订过程中,得到江苏省人民医院、南京医科大学第二附属医院、苏州大学附属第一医院、苏州大学附属第二医院、苏州大学附属儿童医院、南通医学院附属医院、徐州医学院附属医院、东南大学附属中大医院、中国医学科学院皮肤病医院、江苏省肿瘤医院、江苏省口腔医院、南京市鼓楼医院、南京市第一医院、南京市第二医院、南京市脑科医院、南京市儿童医院、南京市口腔医院、南京市妇幼保健院、南京市胸科医院、江苏省中医药局、江苏省护理学会、江苏省临床检验中心、无锡市卫生局、常州市卫生局、南通市卫生局、盐城市卫生局、镇江市卫生局、泰州市卫生局等单位的支持，在此一并感谢。

江苏省卫生厅
2002 年 10 月

目　　录

第一章 病历书写的基本规则和要求

病历是医务人员在诊疗工作中形成的文字、符号、图表、影像、切片等资料的总和,包括门(急)诊病历和住院病历。按照病历记录形式不同,可区分为纸质病历和电子病历,病历归档后形成病案。病历书写是医务人员通过问诊、体格检查、实验室及器械检查、诊断、治疗、护理等医疗活动获得有关资料,并进行归纳、分析、整理形成医疗工作记录的行为。病历是临床医师进行正确诊断、抉择治疗和制定预防措施的科学依据。它既反映医院管理、医疗质量和业务水平,也是临床教学、科研和信息管理的重要资料,同时还是考核医务人员医德、评价医疗服务质量、医院工作绩效的主要依据。病历也是具有法律效力的医疗文件。电子病历与纸质病历具有同等效力。因此,医务人员必须以认真负责的精神和实事求是的态度,严肃规范地书写病历。

病历书写应遵循以下基本规则和要求:

1. 病历应当使用蓝黑墨水、碳素墨水书写。计算机打印的病历(电子病历)应当符合病历保存的要求。

2. 病历书写的内容应当客观、真实、准确、及时、完整、规范、重点突出、层次分明;表述准确,语句简练、通顺;书写工整、清楚;标点符号正确;书写不超过线格;在书写过程中,若出现错字、错句,应在错字、错句上用双横线标示,不得采用刀刮、胶贴、涂黑、剪贴等方法抹去原来的字迹。

3. 病历应当按照规定的内容书写,并由相应医务人员签名。实习医务人员、试用期医务人员书写的病历,应当经过本医疗机构合法执业的医务人员审阅、修改并签名,审查修改应保持原记录清楚可辨,并注明修改时间。修改、签名一律用红笔。修改病历应在 72 小时内完成。

4. 进修医务人员应当由接收进修的医疗机构根据其胜任本专业工作的实际情况认定后书写病历。

5. 实习医师、毕业后第一年住院医师书写的住院病历,经上级医师补充修改、确认并签字以示负责后,上级医师可不再书写入院记录,但必须认真书写首次病程记录。

6. 门诊病历即时书写,急诊病历在接诊同时或处置完成后及时书写。

7. 住院病历、入院记录应于次日上级医师查房前完成,最迟应于患者入院 24 小时内完成。

8. 急危重症患者的病历应及时完成,因抢救急危重症患者未能及时书写病历的,应在抢救结束后 6 小时内据实补记,并注明抢救完成时间和补记时间。

9. 病历书写应当使用中文和医学术语。通用的外文缩写和无正式中文译名的症状、体征、疾病名称、药物名称可以使用外文。患者述及的既往所患疾病名称和手术名称应加引号。

10. 疾病诊断、手术、各种诊疗操作的名称书写和编码应符合《国际疾病分类》(ICD - 10、ICD - 9 - CM - 3)的规范要求。

11. 各项记录应注明年、月、日,急诊、抢救等记录应注明至时、分,采用 24 小时制和国际记录方式。如 2013 年 8 月 8 日下午 3 点 8 分,应写成 2013 - 08 - 08,15:08(月、日、时、分为个位数时,应在数字前面加 0)。

12. 各种表格栏内必须按项认真填写,无内容划"—"。每张记录纸均须完整填写眉栏(患者姓名、科别、病区、床号、住院号)及页码等。

13. 各项记录书写结束时应在右下角签全名,字迹应清楚易认。上级医师审核签名应在署名医师的左侧,并以斜线相隔。

14. 凡药物过敏者,应在病历中用红笔注明过敏药物的名称。

15. 对按照有关规定须取得患者书面同意方可进行的医疗活动(如特殊检查、特殊治疗、手术、实验性临床医疗等),应当由患者本人签署同意书。患者不具备完全民事行为能力时,应当由其法定代理人签字;患者因病无法签字时,应当由其授权的人员或近亲属、关系人签字;为抢救患者,在法定代理人或被授权人无法及时签字的情况下,可由医疗机构负责人或者其授权的负责人签字。

因实施保护性医疗措施不宜向患者说明情况的,应当将相关情况通知患者近亲属,由患者近亲属签署同意书,并及时记录。患者无近亲属的或者患者近亲属无法签署同意书的,由患者的法定代理人或者关系人签署同意书。

医疗美容应由就诊者本人或监护人签字同意。

16. 规范使用汉字,简化字、异体字按《新华字典》为准,不得自行杜撰。消灭错别字。病历书写一律使用阿拉伯数字书写日期和时间。

17. 各种检查报告单应分门别类按日期顺序呈叠瓦状粘贴整齐。异常检验或检查结果应用红笔在报告单上方标注。实施电子病历后,能支持检验报告单满页打印者,可将检验报告单分门别类按报告时间顺序满页打印。

18. 使用表格式病历必须是本规范所列专科、专病表格式病历。如需设计其他专科、专病表格式病历(包括护理的各种表格),必须基本符合住院病历格式的内容和要求,包括本专科、专病的全部内容,经省辖市卫生行政部门审批后,报省卫生行政部门备案。

第二章　病历的格式与内容

第一节　门（急）诊病历

1. 门诊病历封面应设有姓名、性别、出生年月、民族、婚姻、职业、住址、工作单位、药物过敏史、身份证号及门诊病历编号等项目并认真填写完整；每次就诊均应填写就诊日期（年、月、日）和就诊科别。

2. 使用通用门诊病历时，就诊医院应在紧接上次门诊记录下空白处盖上"××年××月××日××医院××科门诊"蓝色章，章内空白处由接诊医师填写。

3. 儿科患者、意识障碍患者、创伤患者及精神病患者就诊须写明陪伴者姓名及与患者的关系，必要时写明陪伴者工作单位、住址和联系电话。

4. 患者在其他医院所作检查或检验，应注明该医院名称及检查或检验项目、报告单号、日期和结果。

5. 初步诊断、诊断、医师签名写于右下方。如需上级医师审核签名，则签在署名医师左侧并划斜线相隔，如×××/×××。医师应签全名，字迹应清楚易认。处理措施写在左半侧。

6. 法定传染病，应注明疫情报告情况。

7. 开具疾病诊断证明及休息证明应记录在病历中。

8. 门诊患者住院须填写住院证。

9. 门诊病历、住院证可用蓝黑墨水、碳素墨水书写，字迹应清楚易认。

10. 门（急）诊初诊、复诊病历，书写要求如下：

【门诊初诊】

（1）主诉：主要症状（或体征）及持续时间。

（2）病史：现病史要重点突出（包括本次患病的起病日期、主要症状、伴随症状、体征、他院诊治情况及疗效），并简要叙述与本次疾病有关的过去史、个人史及家族史（不需列题）。

（3）体检：一般情况，重点记录阳性体征及有助于鉴别诊断的阴性体征。

（4）实验室检查、器械检查或会诊记录。

（5）初步诊断：需写出本次就诊的初步诊断。如暂不能明确，可写"××症状或体征原因待查"，也可在疑诊病名后面加"？"，并尽可能注明复诊应注意的事项。

(6) 处理措施

① 处方及治疗方法记录应分行列出。药品应记录药名、剂量、总量、用法。

② 进一步检查措施或建议。

③ 法定传染病应注明疫情报告情况。

④ 休息方式及期限;收住院病人写明收住院科室。

(7) 医师签名:字迹应清楚易认。

【门诊复诊】

(1) 主诉:可写"×××疾病复诊"或书写主诉。

(2) 现病史:主要描述上次诊治后的病情变化和治疗反应,不可只用"病情同前"字样来代替现病史。

(3) 体检:着重记录原来阳性体征的变化和新发现的阳性体征。

(4) 需补充的实验室或器械检查项目。

(5) 在同一医疗机构内三次不能确诊的患者,接诊医生应请上级医师或相关科室会诊,上级医师或会诊医师应写明会诊意见及会诊日期和时间并签名。

(6) 诊断:对上次已确定的诊断及补充的新诊断一并写出。

(7) 处理措施:要求同初诊。

(8) 持通用门诊病历变更就诊医院、就诊科别或与前次不同病种的复诊患者,应视作初诊患者并按初诊病历要求书写病历。

注:门诊放疗、化疗及血液透析等病历书写按相关专科规范执行。

【急诊初诊和复诊病历】

急诊患者应注明就诊时间(年、月、日、时、分),时间按 24 小时制记录。其余内容同门诊初诊、复诊病历。急危重症患者必须记录患者体温、脉搏、呼吸、血压、意识状态、诊断和抢救措施。

【急诊观察病历】

对收入急诊观察室的患者,应书写观察病历,并书写出医院观察室记录。

抢救危重患者时,应当书写抢救记录。门(急)诊抢救记录书写内容及要求按照住院病历抢救记录书写内容及要求执行。抢救无效的死亡病例,要记录抢救经过,参加抢救人员姓名、职称或职务,死亡日期及时间,死亡诊断等。

急诊观察病历应包括以下主要内容:体温单、医嘱单、急诊观察病历、急诊观察病程记录、出医院观察室记录等。

◇◇◇

医院

门（急）诊病历　　门诊病历编号/卡号：

姓名_____ 性别____ 出生年月_____ 身份证号_____

民族_____ 婚姻____ 职业_____ 药物过敏史_____

工作单位_____

住址_____ 联系电话_____

◇◇◇

附二：门诊病历格式

◇◇◇

××医院××专科（手写或盖章）

×年×月×日

（1）主诉_____

（2）病史_____

（3）体格检查_____

（4）实验室及器械检查_____

（5）初步诊断（靠右侧书写）_____

（6）处理（靠左侧书写）_____

（7）医师签名（靠右侧书写）_____

◇◇◇

第二节　住院病历

【一般项目】

姓名，性别，年龄（填写实足年龄或出生年、月，不可以"儿"、"成"代替），婚姻状况，出生地（写明省、市、县），民族，职业，工作单位，住址（城市应写明省、市、区、街道、楼、单元，农村应具体到村、组），供史者（注明与患者的关系），入院日期（急危重症患者应注明至时、分），记录日期、时间。

【主诉】

患者就诊最主要的原因，包括症状（或体征）及其持续时间。主诉多于一项者,则按发生的先后次序列出,并记录每个症状的持续时间。主诉要简明精炼,除特殊情况外,一般不宜用诊断或检查结果代替症状。主诉应能导致第一诊断,原则上不得超过 20 个字。

【现病史】

围绕主诉进行描述。主要内容应包括:

1. 起病情况:患病时间、发病缓急、前驱症状、可能的病因和诱因。

2. 主要症状的特点:应包括主要症状的部位、性质、持续时间及程度。

3. 病情的发展与演变:包括起病后病情是持续性还是间歇性发作,是进行性加重还是逐渐好转,缓解或加重的因素等。

4. 伴随症状:各种伴随症状出现的时间、特点及其演变过程,各伴随症状之间,特别是与主要症状之间的相互关系。

5. 记录与鉴别诊断有关的阴性资料。

6. 诊疗经过:何时、何处就诊,作过何种检查,诊断何病,经过何种治疗,药物剂量及效果。

7. 一般情况:目前的食欲、大小便、精神、体力、睡眠等情况。

8. 凡与现病直接有关的病史,虽年代久远亦应包括在内。

9. 若患者存在两个以上不相关的未愈疾病时,虽与本次疾病无紧密关系,但仍需治疗的其他疾病情况,可在现病史后另起一段予以记录。

10. 凡意外事件或可能涉及法律责任的伤害事故,应详细客观记录,不得主观臆测。

【既往史】

既往史是指患者过去的健康和疾病情况。内容包括既往:

1. 一般健康状况及疾病史。

2. 传染病史。

3. 手术、外伤史。

4. 输血史。

5. 食物或药物及其他过敏史。

6. 预防接种史。

7. 过去健康状况及疾病的系统回顾。

呼吸系统:慢性咳嗽、咳痰、呼吸困难、咯血、低热、盗汗、与肺结核患者密切接触史等。

循环系统:心悸、气急、咯血、发绀、心前区痛、晕厥、水肿及高血压、动脉硬化、心脏疾病、风湿热病史等。

消化系统:慢性腹胀、腹痛、嗳气、反酸、呕血、便血、黄疸和慢性腹泻、便秘史等。

泌尿系统:尿频、尿急、尿痛、排尿不畅或淋沥,尿色(洗肉水样或酱油色),清浊度,水肿,肾毒性药物应用史,铅、汞化学毒物接触或中毒史,以及下疳、淋病、梅毒等性病史。

造血系统:头晕,乏力,皮肤或黏膜瘀点、瘀斑、紫癜、血肿,反复鼻衄,牙龈出血,骨骼痛,化学药品、工业毒物、放射性物质接触史等。

内分泌系统及代谢:畏寒、怕热、多汗、食欲异常、烦渴、多饮、多尿、头痛、视力障碍、肌肉震颤,以及性格、体重、皮肤、毛发和第二性征改变史等。

神经系统:头痛、失眠或嗜睡、意识障碍、晕厥、痉挛、瘫痪、视力障碍、感觉及运动异常、性格改变、记忆力和智力减退史等。

肌肉骨骼系统:关节肿痛,运动障碍,肢体麻木、痉挛、萎缩,瘫痪史等。

【个人史】

1. 出生地及居留地:有无日本血吸虫病疫水接触史,有无去过其他地方病或传染病流行地区及其接触情况。

2. 生活习惯及嗜好:有无嗜好(烟、酒、常用药品、麻醉毒品)及其用量和年限。

3. 职业和工作条件:有无工业毒物、粉尘、放射性物质接触史。

4. 冶游史:有无婚外性行为,有无患过下疳、淋病、梅毒等性病史。

【婚育史、月经史】

1. 结婚年龄、配偶健康状况、性生活情况等。

2. 初潮年龄 $\frac{\text{行经期天数}}{\text{月经周期天数}}$ 末次月经时间(或绝经年龄),以及月经量、颜色,有无血块、痛经、白带等情况。

3. 生育情况按下列顺序写明:足月分娩数—早产数—流产或人流数—存活数。计划生育措施。

【家族史】

1. 父母、兄弟、姐妹及子女的健康状况,有无患有与患者同样的疾病;如已死亡,应记录死亡原因及年龄。

2. 家族中有无结核、肝炎、性病等传染性疾病。

3. 有无家族性遗传疾病,如糖尿病、血友病。

体格检查

体温   ℃   脉搏   次/分   呼吸   次/分   血压   /   mmHg

【一般状况】

发育(正常、不良、超常),营养(良好、中等、不良、肥胖、恶病质),神志(清晰、淡漠、模糊、嗜睡、谵妄、昏迷),体位(自主、被动、强迫),面容与表情(安静,忧虑,烦躁,痛苦,急、慢性病容或特殊病容),检查能否合作。

【皮肤、黏膜】

颜色(正常、潮红、苍白、发绀、黄染、色素沉着),温度,湿度,弹性,有无水肿、皮疹、瘀点、紫癜、皮下结节、肿块、蜘蛛痣、肝掌、溃疡和瘢痕,毛发的生长及分布。

【淋巴结】

全身或局部淋巴结有无肿大(部位、大小、数目、硬度、活动度或粘连情况,局部皮肤有无红肿、波动、压痛、瘘管、瘢痕等)。

【头部及其器官】

头颅:大小,形状,有无肿块、压痛、瘢痕,头发(量、色泽、分布)。

眼:眉毛(脱落、稀疏),睫毛(倒睫),眼睑(水肿、运动、下垂),眼球(凸出、凹陷、运动、斜视、震颤),结膜(充血、水肿、苍白、出血、滤泡),巩膜(黄染),角膜(云翳、白斑、软化、溃疡、瘢痕、反射、色素环),瞳孔(大小、形态、对称或不对称、对光反射及调节与辐辏反射)。

耳:有无畸形、分泌物、乳突压痛,听力。

鼻:有无畸形、鼻翼扇动、分泌物、出血、阻塞,有无鼻中隔偏曲或穿孔、有无鼻窦压痛。

口腔:气味,有无张口呼吸,唇(畸形、颜色、疱疹、皲裂、溃疡、色素沉着),牙(龋齿、缺齿、义齿、残根,注明位置右——Ⅱ——左,斑釉牙),牙龈(色泽、肿胀、溃疡、溢脓、出血、铅线),舌(形态、舌质、舌苔、溃疡、运动、震颤、偏斜),颊黏膜(发疹、出血点、溃疡、色素沉着),咽(色泽、分泌物、反射、悬雍垂位置),扁桃体(大小、充血、分泌物、假膜),喉(发音清晰、嘶哑、喘鸣、失音)。

【颈部】

对称,有无抵抗、强直,有无颈静脉怒张及肝颈静脉回流征、颈动脉异常搏动,气管位置,甲状腺(大小、硬度、压痛、结节、震颤、血管杂音)。

【胸部】

胸廓(对称,畸形,有无局部隆起或塌陷、压痛),呼吸(频率、节律、深度),乳房(大小,乳头,有无红肿、压痛和肿块),胸壁有无静脉曲张、皮下气肿等。

肺:

视诊　呼吸运动(两侧对比),呼吸类型,有无肋间隙增宽或变窄。

触诊　呼吸活动度,语颤(两侧对比),有无胸膜摩擦感、皮下捻发感等。

叩诊　叩诊音(清音、过清音、浊音、实音、鼓音及其部位),肺下界及肺下界移动度。

听诊　呼吸音(性质、强弱、异常呼吸音及其部位),有无干、湿性啰音和胸膜摩擦音;语音传导(增强、减弱、消失)等。

心:
视诊　心前区隆起,心尖搏动或心脏搏动位置、范围和强度。
触诊　心尖搏动的性质及位置,有无震颤(部位、期间)和摩擦感。
叩诊　心脏左、右浊音界用左、右第二、三、四、五肋间距前正中线的距离(cm)表示。须注明左锁骨中线距前正中线的距离(cm)。

右(cm)	肋间	左(cm)
	Ⅱ	
	Ⅲ	
	Ⅳ	
	Ⅴ	

听诊　心率,心律,心音的强弱,P_2 和 A_2 强度的比较,有无心音分裂、额外心音、杂音(部位、性质、收缩期或舒张期或连续性、强度、传导方向以及与运动、体位和呼吸的关系;收缩期杂音强度用六级分法,如描述 3 级收缩期杂音,应写作"3/6 级收缩期杂音";舒张期杂音分为轻、中、重三度)和心包摩擦音等。

桡动脉:脉搏频率,节律(规则、不规则、脉搏短绌),有无奇脉和交替脉等,搏动强度,动脉壁弹性、紧张度。

周围血管:有无毛细血管搏动、枪击音、Duroziez 双重杂音、水冲脉和动脉异常搏动。

【腹部】
腹围(腹水或腹部包块等疾病时测量)。
视诊　形状(对称、平坦、膨隆、凹陷),呼吸运动,胃肠蠕动波,有无皮疹、色素、条纹、瘢痕、腹壁静脉曲张及其血流方向,疝和局部隆起(器官或包块)的部位、大小、轮廓,腹部体毛。
触诊　腹壁紧张度,有无压痛、反跳痛、液波震颤、肿块(部位、大小、形状、硬度、压痛、移动度、表面情况、搏动)。

肝脏:大小(右叶以右锁骨中线肋下缘、左叶以前正中线剑突下至肝下缘多少厘米表示),质地(Ⅰ度:软;Ⅱ度:韧;Ⅲ度:硬),表面(光滑度),边缘,有无结节、压痛和搏动等。

胆囊:大小,形态,有无压痛,Murphy 征。

脾脏:大小,质地,表面,边缘,移动度,有无压痛、摩擦感,脾脏明显肿大时以三线测量法表示。

肾脏:大小、形状、硬度、移动度,有无压痛。

膀胱:膨胀、肾及输尿管压痛点。

叩诊　肝上界在第几肋间,肝浊音界(缩小、消失),肝区叩击痛,有无移动性浊音、高度鼓音、肾区叩击痛等。

听诊　肠鸣音(正常、增强、减弱、消失、金属音),有无振水音和血管杂音等。

【肛门、直肠】

视病情需要检查。有无痔疮、肛裂、脱肛、肛瘘。直肠指诊(括约肌紧张度,有无狭窄、肿块、触痛、指套染血;前列腺大小、硬度,有无结节及压痛等)。

【外生殖器】

根据病情需要作相应检查。

男性:包皮,阴囊,睾丸,附睾,精索,有无发育畸形、溃疡、肿块、静脉曲张、鞘膜积液等。

女性:参见妇科检查。检查时必须有女医护人员在场,必要时请妇科医生检查。

【脊柱】

活动度,有无畸形(侧凸、前凸、后凸)、压痛和叩击痛等。

【四肢】

有无畸形,杵状指(趾),静脉曲张,有无骨折及关节红肿、疼痛、压痛、积液、脱臼、强直、畸形,有无水肿、肌肉萎缩、肌张力变化或肢体瘫痪等。

【神经反射】

生理反射:浅反射(角膜反射、腹壁反射、提睾反射)。

深反射(肱二头肌、肱三头肌及膝腱、跟腱反射)。

病理反射:Babinski 征、Oppenheim 征、Gordon 征、Chaddock 征、Hoffmann 征。

脑膜刺激征:颈强直、Kernig 征、Brudzinski 征。

必要时作运动、感觉等及神经系统其他特殊检查。

专科情况(在居中位置另立专行)

应当根据专科需要记录专科特殊情况。

实验室及器械检查

记录与诊断相关的实验室及器械检查结果及检查日期,包括患者入院后

24 小时内应完成的检查结果,如血、尿、粪常规和其他有关实验室检查,X 线、心电图、超声波、肺功能、内镜、CT、血管造影、放射性核素等检查。

如系在其他医院所作的检查,应注明该医院名称及检查日期。

摘 要

简明扼要综述病史要点,体格检查,实验室及器械检查的重要阳性和阴性发现,提示诊断和鉴别诊断的依据。内容以不超过 300 字为宜。

诊 断

诊断名称应确切,分清主次,顺序排列,主要疾病在前,次要疾病在后,并发病并列于有关主病之后,伴发病排列在最后。诊断应尽可能的包括病因诊断、病理解剖部位和功能诊断。对一时难以肯定诊断的疾病,可在病名后加"?"。一时既查不清病因、也难以判定在形态和功能方面改变的疾病,可暂以某症状待诊或待查,并应在其下注明一两个可能性较大或待排除疾病的病名,如"发热待查,肠结核?"。

初步诊断

住院医师或以下医师书写的住院病历,入院时的诊断一律写"初步诊断"。初步诊断写在住院病历或入院记录末页中线右侧,并签名。

入院诊断

住院后主治及以上医师第一次检查患者所确定的诊断为"入院诊断",入院诊断写在初步诊断的下方,并注明日期;如住院病历或入院记录系主治医师书写,则可直接写"入院诊断",而不写"初步诊断"。入院诊断与初步诊断相同时,上级医师只需在病历上签名,则初步诊断即被视为入院诊断,不需重复书写入院诊断。

修正诊断(包含入院时遗漏的补充诊断)

凡以症状待诊的诊断以及初步诊断、入院诊断不完善或不符合,上级医师(含主治及以上医师)必须用红笔做出"修正诊断",修正诊断写在住院病历或入院记录末页中线左侧,并注明日期,修正医师签名。修正诊断必须与出院记录、死亡记录、病案首页一致。

住院过程中增加新诊断或转入科对转出科原诊断的修正,不宜在住院病历、入院记录上作增补或修正,只在转入记录、出院记录、病案首页上书写,同时于病程记录中写明其依据。

❖❖❖

住院病历

姓名:　　　　　　　　职业:

性别:　　　　　　　　工作单位:

年龄:　　　　　　　　住址:

婚姻:　　　　　　　　供史者(与患者关系):

出生地:　　　　　　　入院日期:

民族:　　　　　　　　记录日期:

主诉:

现病史:

既往史:(系统回顾)

个人史:

婚育史、月经史:

家族史:

体格检查

　　体温　　℃　　脉搏　　次/分　　呼吸　　次/分　　血压　　/　　mmHg

一般状况:

皮肤、黏膜:

淋巴结:

头部及其器官:

颈部:

胸部:

腹部:

肛门、直肠:

外生殖器:

脊柱:

四肢:

神经反射:

专科情况(在居中位置另立专行)

应当根据专科需要记录专科特殊情况。

实验室及器械检查

摘　要

修正诊断：　　　　　　初步诊断：

　　医师签名：　　　　　　医师签名：

　　×年×月×日　　　　　入院诊断：

　　　　　　　　　　　　　主治医师签名：

　　　　　　　　　　　　　×年×月×日

第三节　入院记录

　　入院记录由住院医师(或床位医师)书写,其内容要求原则上与住院病历相同,但应简明扼要,重点突出。格式及内容如下：

　　附四：入院记录格式

入院记录

　　　　姓名：　　　　　　职业

　　　　性别：　　　　　　工作单位：

　　　　年龄：　　　　　　住址：

　　　　婚姻：　　　　　　供史者(与患者关系)：

　　　　出生地：　　　　　入院日期：

　　　　民族：　　　　　　记录日期：

　　主诉:系指促使患者就诊的最主要原因,包括主要症状(或体征)及持续时间。

　　现病史:系指患者本次疾病的发生、演变、诊疗等方面的详细情况(按时间顺序书写)。内容包括发病情况、主要症状特点及其发展变化情况、伴随症状、发病后诊疗经过及结果、睡眠、饮食等一般情况的变化,以及与鉴别诊断有关的阳性或阴性资料。

　　与本次患病虽无紧密关系,但确需治疗的其他疾病情况,可在现病史后另起一段予以记录。

　　既往史:记录患者过去的健康和疾病情况,包括既往一般健康状况、疾病史、传染病史、预防接种史、手术史、外伤史、输血史、药物过敏史等。

个人史：

婚育史、月经史：

家族史：

体格检查

体温　℃　　脉搏　次/分　　呼吸　次/分　　血压　/　mmHg

按系统循序进行书写，包括：一般情况，皮肤黏膜，全身浅表淋巴结，头部及其器官，颈部，胸部（胸廓、肺、心、血管），腹部（肝、脾等），直肠肛门，外生殖器，脊柱，四肢，神经系统。

专科情况（在居中位置另立专行）

实验室及器械检查

记录与诊断相关的实验室和器械检查及其结果，写明检查日期。如系在其他医院所作检查，应注明医院名称及检查日期。

初步诊断：

医师签名：

＊入院记录初步诊断、入院诊断、修正诊断书写要求同住院病历。

◇◇◇◇◇◇◇◇◇◇◇◇◇◇◇◇◇◇◇◇◇◇◇◇◇◇◇◇◇◇◇◇◇◇◇

第四节　再次住院病历（再入院记录）

1. 患者因同一疾病再次入住同一医疗机构时，由实习医师书写"第×次住院病历"，住院医师书写"第×次入院记录"。

2. 如因旧病复发再次住院，需将过去病历摘要及上次出院后至本次入院前的病情与治疗经过详细记入现病史中，但重点描述本次发病情况。

3. 如因新发疾病再次住院，则需按住院病历或入院记录的要求书写，并将过去的住院诊断列入过去史中。

4. 既往史、个人史、家族史可以从略，只补充新的情况，但需注明"参阅前病历"及前次病历的住院号。

第五节 24 小时内入、出院记录或 24 小时内入院死亡记录

1. 入院不足 24 小时出院的患者,可以书写 24 小时内入、出院记录。仍需如实记录病程记录。

内容:姓名、性别、年龄、婚姻、出生地、民族、职业、工作单位、住址、供史者(与患者关系)、入院时间、记录时间、主诉、入院情况(简要的病史及体检)、相关实验室及器械检查记录、入院诊断、诊治经过、出院时间、出院情况、出院诊断、出院医嘱、医师签全名等。

2. 入院 24 小时死亡的患者,可以书写 24 小时内入院死亡记录。仍需如实记录病程记录。

内容:姓名、性别、年龄、婚姻、出生地、民族、职业、工作单位、住址、供史者(与患者关系)、入院时间、记录时间、主诉、入院情况(简要的病史及体检)、相关实验室及器械检查记录、入院诊断、诊治经过(抢救经过)、死亡时间、死亡原因、死亡诊断、医师签全名等。

第六节 日间病房病历

1. 日间病房病历书写标准参照《病历书写规范》的基本规则和要求执行。

2. 入院后,在手术(治疗)前完成入院首次病程录,做好各项准备并签署日间病房知情同意书、手术(治疗)知情同意书及麻醉知情同意书(局部浸润麻醉除外)。非患者本人签署的知情同意书按《病历书写规范》要求执行。

3. 手术(操作)记录、麻醉记录以及术后病程记录要当班完成。对于病情变化情况要及时在病程记录中如实记录。

4. 出院时完善"日间病房入、出院记录",由主治及以上医师审签。

5. 病情变化需要继续住院治疗的收住入院,按住院要求书写入院记录,日间病房所有医疗文件归入住院病历中。

6. 患者门诊做的各种术前检查、检验单要保存在日间病房病历中。

第三章　各专科病历书写要求

第一节　呼吸内科病历书写要求

呼吸内科病历的一般项目、病史、体格检查与入院记录基本相同,有关本专科的重点如下:

【现病史】

1. 起病的缓急,有无诱因。

2. 咳嗽

性质:干咳、呛咳、湿咳、咳嗽带有喉鸣、嘶哑性咳嗽、犬吠样咳嗽、金属音咳嗽、低微音咳嗽等。

出现的时间与节律:骤咳、慢性咳嗽、阵发性咳嗽、清晨起床或夜间卧床时咳嗽加剧、夜间咳嗽增剧,以及咳嗽持续的时间等。

伴随症状:发热、胸痛、呼吸困难、体重减轻、气喘等;有无咽干痒、流涕、喷嚏、进食反流等。

3. 咳痰

性质:黏液性、浆液性、脓性、黏液脓性、浆液血性、血性,放置后有无分层等。

颜色:白色、灰白色、炭末样、黄色颗粒样、铁锈色、黄色、粉红色等。

量:无痰、少量、较多、大量。

气味:血腥味、恶臭味等。

伴随症状:咳嗽、胸痛、呼吸困难、发热等。

4. 咯血

量:痰内带血丝、血块、整口血,每次咯血量以毫升来估计。

颜色:粉红色、鲜红色、紫红色、暗红色。

持续时间。

伴随症状:发热、胸痛、呛咳、皮肤黏膜出血、黄疸、呼吸困难、皮肤苍白或发绀、心悸等。

5. 呼吸困难

起始时间与频率,持续性或阵发性。

类型:吸气性、呼气性、混合性。

程度：Ⅰ度、Ⅱ度、Ⅲ度（Ⅰ度仅肋间肌参与呼吸运动，吸气时肋间凹陷；Ⅱ度所有呼吸辅助肌尤其是胸锁乳突肌参与呼吸运动，吸气时抬头耸肩，且伴肋间凹陷；Ⅲ度即Ⅱ度伴意识障碍）。

伴随症状：窒息感、一侧胸痛、发热等。

缓解方法：坐位或前倾坐位是否可减轻，用支气管解痉剂是否可缓解。

6. 胸痛

部位。

性质：灼痛、刺痛、酸痛、钝痛、胀痛、闷痛、隐痛等，持续性或阵发性，持续时间，有无阵发性加重。

影响因素：是否因咳嗽或深呼吸、体位变动而加剧。

伴随症状：咳嗽、咯血、呼吸困难等。

有无畏寒、发热、出汗（自汗或盗汗）、乏力、食欲不振或体重减轻等。

【既往史】

应详细询问呼吸道感染及结核病史，包括病变部位、抗感染或抗结核药物治疗情况及疗效，并注意该病与目前疾患的关系。患者有无糖尿病、心脏病、风湿免疫性疾病等，以及有无使用免疫抑制剂等。患者是否过敏体质，对花草、皮毛、食物、药物、化学制品等有无过敏。

【个人史】

应特别注意职业、工种、居住环境条件及粉尘接触情况及其他疾病用药史。吸烟应写清年限、每日吸烟支数及戒烟情况。有无爱好饲养花草以及犬、猫、鸽等小动物的情况。

【家族史】

家族中有无哮喘、结核、肿瘤等疾病患者。

【体格检查】

1. 注意呼吸频率、深浅、类型（胸式或腹式），如有呼吸困难应描写其类型、程度，有无鼻翼扇动，有无口唇、四肢末梢发绀等。

2. 皮肤黏膜、甲床有无发绀，有无皮下结节及红斑，有无水肿。

3. 浅表淋巴结包括颌下、颈部、锁骨上及腋下淋巴结有无肿大、压痛和粘连，并注意其数目、大小和质地。

4. 口腔应注意黏膜有无黏膜疹、出血点及溃疡、白斑，有无齿病，扁桃体大小及是否附有脓性分泌物。

5. 颈静脉充盈及搏动情况，有无肝颈静脉回流征，颈部软组织有无水肿、肿胀及皮下捻发音，气管的位置。

6. 胸部应重点详细检查，肺部的阳性和阴性体征均应逐项具体记明，尤其要写明啰音的部位、性质、大小,并应与胸膜摩擦音、肠鸣音及其他夹杂音鉴别。

心脏体征也应仔细检查和描写,注意 P_2 和 A_2 的关系,并应注意剑突下搏动、心音及杂音情况,必要时应关注颈部、锁骨下、腹部等大血管有无杂音。

7. 注意肝脏的上界与下界,是否肿大,有无压痛。

8. 有无杵状指(趾),双下肢有无水肿,有无粗细不一、静脉曲张等。

第二节　消化内科病历书写要求

消化内科病历的一般项目、病史、体格检查与入院记录基本相同,有关本专科的重点如下:

【现病史】

1. 饮食情况:有无食欲亢进、易饥多食、厌食或拒食,是否伴有体重减轻,食后有无饱胀、嗳气、反酸等。

2. 吞咽困难:发病缓急、发生及持续时间,对流质和固体食物咽下的反应,进行性加重或间断性发生,自觉咽下困难的部位,是否伴有食道部位(胸骨后)疼痛。

3. 腹痛:急性或慢性腹痛(持续时间)、部位、性质及程度,有无节律性、周期性和放射痛,有无阵发性或持续性痛,缓解因素,是否伴有嗳气、反酸,疼痛与排便、体位、体温、黄疸和情绪的关系,有无呕吐、便血。

4. 恶心、呕吐:呕吐物的性质、数量、频度、颜色和气味,是否混有食物,发生的时间、诱因、程度与进食的关系,是否伴有头痛和喷射性呕吐,是否伴有眩晕、腹痛、便秘、发热、意识障碍。

5. 呕血和便血:数量、频度、颜色、便血与粪便的关系(血液与粪便相混或否),有无伴随症状如腹痛、腹泻、呕吐、发热、贫血或休克。

6. 腹部肿块:发现时间与发展情况,部位、形状、大小、移动性,肿块有无压痛或疼痛,有无伴有排便异常(如便秘、腹泻)、恶心、呕吐,排便后是否消失,有无发热。

7. 黄疸:发生缓急,是否进行性加重,是否伴有皮肤瘙痒、乏力、呕吐、食欲不振,尿、粪便颜色有无改变,是否伴随发热、腹痛,有无精神、神经系统改变。

8. 排便情况:有无腹泻或便秘,急性或慢性(持续时间),每日排便次数,腹泻时粪便为水样、糊状、黏液便或脓血便,有无腹泻、便秘交替,是否伴随腹痛、发热。

【既往史、个人史、家族史】

有无肝炎(何种)、血吸虫病、肝胆疾病、胃肠疾病史,有无腹部手术史及术后情况,烟酒嗜好程度及年限,家族中有无类似疾病和肿瘤、遗传性疾病及肝炎等传染病病史。

【体格检查】

1. 营养状态:有无消瘦、体重下降。

2. 皮肤、黏膜:有无黄染、色素沉着、瘀点、瘀斑,皮疹,面色,有无毛细血管扩张、蜘蛛痣、肝掌、腹壁表浅静脉曲张、扑翼样震颤。

3. 有无肝臭、锁骨上淋巴结肿大、男子乳房发育。

4. 腹部。

(1) 视诊:腹部外形、腹壁皮肤、腹壁静脉,胃肠型或逆蠕动波。是否存在腹式呼吸。

(2) 触诊:腹肌紧张程度、压痛及反跳痛、液波震颤。

肝脾:大小、质地、边缘、触痛。

包块:部位、大小、质地、表面情况、边界、压痛、移动性。

(3) 叩诊:肝浊音界、肝区叩痛、腹部移动性浊音。

(4) 听诊:肠鸣音情况(消失、亢进、音调),振水音,有无血管杂音。

5. 肛门指诊。

第三节　神经内科病历书写要求

神经内科病历的一般项目、病史、体格检查与入院记录基本相同,有关本专科的重点如下:

【现病史】

1. 症状的起始时间,起病特点和严重程度,症状的部位、性质和确切范围,时间的先后关系,症状加重和减轻的因素,既往诊疗情况及效果,病程中症状有无缓解和复发。

2. 头痛:持续性还是发作性,部位,性质,时间,程度,规律,伴发症状以及加重、减轻的因素。

3. 疼痛及感觉异常:部位、性质、范围、扩散或发展过程,发作性或持续性,引起发作加剧的原因,治疗的效果。

4. 抽搐发作:起病年龄,有无先兆,发作情况,频率,诱因,意识是否丧失,局限性或全身性,伴发症状,持续时间,发作缓解后症状,间歇期是否正常,过去治疗情况。

5. 瘫痪:起病急缓,部位,瘫痪程度,伴随症状。

6. 括约肌障碍:排便是否费力,有无尿潴留、大小便失禁。

7. 睡眠障碍:有无睡眠增多、不易入睡、不眠、易醒,每天共能睡眠几小时。

【既往史】

有无脑炎、脑膜炎、结核、外伤、中毒、风湿病、钩端螺旋体病、脑寄生虫病、癌肿、血液病、糖尿病、高血压病、冠心病、癫痫、偏头痛等疾病。

【个人史】

嗜好,饮食习惯,性功能及月经情况;儿童应注意询问生产经过、身体和智力的发育情况。

【家族史】

要突出遗传史,对各种遗传性疾病应详细记录。

【体格检查】

必须按一定顺序进行,从上至下、从前到后、左右对比,耐心、细致、反复、认真的检查。

1. 意识:是否清晰,有无模糊、谵妄、嗜睡和昏迷。

2. 有无动脉异常搏动(颞动脉、桡动脉、颈动脉、足背动脉)及血管杂音(如颈部)。

3. 脑神经(12 对)

Ⅰ. 嗅神经　嗅觉(需要时进行)。

Ⅱ. 视神经　① 视力:远、近视力;② 视野(手试法为主);③ 眼底:视乳头、视网膜、血管。

Ⅲ. 动眼神经。

Ⅳ. 滑车神经。

Ⅴ. 三叉神经　① 感觉:颜面痛、触觉,角膜反射;② 运动:颞、嚼肌运动;③ 反射:角膜反射,下颌反射。

Ⅵ. 外展神经　① 眼睑及眼裂;② 眼球运动,眼外肌运动,眼球同向运动;③ 瞳孔形状、大小、光反射。

Ⅶ. 面神经　① 运动:上部及下部面肌运动;② 味觉:舌前 2/3 味觉(需要时查)。

Ⅷ. 听神经　① 听力(粗试法):骨导气导对比法,两侧骨导比较法;② 前庭神经:眼球震颤,肢体倾斜。

Ⅸ. 舌咽神经。

Ⅹ. 迷走神经　① 发音;② 吞咽;③ 悬雍垂与软腭位置及运动;④ 咽反

射;⑤ 味觉:舌后 1/3 味觉(需要时查)。

　　Ⅺ. 副神经　① 耸肩:查斜方肌;② 转颈:查胸锁乳突肌。

　　Ⅻ. 舌下神经　伸舌有无偏斜,舌肌有无萎缩及束颤。

　　4. 运动:① 肌营养;② 肌张力;③ 不自主动作;④ 肌力(采用 6 级记分制:0 级,完全瘫痪;Ⅰ级,可见肌肉收缩,无肢体移动;Ⅱ级,肢体能在床上移动,不能抬起;Ⅲ级,肢体能抬离床面;Ⅳ级,能抵抗阻力运动;Ⅴ级,正常肌力);⑤ 共济运动;⑥ 姿势与步态。

　　5. 感觉:① 浅感觉(触觉、痛觉、温度觉);② 深感觉;③ 皮层觉。

　　6. 反射:① 腱反射;② 皮肤反射;③ 病理反射。

　　7. 脑膜刺激征:颈强直,Kernig 征,Brudzinski 征。

　　8. 植物神经:皮肤色泽、温度、营养状态、汗液分泌、皮肤划痕试验等。

　　9. 括约肌功能。

　　10. 失语及构音障碍。

第四节　心血管内科病历书写要求

　　心血管内科病历的一般项目、病史、体格检查与入院记录基本相同,有关本专科的重点如下:

　　【现病史】

　　1. 胸痛:开始发病的时间、部位、性质、持续时间、放射部位,与活动及体位的关系,发作频度,时间规律,伴随症状,疼痛的诱因(运动、寒冷、情绪、饱餐等)及缓解方式(硝酸甘油、休息等)。

　　2. 心悸:诱因(与体位、体力活动、情绪激动、药物的关系),持续时间,突然发作、突然中止,发作频率,伴随症状(眩晕、心前区痛、气急等),缓解方式。

　　3. 呼吸困难:诱因,发作时间,有无端坐呼吸或劳力性呼吸困难,是否伴有咳嗽、咯血、粉红色泡沫样痰。

　　4. 水肿:开始出现的部位及发展顺序,是否伴有尿量、尿色和夜尿量的改变,有无腹胀、肝区疼痛。

　　5. 黑矇、晕厥:黑矇、晕厥发生的时间规律,昏厥与活动及体位的关系,持续时间,是否伴抽搐、外伤、尿便失禁,发作时的面色、呼吸、脉搏等。

　　6. 近期用药情况:尤其是洋地黄、抗心律失常药、利尿剂等药物,包括药物的名称、剂量及用药时期。

　　【既往史】

　　有无风湿热、高血压、甲亢、糖尿病、肾脏病变、晕厥、心动过速及高脂血症等病史。

【家族史】

有无高血压、糖尿病、高脂血症等疾病。

【体格检查】

1. 体位,神志,血压(必要时测四肢血压,卧位＋坐位、站位血压),脉搏,呼吸。

2. 面容,有无鼻翼扇动、发绀、颈静脉怒张、颈静脉搏动、肝颈静脉回流征、颈动脉异常搏动或血管杂音。

3. 心、肺的四诊(视、触、叩、听)检查(见住院病历)。

4. 末梢动脉搏动情况,有无脉搏短绌、奇脉、交替脉、水冲脉等。

5. 有无肝肿大、腹水征、腹部血管杂音、腹壁静脉曲张。

6. 有无水肿、杵状指(趾)、关节红肿、压痛、运动障碍及畸形、环形红斑、皮下结节。

第五节　血液病科病历书写要求

血液病科病历的一般项目、病史、体格检查与入院记录基本相同,有关本专科的重点如下:

【现病史】

1. 有无头晕、乏力、耳鸣、心慌、气急、食欲减退、恶心、呕吐等病史。

2. 有无营养缺乏、偏食史。

3. 有无皮肤、黏膜、牙龈及鼻出血史,有无黑便、血尿和酱油尿史,有无月经过多史。

4. 有无畏寒、发热、盗汗、皮肤瘙痒、骨骼疼痛和体重下降。

5. 有无服用某些食物(如蚕豆、鱼、虾等)或药物(如解热止痛剂、抗甲状腺药、细胞毒药和免疫抑制剂等)。

6. 与现病有关的疾病,如有无慢性炎症,感染,肝、肾、内分泌病,风湿疾病史。

【既往史、个人史】

患者的营养、月经和生育史,有无慢性病(如糖尿病、肾脏病、慢性胃肠道疾病等)和胃肠手术史,有无服药及化学品、放射性物质接触史,有无患过病毒性肝炎,有无组织、器官自发性或轻微创伤后出血史。

【家族史】

有无造血淋巴系统恶性肿瘤、出血及溶血性疾病等遗传性血液病病史。

【体格检查】

1. 有无皮肤瘀点、紫癜、瘀斑、结节、溃疡等。

2. 皮肤黏膜有无苍白,齿龈、口腔、鼻、关节、肌肉组织等有无出血。

3. 有无淋巴结及肝脾肿大,有无胸骨及其他骨骼的压痛等。

4. 各负重的关节有无肿胀、疼痛及功能障碍,皮下、肌肉及软组织有无血肿,浆膜腔(如胸腔、腹腔、心包等)、眼底、内脏及中枢神经系统有无出血。

第六节 肾脏内科病历书写要求

肾脏内科病历的一般项目、病史、体格检查与入院记录基本相同,有关本专科的重点如下:

【现病史】

1. 水肿:出现的时间、初起的部位、程度、发展顺序。

2. 高血压:有无头晕、头痛、头胀、视力模糊等高血压表现。

3. 血尿:发生时间(持续性、间歇性),程度(云雾样、洗肉水样、血丝、血块),与排尿的关系(初始血尿、全程血尿、终末血尿),血尿与疼痛、体位、运动、性生活、药物及全身疾病的关系。

4. 腰痛或膀胱区疼痛:程度、性质、放射部位及与其他症状的关系。

5. 尿路刺激症状:有无尿频、尿急、尿痛、排尿困难或排尿中断现象。

6. 尿量异常:发生异常的缓急情况,有无尿量减少、少尿、无尿或多尿,夜尿次数。

7. 有无食欲减退、皮肤瘙痒(出现时间)、鼻衄、牙龈出血、黑便、恶心、呕吐等症状。

8. 近期有无上呼吸道感染、皮肤感染或其他感染。

9. 有无关节疼痛、发热、多汗。

10. 以往用药情况:激素(种类、剂型、剂量、疗程、疗效),细胞毒类药物和抗凝、抗血栓治疗情况,肾毒性药物,药物过敏现象。

11. 以往检查情况:尿常规、血生化、两肾体积等,有无肾活检,结果如何。

【既往史】

有无糖尿病、痛风、高血压、结缔组织病、肝炎、疟疾、肿瘤和过敏性疾病史,有无应用肾毒性药物和毒物接触史。

【家族史】

有无高血压、糖尿病、遗传性肾脏病史。

【体格检查】

1. 一般情况:身高、体重、血压(注明体位,必要时测四肢血压)。

2. 皮肤:色泽,有无水肿(部位、程度、可凹性)、皮疹、色素沉着、尿霜、搔痒抓痕、出血点、紫癜、紫纹。

3. 头颈部:有无头皮水肿、眼睑水肿,角膜、结膜、巩膜、视力、听力情况。耳廓有无尿酸结石,呼吸气味,有无鼻窦压痛和龋齿,口腔黏膜有无发疹和溃疡,扁桃体大小,颈静脉有无怒张。

4. 心肺:心尖搏动位置,心界大小,心率,心律,各瓣膜听诊区的心音性质,有无杂音、奔马律和心包摩擦音;呼吸频率及深度,两肺呼吸音性质。

5. 腹部:肾脏大小(双手合诊),有无包块、触痛、肋脊角叩击痛,沿输尿管径路体表投影区压痛点,耻骨上区压痛,肝脾大小,有无移动性浊音,血管性杂音的部位、性质和传导性。

6. 其他:有无痛风结节,第一跖趾关节压痛,关节畸形、肿胀、压痛、积液,雷诺征,指甲畸形,骨骼压痛等。

第七节 内分泌科病历书写要求

内分泌科病历的一般项目、病史、体格检查与入院记录基本相同,有关本专科的重点如下:

【现病史】

主要掌握一些内分泌腺,如垂体前叶(腺垂体)、垂体后叶(神经垂体)、甲状腺、肾上腺皮质和髓质、性腺(睾丸、卵巢)、胰岛和甲状旁腺与钙磷代谢等所引起的各种病态。

1. 甲状腺方面:有无颈粗、颈部肿块、疼痛、压迫症状,有无怕冷怕热、多汗少汗、食亢食减、腹泻、便秘、消瘦、乏力、性格急躁、思维迟钝、思睡、体重变化,有无黏液性水肿,有无心悸、胸闷、心动过速及心律失常病史等。

2. 肾上腺方面:有无身体发胖、四肢乏力、头昏、头痛、性格改变、毛发增多或脱落、腰背酸痛;有无消瘦、皮肤色素增加、皮肤紫纹、食欲减退、恶心呕吐、极度无力、站位晕厥等;有无高血压或低血压、肢体麻痹、多尿夜尿;有无心动过速、心悸气喘、大量盗汗等。

3. 性腺方面:有无阴茎、睾丸过小,阴毛不长,无阴茎勃起和射精,不长胡须,缺乏喉结,肌肉不发达,软弱无力,无进取性,乳腺发育,男性女化等。

4. 垂体方面:垂体前叶主管甲状腺、肾上腺皮质和性腺,故上述表现可出现在垂体疾病,尚可有皮肤色素减退;另需注意有无肢端肥大表现,有无生长障碍和性幼稚等。在描述症状时要补充:垂体性甲减、肾上腺功能减退和性腺功能减退症状。垂体区肿瘤可有头痛、呕吐、视力和视野缺损、偏盲,可有颅内高压症状。垂体后叶可因抗利尿激素(血管加压素)缺乏而表现烦渴、多饮多尿(每日大约饮水量及尿量多少),甚至脱水,皮肤弹性丧失,口唇干皲。

5. 胰岛方面:主要因胰岛素缺乏而有糖尿病和高血糖,可有"三多一少"、瘙痒、头昏、乏力、消瘦、体重变化。久病者可有眼、肾、心脑血管和神经等病变所造成的各种相关症状。胰岛β瘤的症状着重描述低血糖症状。胰岛素过多时可有低血糖,伴有交感神经兴奋、肾上腺素分泌增加或大脑细胞缺糖的有关症状、性格改变、抽搐、昏迷等表现,均应详细询问。

6. 甲状旁腺方面:有无口干、多饮、乏力,有无手足麻木、抽搐、痉挛等(提示低钙血症);有无骨痛、骨折、骨肿大畸形、身材变矮、肾绞痛、血尿、溃疡病、神经精神症状等(提示高钙血症)。

7. 其他方面:生长发育、体毛过多、颜面潮红、痛风症状、关节炎、肾结石等等,均应仔细询问个人和家族史。

【既往史】

有无产后大出血休克、结核病、手术创伤史、放射治疗、化学治疗、腮腺炎、特殊药物接触史。

【个人史、家族史】

不少内分泌-代谢疾病的发生与遗传和环境因素密切相关,询问个人史、家族史很重要。有无先天性遗传史,最好能画出家谱图,便于了解其遗传方式,少数有遗传病的人要描述出生史、哺乳史、生长发育情况。环境因素中,应寻找有关营养、社会心理、环境变革、生活方式改变、经济变化等因素。

【月经史、婚育史】

有无原发性和继发性闭经、月经稀少、溢乳、异常分娩、宫内生长障碍等。

【体格检查】

1. 身高、体重、体重指数、指距、上半身、下半身、智力、神志状态、血压、腹围、臀围、特殊体型、特殊面容(肢端肥大症、呆小病、黏液性水肿、Graves甲亢、Cushing综合征)、水牛肩等。

2. 皮肤:有无睑黄斑、黄色瘤、黑棘皮病、紫纹、痤疮,阴毛、腋毛、体毛分布及密度,有无皮炎、下肢溃疡、色素沉着增加、痛风结石。

3. 甲状腺:甲状腺肿分度:Ⅰ度即不能看出,但能触及;Ⅱ度既能看出肿大,又能触及,但在胸锁乳突肌内;Ⅲ度甲状腺肿明显并超过胸锁乳突肌内缘。甲状腺质地,有无结节和包块,有无触痛,有无震颤和血管杂音,有无局部淋巴结肿大。

4. 眼：有无 Graves 甲亢眼征、睑下垂、球结膜充血水肿、角膜溃疡、眼外肌麻痹、晶体混浊、角膜老年环等。

5. 胸：乳腺发育，乳晕色素，溢乳，心脏检查着重于心包和心脏的叩诊与听诊。

6. 腹部：有无肿块、血管杂音、膀胱尿潴留、脐疝，脂肪分布。

7. 性腺及第二性征：睾丸大小、质地、触痛、发育情况，胡须，前发际，阴毛分布，腋毛生长。

8. 脊柱及四肢：脊柱后突，脊椎触痛，骨折，肢体近端肌肉萎缩，下肢瘫痪，胫骨前黏液性水肿，骨骼和关节有无畸形。

9. 神经系统：生理反射，肌张力和感觉有无异常，Trousseau 束臂缺钙征，Chvostek 面神经弹击征。

第八节　风湿病科病历书写要求

风湿病科病历的一般项目、病史、体格检查与入院记录基本相同，有关本专科的重点如下：

【现病史】

1. 关节肌肉疼痛：关节痛（炎）起病的急缓，局部有无红肿及可能的诱因，发生在多个关节还是单个关节，有无游走性，是否对称，是否有晨僵，晨僵持续时间，有无肌肉疼痛和肌力改变。

2. 皮疹：皮肤红斑、丘疹、结节等发生的部位，有无瘙痒，与发热和关节痛的关系。

3. 黏膜溃疡：有无口腔溃疡、鼻腔溃疡、阴部溃疡等，溃疡的发生频率、诱因，有无伴随症状（如虹膜睫状体炎）等。

4. 光敏、脱发：有无光照后皮肤红斑加重，额前断发，脱发等。

5. 雷诺现象：有无遇冷后肢端发白、发紫、发红等颜色改变及麻木、疼痛。

6. 系统症状：有无水肿、蛋白尿；有无贫血、血细胞减少、胸闷、气喘、头痛、头晕等。

7. 其他症状：如肢体麻木、无力、间歇跛行，视力障碍，口眼干燥，血压改变等。

8. 糖皮质激素及相关免疫抑制剂应用及增减情况及对治疗的反应。

【既往史、个人史】

有无肾脏疾病、内分泌疾病、血小板减少性紫癜、溶血性贫血、炎症性肠病及过敏性疾病等，有无接触化学物品（如芳香胺类染发剂）、特殊用药（如肼苯哒嗪、普鲁卡因胺、苯妥英钠)等,月经、分娩史。

【家族史】

有无类风湿性关节炎、系统性红斑狼疮等结缔组织病及脊柱关节病等。

【体格检查】

1. 皮肤黏膜:面部、颈胸部、指(趾)端、掌心有无红斑、皮损;关节伸侧有无皮下结节、红斑、脱屑,肢端有无溃疡,有无局部水肿、硬化、异色症等;口腔、鼻腔及外阴黏膜有无溃疡,有无猖獗龋及腮腺肿大。

2. 系统体征:有无淋巴结肿大,双下肺是否可闻及捻发音,心音是否遥远,第二心音是否亢进,有无肝脾肿大,腹部移动性浊音是否阳性。

3. 关节和肌肉:有无关节肿胀、压痛、畸形和功能障碍,有无近端肌压痛及肌萎缩,肌力多少,脊柱有无畸形,脊柱活动有无受限,骨盆骶髂部有无压痛等。

4. 其他:有无痛风结节、雷诺征、骨骼畸形和压痛、颈部和腹部、肾区血管杂音等。

第九节　肿瘤内科病历书写要求

肿瘤内科病历的一般项目、病史、体格检查与入院记录基本相同,有关本专科的重点如下:

【现病史】

现病史的书写原则与一般内科及普通外科相同。

1. 症状描述:如发热、消瘦、肿块、疼痛、咳嗽、吞咽困难、溃疡、出血、贫血、黄疸、骨痛等应详细询问并具体描述,具体按照《诊断学》(第8版,人民卫生出版社)症状篇书写。

2. 诊断经过:记录血清学检查结果,如肝炎全套、LDH、肿瘤标记物等,影像学检查结果及获取病理诊断的经过及病理结果。若手术确诊患者需说明手术指征、手术时间、地点和手术名称,术中探查情况,术后病理(术后病理一定要记录肿瘤的大小、分化程度,侵犯深度,淋巴结清扫数目,阳性淋巴结数目,切缘情况,脉管是否有癌栓,神经是否侵犯),术后恢复情况。

3. 治疗情况:肿瘤内科病人往往反复入院治疗,故在现病史中,对患者的既往治疗方案,如放疗、化疗、生物治疗等应予充分且扼要的描述,并记录每种治疗方案的疗效(包括症状改善、客观疗效评价、生活质量提高等),记录每种治疗方案的毒副作用(按照WHO毒副作用分级标准)。癌痛患者还应对既往和目前的疼痛治疗方案、疗效和副作用作出描述。

4. 一般状况:关注体力状况、体重变化、疼痛评分。

【既往史】

特别关注患者有无既往或同时存在的其他恶性肿瘤,有无可导致肿瘤的慢性疾病,肝癌患者有无肝炎病史(如慢性乙型病毒性肝炎、丙型病毒性肝炎);胃癌患者既往有无胃息肉、胃腺瘤等病史;宫颈癌患者既往有无宫颈糜烂,有无 HPV 感染;结直肠癌患者既往有无多发性肠息肉病;关注患者有无伴有发生肿瘤高风险的疾病(例如皮肌炎、炎症性肠病、艾滋病等)。癌痛患者还应关注有无既往或同时存在的其他慢性疼痛,有无疼痛相关的心理疾病、精神疾病。

【个人史】

特别关注患者有无吸烟、饮酒、不良饮食习惯及其他不良嗜好,患者的籍贯、职业、宗教信仰等,对女性患者关注其月经、生育史。癌痛患者还应关注有无麻醉药品、精神药品和毒品滥用史。

【家族史】

特别关注家族肿瘤性疾病史,有无某种肿瘤家族性聚集现象。

【体格检查】

一般状态:有无消瘦、体重下降,有无贫血貌。

视诊　毛发分布情况,有无消瘦、贫血、黄疸、肝掌、蜘蛛痣、皮疹,有无异常隆起、畸形,是否有肠梗阻征象,如胃肠蠕动波、肠型。

触诊　浅表淋巴结触诊时特别关注肿瘤的淋巴引流区淋巴结,如颈部、锁骨上、腋下、腹股沟等部位。对于可通过视诊或触诊探知的肿瘤,注意肿瘤的部位、大小、数量、形状、表面光滑与否、质地、有无压痛、活动度、有无破溃及与周围组织器官的关系等。乳腺癌患者需着重描述乳房体检:有无包块,包块的部位、大小、质地、可否移动,乳头是否累及,有无凹陷征,有无橘皮样改变。肝脏触诊注意肝脏质地、大小,有无压痛或叩痛。

叩诊　浆膜腔(胸、腹腔及心包)积液叩诊。

听诊　注意有无胸腔积液、肺不张,有无心包积液体征,有无肠梗阻体征。

脊柱及四肢:注意有无活动受限,有无压痛、叩痛、牵拉痛,关节是否有肿大畸形,有无局部水肿。

神经系统:有无神经系统阳性体征。

第十节　普外科病历书写要求

普外科病历的一般项目、病史、体格检查与入院记录基本相同,有关本专科的重点如下:

【外科感染】

1. 现病史:应准确记录发病日期、感染部位及演变过程、病因及诱因(如外伤、长期营养不良、糖尿病、尿毒症、使用抗菌药物情况、晚期癌肿的化疗和放疗等病史);有无红、肿、痛、热和功能障碍等局部症状;有无畏寒、发热、乏力、全身不适、食欲不振、意识障碍等全身性感染的临床表现。

2. 体格检查:除体温、脉搏、呼吸、血压外,应确切记述感染部位,有无红肿及范围大小,边界是否清楚,有无压痛及波动感,有无淋巴结肿大和肢体功能障碍;对感染伤口,应详细记述大小、深浅度、分泌物性状和气味、肉芽组织生长情况、周围皮肤颜色、区域淋巴结有无肿大。

【损伤】

1. 现病史:应准确记录受伤时间和地点、致伤原因和性质、暴力大小、受伤时姿势、着力点和作用方向、致伤物种类、有无躯体被挤压等;致伤后有无疼痛、肿胀、出血(性质和量)、功能障碍等局部症状;致伤后体温、神经系统变化等全身症状;致伤后的治疗经过和效果等。

2. 体格检查:除体温、脉搏、呼吸、血压外,确切记述损伤部位;对开放性损伤应注意伤口形状、大小、深度、出血、污染(包括有无异物)、渗出物、伤道位置等。根据病史或某处突出体征,如头部伤应注意头皮、颅骨、瞳孔、耳道、鼻腔、反射、肢体运动和肌张力等。如腹部伤应注意触痛部位、腹肌紧张、压痛和反跳痛、移动性浊音、肝浊音界和肠鸣音等。为了避免触诊引起胃肠蠕动增加,使肠鸣音发生变化,腹部检查的顺序为视、听、触、叩,但记录时为了统一格式仍按视、触、叩、听的顺序。如四肢伤应注意肿胀、畸形或异常活动、骨擦音、肢端脉搏等。全身情况检查应记述精神(心理)状态,有无体温过低、意识障碍、呼吸急促或困难、脉搏和脉律失常、收缩压和脉压改变,以及有无面色苍白或口唇、肢端发绀等。

【甲状腺疾病】

1. 现病史:应准确记录肿块发现日期,大小变化,有无压痛、声音改变、呼吸不畅、吞咽困难等压迫症状;有无发热、心悸、多汗、消瘦、易怒、食欲改变、双手颤动、怕热以及女性有无月经异常等。

2. 体格检查:除体温、脉搏、呼吸、血压外,确切记述甲状腺形态、质地、大小,有无压痛、血管杂音及气管受压征象;颈部淋巴结有无肿大(指出部位、数目、大小、质地和活动度);对甲状腺肿块应记述位置、个数、大小、质地、境界、压痛感、张力、是否随吞咽动作上下移动等。

【乳房疾病】

1. 现病史:应准确记录肿块发现日期、位置、大小、生长速度、有无疼痛和发热,乳头形态和有无溢液(颜色、量),出血及与月经的关系;有无服用避孕药和其他雌激素药物史;有无肝病史及患病后的检查和治疗情况;男性病例应询问有无睾丸疾病史。

2. 体格检查:除体温、脉搏、呼吸、血压外,确切记述两侧乳房的形状、大小是否对称,有无局限性隆起和凹陷,乳房皮肤有无发红、水肿及"橘皮样"改变,两侧乳头是否在同一水平,有无内陷,乳晕及乳头有无糜烂;乳房浅表淋巴结、腋下淋巴结、锁骨上淋巴结有无肿大;乳房肿块应详细记述位置、大小、个数、质地、触痛、境界、移动度、表面是否光滑及与皮肤及基底有无粘连等。

【腹部外科】

1. 现病史

(1) 腹痛:对腹痛患者必须鉴别有无外科急腹症存在,包括感染、梗阻、出血、穿孔、脏器破裂等情况。确切记述腹痛发生时间、起病缓急、有无诱因、疼痛部位、腹痛性质(阵发性、持续性、持续性伴阵发加重、腹痛突然减轻或消失)、腹痛主观感觉(烧灼样痛、胀痛、搏动性痛、钝痛、刀割样锐痛、钻顶样痛、绞痛等)和腹痛程度;有无转移性痛或放射痛,有无呕吐及与疼痛的关系,呕吐物的性质(胃内容物、血液、胆汁、肠内容物)、量、颜色、气味,有无食欲不振、恶心、嗳气、反酸、腹胀、腹泻、便秘、黄疸、排尿异常、血尿等;注意腹痛与体温变化、腹痛与月经的关系。

(2) 呕血和便血:记述颜色、性状、数量,有无伴发休克等全身症状。

(3) 腹部肿块:记述发现时间,持续存在或间歇出现,部位,质地,形状,大小,生长速度,有无疼痛及移动性,有无伴随其他症状(消瘦、贫血、黄疸、腹痛、发热、腹水、排尿异常、血尿、便血、便秘和阴道出血等)。

2. 既往史:既往有无类似症状及其治疗情况;有无心血管疾病、肝炎、结核、寄生虫等病史,有无手术史及药物过敏史。

3. 个人史:有无烟、酒等嗜好及其程度等。

4. 家族史:有无肿瘤及家族遗传性疾病。

5. 体格检查

(1) 一般检查:体温、脉搏、呼吸、血压、神志、面容、姿势、皮肤、巩膜、胸部检查等。

(2) 腹部检查:视诊(腹式呼吸、腹壁皮肤、腹部外形,有无胃饱满、肠型、蠕动波及手术瘢痕等);触诊(腹肌紧张度、压痛和反跳痛、腹部包块、肝脾等);叩诊(判断腹胀性质,积液和游离气体,有无叩痛或叩击痛,判断腹腔肿块的性质与脏器的关系);听诊(震水声、肠鸣音、心血管杂音)。

(3) 直肠指检:注明体位并以时钟定位法记录病变位置,有无肠腔狭窄、包块、触痛,指套上有无染血及其他分泌物等。

第十一节　神经外科病历书写要求

神经外科病历的一般项目、病史、体格检查与入院记录基本相同,有关本专科的重点如下:

【现病史】

1. 首发症状、起病急缓和病程的长短。

2. 疼痛:可能的原因、部位、性质、规律、散布、程度、伴发症状以及疼痛加剧或减轻的因素等,对各种治疗的结果。

3. 麻木:性质、分布、传播、发展过程。

4. 抽搐:起病年龄,有无先兆,发作情况,规律,伴发症状,病程经过。

5. 运动障碍或瘫痪:起病急缓、部位,肌张力的改变,伴发症状。

6. 昏迷:程度,起病急缓,伴随症状和可能因素。

7. 现病诊治经过。

【既往史】

有无脑炎、脑膜炎、结核、慢性支气管炎、外伤、中毒、寄生虫病、心血管病、代谢及内分泌疾病、血液病、恶性肿瘤等疾病及手术、药物过敏史等。

【个人史】

嗜好,饮食习惯,工作能力,社会环境,性功能及月经情况,儿童应注意询问生产经过、身体和智力的发育情况。

【家族史】

要突出遗传史,对各种遗传性疾病均应详细记录。

【其他】

颅脑外伤、肿瘤、脑血管病按表格式病历要求书写。

第十二节　骨科病历书写要求

骨科病历的一般项目、病史、体格检查与入院记录基本相同,有关本专科的重点如下:

【现病史】

1. 起病情况:患病时间、发病缓急、前驱症状、可能的病因和诱因。

如外伤,应叙述受伤原因、时间、场所及详细经过,特别注意受伤的姿势,身体着地或受暴力的部位,以及现场救治情况。对高处坠落,应记录其高度;

交通事故,还应了解车辆的有关情况(车自重及载重、车速及撞车经过等)。

如感染,应描述发热情况,有无疖、痈等感染史。

如慢性病,应描述该病既往诊治情况,尤其是手术史。

2. 主要症状:如疼痛、跛行、畸形、肿块、关节僵硬、无力和功能障碍等,应详细记载其特点、演变过程、治疗经过和效果等。分析疼痛应注明:① 疼痛起病情况;② 疼痛部位(局部痛、放射痛及游走性疼痛等);③ 疼痛性质(胀痛、酸痛、跳痛等);④ 疼痛时间(持续性或间歇性发作等);⑤ 疼痛程度(轻、重、较前减轻或加重);⑥ 疼痛的特点及相关因素(晨起重、活动后好转,夜间或白天重,咳嗽及打喷嚏加重,时重时轻,可完全缓解或呈进行性加重等)。

3. 伴随症状:如发热、肿胀等,应记录伴随症状与伴随症状之间以及与主要症状之间的相互关系和必要的鉴别诊断资料。

【既往史】

记录和目前疾病有联系的其他病史,如骨结核时,应叙述有无肺结核及其他脏器结核史;发现肿块时,应了解感染、外伤及血液病等。原有基础疾病且对目前疾病的治疗有影响的,应详细描述:如高血压病,应详细到具体用药成分,目前所知含"利血平"成分的降压药对手术麻醉影响较大,术前需停用该药半个月以上;如脑梗或心脏放过支架的,长期服用强抗凝药物,应详细描述,术前常需停药一周以上;如免疫系统疾病,长期服用激素类药物,应详细描述其使用的强度、持续时间。

【个人史】

有些与职业有关的疾病(如氟骨症、月骨无菌性坏死等),应记录其工种、工作环境、操作方法、毒物接触情况及工种相同的同事的健康状况。有些与疾病直接相关的生活习惯,如长期大量饮酒导致股骨头坏死等,应记录其饮酒品种、每日饮用量及持续时间等。

【体格检查】

(一)检查原则与次序

1. 检查原则:理学检查是骨科学检查法中最基本、最重要的检查。理学检查的原则是:

(1)温暖,光线明亮,充分暴露并两侧对比检查。

(2)先由患者"检查"(指出痛点或异常部位及反常活动等),后由医师检查。

2. 检查次序:检查次序为望、触、动、量和其他特殊的理学检查。

(1)望诊:观察患者的姿势、畸形、步态与站、坐、卧、脱、穿衣等的动作,病部的肿胀或肿块、皮肤色泽、创面、窦道、瘢痕及静脉曲张等。

（2）触诊:触骨、关节、肌肉、肌腱、韧带等是否有异常(如异常突起、韧带断裂有空虚感等),注意有无异常感觉(如骨擦感、握雪感、肌腱弹跳等);查压痛部位、程度、范围、深浅及放射痛情况;查肿块大小、硬度、光滑度、活动度、深度、与周围组织的关系、病部皮肤温度和动脉搏动;查麻木肢体近端关节节点处,按压有无麻木加重等。

（3）动诊:查静态和动态肌肉收缩,前者关节不动,可摸到和看到肌肉的收缩,后者是通过关节的抗伸、抗屈力以及步态检查肌肉的收缩;查关节主动和被动活动范围。

（4）量诊:测量肢体的长度与周径、关节活动范围、肌力、感觉障碍区等,并测量对侧肢体对称部位,分别记录。

① 肢体长度

· 上肢:肩峰至桡骨茎突尖端,以肱骨外上髁为界,以上称上臂长度,以下为前臂长度。

· 下肢:髂前上棘至胫骨内踝上缘(真性长度),以膝关节内侧间隙为界,以上称大腿长度,以下称小腿长度;脐到胫骨内踝下缘(相对长度)。

② 肢体周径:选肌肉萎缩或肿胀明显的平面(一般大腿选髌骨上缘上 10 cm 或 15 cm 处,小腿选髌骨下缘下 10 cm 或 15 cm 处,上臂选肱骨外上髁上 10 cm 处,前臂选肱骨外上髁下 10 cm 处)测量。

③ 肢体轴线

· 上肢轴线:在肘关节完全伸直、前臂旋后位测量上臂与前臂所形成的夹角,正常向桡侧偏斜 5°～15°左右称提携角。肘内或外翻时,应记录向尺或桡侧偏斜角度。

· 下肢轴线:膝关节伸直,由髂前上棘通过髌骨直到踇趾和第二趾间为正常轴线。膝内翻:下肢直立,两踝足趾并拢,测量两股骨内髁间距离。膝外翻:两膝并拢,测量两胫骨内踝间距离。

④ 关节活动范围:以关节的中立位为 0°,以此为起点,测量关节伸、屈、外展、内收、外旋及内旋等角度。记录方法:对膝、肘等关节记录如下:0°(伸)⇌140°(屈);在记录内收、外展及旋转等角度时,也需用括号注明,例如 20°(收)⇌30°(展),30°(旋前)⇌80°(旋后);对脊柱的活动可记录为:上下代表屈伸,两旁代表左右侧屈。

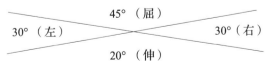

⑤ 肌力测量:6 级方法:0 级,肌肉完全无收缩,为完全瘫痪;1 级,肌肉稍

有收缩,但关节无活动;2级,肌肉收缩可使关节活动,但不能对抗引力;3级,可对抗引力,但不能对抗阻力;4级,可对抗引力和轻微阻力;5级,有对抗强阻力的肌肉收缩,为正常肌力。

⑥ 感觉消失区测定:一般触觉消失的边界用断续直线(—— ——)表示,痛觉消失的边界用锐角(ＶＶＶＶ)表示;温度觉消失的边界用继续波形线(～～～～)表示。必要时测试深感觉及位置觉,分别用文字记录或者前者用圆圈(○○○○)表示,后者用三角(△△△△)表示。

⑦ 腱反射检查。

⑧ 植物神经检查:交感神经功能障碍的表现:支配区内的皮肤干燥无汗,或多汗冷湿;立毛反射消失;血管运动和营养障碍。皮肤、皮下组织和肌肉均萎缩。皮肤可光滑菲薄,易溃难愈;也可暗无色泽,过度角化;指甲失去光泽,脆弱易裂,变形弯曲,发生纵横突起。

(二)各部位的检查

1. 肩部

望诊　肌肉两侧是否对称,有无肌萎缩、肿胀,是否有方肩、耸肩、垂肩、翼状肩胛等畸形和窦道等。

触诊　肩三角(喙突尖、肩峰尖和肱骨大结节)的位置、压痛点。

动诊和量诊　肩关节活动范围,杜加(Duga′s)征,直尺试验,上肢长度测量。

2. 肘关节与上臂

望诊　有无肘内翻或外翻畸形或其他畸形,有无肿胀、瘀斑或窦道等。

触诊　压痛点、骨擦感及肿块等。

动诊　关节活动范围。

量诊　肘后三角与 Hüeter 线(肘线),Mill 征。

3. 前臂有无成角畸形,旋转活动范围测量。

4. 腕关节

望诊　"鼻烟窝"有无肿胀,整个关节有无肿胀,有无餐叉样畸形、腕下垂及肿块等。

触诊　压痛点,桡、尺骨茎突间的解剖关系。

动诊和量诊　腕关节中立位第三掌骨与前臂纵轴是否成直线,关节活动范围。

叩诊　第三掌骨头向近侧叩击有无疼痛。

5. 手部

望诊　有无爪形手(猿形手)、锤状指及其他畸形,有无肿胀、肌萎缩等。

触诊　压痛点、肿块大小、手部触觉和痛觉检查。

动诊和量诊　各个关节的活动范围,握力,Finkelstein 征,Froment 征等。

6. 脊柱

(1)站立位

望诊　生理弧度有无改变,有无角状或圆弧形后突、侧凸、剃刀背、斜颈等畸形,有无椎旁肌痉挛、脓肿或窦道,有无骨盆倾斜、肿块等。

触诊　用食指、中指沿棘突从上而下划过,在皮肤上可以显出两条红线,再观察有无畸形,有无压痛点及放射痛、肿块。

动诊和量诊　脊柱活动范围,拾物试验等。

(2)卧位:直腿抬高试验或 Laseque 征和直腿抬高加强试验(足背屈试验),屈颈试验,腰骶关节过伸试验,髋关节过伸试验,斜扳试验,骶髂关节扭转试验(Gaenslen 征),腘窝是否摸到脓肿。

7. 髋关节

望诊　压痛点或肿块,内收肌有无痉挛。

动诊　关节活动范围,滚动试验,"4"字试验,托马斯(Thomas)征,蛙式试验,套叠征(望远镜试验),下肢短缩(Allis)征,髂胫束挛缩(Ober)征,站立提腿试验(Trendelenburg)征,外展试验(Ortolani)征。

量诊　下肢长度测量,测定股骨大转子上移(Shoemaker 征、Nelaton 线、Bryant 三角)。

叩诊　伸膝位叩足跟,有无纵向叩击痛;叩股骨大转子,有无叩击痛。

8. 膝关节

望诊　有无肿胀、积液、大腿和小腿的肌萎缩,特别是股四头肌是否有萎缩。有无"O"形腿(膝内翻)、"X"形腿(膝外翻)、"K"形腿(一侧正常另一侧膝外翻)或"《"形腿(一侧膝内翻另一侧膝外翻)等畸形。有无肿块。

触诊　压痛点,浮髌征,肿块。

动诊和量诊　膝关节活动范围,膝关节伸屈活动时是否有摩擦感,股四头肌抗阻试验,半蹲试验,抽屉试验(膝交叉韧带推拉试验),膝关节侧方加压试验、膝关节过伸试验、过屈试验、研磨试验(Apply 征)、回旋挤压试验(McMurray)征。

9. 小腿

观察下肢的轴线,有无肿胀、畸形、瘀斑、肌萎缩、窦道、肿块、静脉曲张等。

10. 踝部和足

望诊　观察有无跛行、畸形(马蹄足、马蹄内翻足、外翻足、高弓足、平底足、跟足、踇外翻、爪状趾等)、肿胀、足底胼胝以及窦道、溃疡等。

触诊　触摸足背动脉搏动及胫后动脉搏动,压痛点,足趾有无麻木。

动诊和量诊　关节活动范围,有无跟腱挛缩,小腿诸肌肉的肌力。

11. 周围神经

有无感觉障碍、主动运动消失、植物神经功能障碍,神经干叩击试验(Tinel征)。

(1)桡神经:拇指背侧以及手背的桡侧是否感觉障碍,拇指掌指和指间关节以及其他四指的掌指关节是否失去主动伸直能力,拇指是否能主动外展,有无腕下垂,伸腕力量有无减弱,肱三头肌是否瘫痪。

(2)正中神经:手桡侧 3 个半手指掌侧及手掌的桡侧感觉有无障碍,拇短展肌的触笔检查,Ochsner 的握手测验,大鱼际肌及前臂肌肉有无萎缩,有无猿手畸形。

(3)尺神经:手尺侧 1 个半手指及手尺侧的掌侧和背侧有无感觉障碍,Froment 征,有无爪形手畸形(腕部平面损伤),尺侧屈腕肌是否瘫痪,有无小鱼际肌、骨间肌和拇内收肌萎缩。

(4)腓总神经:小腿外侧和足背皮肤感觉有无障碍,是否呈马蹄内翻畸形,足能否主动背屈、外展活动。

(5)胫神经:足底皮肤感觉有无障碍,是否呈仰趾畸形,足能否主动跖屈活动。

12. 脊髓损伤

望诊　观察下肢活动、腹胸部呼吸运动及上肢活动。

触诊　查肢体、躯干、会阴部和肛周的痛觉和触觉等感觉,膀胱有无尿潴留,肛门括约肌有无收缩能力,压痛点。

动诊和量诊　测定肢体肌力、肌张力,检查肱二头肌反射、肱三头肌反射、桡骨膜反射、跟腱反射、膝反射、腹壁反射、提睾反射、肛门反射、球海绵体反射、Hoffmann 征或 Rossolimo 征、Babinski 征、Oppenheim 征、Gordon 征等。

第十三节　泌尿外科病历书写要求

泌尿外科病历的一般项目、病史、体格检查与入院记录基本相同,有关本专科的重点如下:

【现病史】

1. 尿液异常

(1)血尿:发生时间(持续性、间歇性),血尿程度(血丝、血块、初始血尿、全程血尿、终末血尿),血尿的颜色,血尿伴随的症状以及血尿与疼痛、运动、性生活、药物及全身疾病的关系。

（2）脓尿：与排尿的关系（开始混浊、尿末混浊），有无特殊气味。

（3）乳糜尿：与饮食和活动的关系，有无丝虫病及手术史，尿中有无乳糜块、血块，是否有排尿障碍、腰痛。

（4）气尿：排尿时尿道内有无气体排出。

2. 排尿异常

（1）疼痛：性质（绞痛、隐痛、刺痛、灼痛），部位，有无放射痛及其他伴随症状。

（2）其他：有无尿频（白天、夜间）、尿急、尿痛、尿失禁、尿潴留、尿少及尿道分泌物（黏液性、血性、脓性）。

3. 如有外伤情况，则应描写着力部位、力量大小，当时有无昏迷及休克。

4. 性功能障碍：早泄、阳痿、性欲减低、射精障碍、生育情况。

【既往史】

1. 既往有无血尿、脓尿、乳糜尿史，有无腹痛、腰痛史，症状发作情况及诱因，有无排石史，既往就诊及处理结果（包括医学影像学检查结果）。

2. 有无出血性疾病、皮肤瘀斑。

3. 有无结核病史，治疗方案及结果。

4. 有无其他脏器肿瘤病史，治疗方案及结果。

5. 有无泌尿生殖系统手术史。

【体格检查】

1. 肾脏和肾上腺：双合诊扪及肾脏时应注意位置、大小、形状、活动度（与体位的关系）、质地，有无触痛、压痛和叩击痛等。按压肾区（或上腹部）的肿块与血压的关系，肾区（腰部或腰背部）有无闻及血管杂音。

2. 输尿管：体表投影区有无压痛及叩击痛。

3. 膀胱：耻骨上通过扪诊及叩诊，了解膀胱充盈程度及有无包块，必要时排尿后或导尿后再重复检查，有无包块，有无残余尿。如发现肿块，应注意位置、大小、有无触痛及与邻近脏器的关系。

4. 外生殖器

阴毛：分布状态。

阴茎：发育，形状，有无畸形，尿道开口有无异位和分泌物，有无包茎或包皮过长，包皮口有无粘连，阴茎海绵体有无触痛、硬结，阴茎头部有无溃疡、新生物及特殊气味等。

阴囊：大小、形状，有无窦道、溃疡或象皮肿。阴囊内有无肿物，是否透光，注意肿物硬度、光滑度，有无压痛及与体位的关系；还需注意肿物与睾丸、附睾和精索的关系。

睾丸：大小、形状、硬度，感觉有无异常，是否缺如。如扪及肿物应注意其大小，在睾丸中的位置及与附睾的关系,有无触痛及挤压痛。

附睾:头体尾部有无压痛、肿大或结节。

精索:有无静脉曲张,精索与输精管是否光滑,有无增粗、结节和触痛。

5. 前列腺和精囊:检查前需排空膀胱,注明检查时体位。注意前列腺的大小、硬度,有无结节、压痛及波动,中央沟是否存在(必要时行前列腺按摩查前列腺液),侧叶是否光滑。精囊正常时不易触及,如能触及则应注意有无结节、肿块、波动及压痛。

6. 全身体检时还需注意第二性征发育情况,脂肪分布,毛发生长情况,有无皮肤痤疮、下腹部等处异常皮纹和乳房异常增大。

第十四节　胸外科病历书写要求

胸外科病历的一般项目、病史、体格检查与入院记录基本相同,有关本专科的重点如下:

【现病史】

1. 食管、贲门疾病:发生时间,进食下咽情况及能进何种饮食,有无进行性加重,有无胸背痛、呃逆、呕吐、上腹不适、呕血、黑便、消瘦、发热、咳嗽、声嘶、饮水呛咳、体重下降等,患病后诊疗经过,是否作过放疗或其他治疗。

2. 肺部、胸膜及纵隔疾病:咳嗽、咳痰(痰量、性质)、咯血(色、量)胸痛、胸闷、气短或呼吸困难、喘鸣等出现的时间及经过,有无发热、乏力、体重下降、声嘶、呛咳、吞咽困难及患病后的诊疗情况等。

3. 心脏及大血管疾病:有无心悸、气喘、胸痛、胸闷、咯血、头晕、黑矇、昏厥、抽搐、偏瘫、发绀、下肢水肿及蹲踞状位,能否夜间平卧,发病后心功能减退及心律不齐等情况(以患者日常主要活动强度逐年比较)。

4. 胸部外伤:损伤原因、部位、时间,有无呼吸困难、咯血、意识障碍,当时情况及救治经过。

【既往史】

1. 肿瘤病史:包括发病时间、器官部位、病理性质、治疗情况及结果。

2. 呼吸道感染及结核病史:包括病变部位,抗感染、抗结核药物治疗情况及结果。

3. 胸部、腹部的其他慢性疾病及外伤、住院、手术、输血史。

4. 风湿活动史:包括扁桃体炎、关节疼痛等。

5. 心功能情况:包括心衰发生时间、诱因、次数、治疗用药情况。

【个人史】

居住地点,职业及工作环境,劳动强度,饮食习惯,尘埃接触情况,吸烟、饮酒年限及每日饮用量。

【家族史】

家族中肿瘤、结核、性病及先天性畸形发病情况。

【体格检查】

血压(必要时需测量左、右、上、下肢血压,并注意有无奇脉),脉率,呼吸频率,体温,体重,身长,面容(结核、恶病质等)。

面、颈部:唇(发绀),巩膜(黄染),咽(扁桃体),面(水肿),颈静脉搏动和充盈情况,肝颈静脉回流征,甲状腺大小及随吞咽运动移动情况,气管偏移情况。

淋巴结:颈、锁骨上、腋下、腹股沟部位,注意大小、个数、质地、移动度、压痛等。

胸部:胸廓(正常、扁平、桶状、塌陷畸形、隆起畸形、肋间隙的宽窄、呼吸运动时两侧是否对称),有无胸壁肿块(大小、部位)、皮下气肿、前胸壁静脉迂曲和侧支循环。

心、肺:四诊(视、触、叩、听)检查。

肛门:食管、贲门肿瘤应作肛门指检。

四肢:有无水肿、杵状指(趾),有无枪击音及毛细血管搏动等。

第十五节　烧伤科病历书写要求

烧伤科病历的一般项目、病史、体格检查与入院记录基本相同,有关本专科的重点如下:

【现病史】

1. 烧伤发生的时间、原因与经过:记录受伤时的环境、衣着,热源种类、强度,灭火时间、方法,热力作用部位、作用持续时间及过程;电烧伤要说明电流、电压;化学烧伤要说明化学物品名称、浓度及主要理化性质。

2. 入院前医疗及病情:记录受伤时间,镇痛药物应用情况,了解补液种类、补液量及补液方法,创面急诊处理方法,抗菌药物及破伤风抗毒素应用情况。记录伤后有无呕吐、口渴、烦躁及小便、血压、心率、呼吸、神志等变化。

3. 转运情况:伤员运送工具、体位、经过时间、途中主要处理情况。

4. 记录合并外伤和(或)中毒情况。

【既往史】

有无结核、糖尿病、高血压、消化性溃疡病、药物过敏史(特别是磺胺类药物和青霉素过敏史)及手术史,有无心、脑、肺、肝、肾等全身脏器疾患。

【体格检查】

1. 记录周围循环情况:发绀、微血管充盈、肤色、手足温度、冷汗、桡动脉及足背动脉搏动情况。

2. 体表烧伤面积及分布:见表1和图1。

3. 特殊部位烧伤:有无声嘶、咳嗽、呼吸困难,有无喉头水肿、呼吸道梗阻情况,记录角膜、耳廓、鼻咽黏膜、手、面、颈、会阴部烧伤情况。

表1 烧伤面积记录表

部位		面积%		体表面积参考值(中国九分法)		
		二度	三度			
头部	发部		3%	单侧面积	单侧之半	
	面部		3%			
	颈部		3%			
双上肢	双上臂		7%	3.5%	1.75%	12岁以下儿童面积计算(%): 头颈部=9+(12-年龄) 下肢=41-(12-年龄) 余同左表
	双前臂		6%	3%	1.5%	
	双手		5%	2.5%	1.25%	
躯干	前面		13%			
	后面		13%			
	会阴		1%			
臀部及双下肢	双臀		5%	2.5%		
	双大腿		21%	10.5%	5.25%	
	双小腿		13%	6.5%	3.25%	
	双足		7%	3.5%	1.75%	

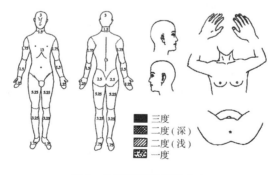

■ 三度
▩ 二度(深)
▨ 二度(浅)
▧ 一度

图1 体表烧伤面积及分布

第十六节　整形外科病历书写要求

整形外科病历的一般项目、病史、体格检查与入院记录基本相同,有关本专科的重点如下:

【现病史】

1. 畸形:应了解先天畸形还是后天畸形。先天畸形需了解母亲妊娠期间健康、服药及患者产后情况,随着年龄的增长,畸形有无进展,以及对生活的影响;后天畸形需了解引起畸形的原因,随着时间的进展畸形有无改善或加重,对功能有无影响。

2. 体表组织缺损:应了解组织缺损的原因、部位、治疗过程、治疗后随着时间的进展,组织缺损有无改善或加重,对功能和外观的影响。

3. 瘢痕:应了解引起瘢痕的原因(烧伤、外伤、手术、感染等)、部位、时间、治疗经过,对功能和外观的影响。烧伤后瘢痕应了解何种烧伤,当时烧伤的深度,创面处理情况(包括切痂植皮等),出现瘢痕后其进展如何以及对功能的影响。

4. 溃疡、压疮等慢性创面:应了解病因、治疗经过以及如何引起局部组织缺损。了解全身疾病(糖尿病、血管病变、免疫系统疾病、截瘫等)。

5. 斑痣和肿瘤:应了解发生时间,病变的进展,治疗经过,局部淋巴结及远处转移情况。有无进行过手术,其病理诊断以及手术后造成的缺损和畸形情况。

【家族史】

1. 先天畸形:应详细了解家族中特别是父母、兄弟、姐妹有无相似畸形和其他畸形。

2. 了解有无其他遗传性疾病。

【体格检查】

1. 望诊

(1) 畸形:部位(器官)、形态、范围、大小、表面色泽,对生理功能的影响,面部对表情的影响,肢体对运动功能的影响,必要时,借助骨外科运动功能的检查方法进行检查(见骨外科病历)。

(2) 外伤创面:部位、范围、面积、深度、深部组织暴露或缺损(骨骼、神经、血管、肌腱或肌腹)情况或肢、指缺损情况。

(3) 瘢痕:部位、范围、面积、表面色泽,有无溃疡以及挛缩(线状、蹼状、片状以及关节屈曲)情况,以及对生理功能的影响。瘢痕周围软组织或其他部位正常皮肤的情况。

(4) 慢性溃疡(创面):部位、范围、面积、深度、肉芽情况,有无深部组织(骨骼、肌腱、肌腹、神经血管等)暴露,以及与正常组织间的界限,分泌物情况,周围组织炎症情况。

(5) 斑痣和肿瘤:部位、形态、面积、色泽。

2. 触诊:质地、范围、活动度,与深部组织关系(骨骼、神经血管、肌腱等),附近或远处淋巴结是否肿大。

【特殊记录】

1. X线、CT 或 MRI 检查,了解病变畸形与周围组织器官、骨关节的关系。

2. 照相:整形外科的病变都需作术前、术后照相。

3. 模型:有条件的医疗单位,对特殊病例需做塑料、蜡型或石膏模型作为设计治疗方案的依据和长期保存。

4. 对唇裂、腭裂需作发音和话态的录音或录像,作为术后的对比。

5. 创面细菌培养结果及药敏情况。

6. 两性畸形患者应查性染色体。

7. 体表肿瘤应有病理检查结果。

第十七节　妇科病历书写要求

妇科病历的一般项目、病史、体格检查与入院记录基本相同,有关本专科的重点如下:

【现病史】

1. 月经失调:以往月经情况。本次发病的具体时间,发病后月经变化情况如月经周期缩短或延长或不规则,经期持续天数,量多或量少(以所用卫生巾数量作估计);作过哪些检查,采取何种方法治疗,所用药物名称,用药起止时间;发病前有无诱因;有无其他伴随症状。若系闭经患者应询问可能引起闭经的各种原因及各项检查情况。

2. 阴道流血:流血的时间,流血量,颜色,有无血块或组织脱出,是否在月经前、中、后期,流血前有无停经史,有无其他伴随症状。

3. 腹痛:疼痛部位、性质(如钝痛还是锐痛),起始时间,与月经关系;疼痛系急性发作还是慢性过程,持续还是阵痛,是否伴有其他症状(如发热、阴道流血等);过去有无类似病史。

4. 白带异常:发病时间,与月经关系,性状是脓性或血性或黏性,是否伴外阴瘙痒,有无异味。

5. 腹部包块:包块的部位、大小、质地、增长速度、发展过程、移动度,有无疼痛和压迫邻近脏器的症状,如尿频、便秘等。

6. 不孕:月经史,盆腔感染史,夫妇双方健康状况,婚后性生活是否正常,曾作过哪些特殊检查,结果如何。

【个人史】

1. 月经史:初潮年龄、月经周期及经期长短。如初潮 14 岁,周期 28～30 天,经期持续 5 天,可简写为 $14\dfrac{5}{28\sim30}$ 天,量多或少或正常;有痛经者应询问疼痛天数和疼痛程度;还应常规询问末次月经(LMP);老年人应询问绝经年龄。月经史与妇科病关系极为密切,应详细询问并记录。

2. 婚育史:结婚年龄、婚次,是否近亲结婚,对方健康状况,是否同居或分居两地。足月产、早产、流产及现存子女数可用 3-0-2-1 来表示,意思是 3 次足月产、无早产、2 次流产、现有 1 个孩子;或用孕$_5$产$_3$(G_5P_3)来表示,但此法不能表达现有子女数;每次分娩方式,有无高危妊娠或难产史,婴儿出生后情况,有无产后流血史、产褥感染史;有无人工流产或自然流产时刮宫,末次分娩或流产时间;现采用何种避孕方法。

【体格检查】

1. 腹部检查:平坦或隆起,有无压痛、反跳痛及肌紧张;如有肿块,应注意肿块的部位、大小、表面情况、实质或囊性、移动度,有无压痛,有无移动性浊音。

2. 妇科检查:如为未婚者作肛门指检。

外阴:已婚或未婚式,经产或未产式,发育及阴毛分布,有无炎症、赘生物、畸形,屏气时有无阴道前后壁膨出或子宫脱垂。

阴道:发育,黏膜是否伸展性良好,有无炎症、瘢痕、隔膜、畸形、肿瘤;分泌物性状、量多少。

宫颈:形状、大小、质地,有无糜烂(分Ⅰ、Ⅱ、Ⅲ度和单纯型,颗粒型和乳突型)和囊肿,外口情况,赘生物,是否易出血,有无举痛。

宫体:大小、位置、质地、活动度、压痛、形状匀称或不规则。后壁或子宫骶骨韧带有无痛性结节。

附件:压痛、增厚,如有包块应记录肿块位置、与子宫关系、大小、活动度、光滑度、质地与压痛。

3. 表格病历中各项目均需逐一填写,无内容记录时可划"—"号。

第十八节　产科病历书写要求

产科病历的一般项目、病史、体格检查与入院记录基本相同,有关本专科的重点如下:

【现病史】

1. 临产症状:腹痛开始时间,破水时间,羊水性状(清、混),羊水量(少、中、多),见红(有、否)。

2. 末次月经日期,推算预产期;早孕反应与胎动开始日期。

3. 孕前、孕早期有无病毒感染如流感、风疹、肝炎等,有无长期服用镇静药、激素、避孕药,有无接触放射性或其他有害物质,有无烟酒嗜好。

4. 孕期有无先兆流产、先兆早产,起止时间,胎儿染色体非整倍体筛查和中孕超声结构筛查处理情况,其他简要病情及治疗经过。

5. 围产期保健,高危因素,如头痛、头昏、眼花、耳鸣、心悸、气急、水肿、高血压、胎位异常、皮肤瘙痒、黄疸等病情及治疗经过。

【既往史】

有无心、肺、肝、肾疾患及高血压、糖尿病、血液病、癫痫等疾病;过敏史、手术史、用药史、预防接种史。

【个人史】

月经、婚姻及生育史,包括近亲结婚、足月、早产、流产(人工、自然),有无畸形儿、产伤儿、溶血症新生儿等。

【家族史】

有无遗传性疾病。

【体格检查】

神志、面容、身高、体重、体态、血压(基础血压)、水肿、甲状腺、乳房,心、肺、肝有无异常,脊柱及下肢有无畸形。

1. 产科检查

宫高(cm)、腹围(cm)、估计胎儿大小(g)

先露衔接(已、半入、未)

胎方位、胎心位置、胎心率(次/分)

2. 骨盆测量

髂前上棘间径(cm)　　　　　髂嵴间径(cm)

骶耻外径(cm)　　　　　　　坐骨结节间径(cm)

3. 阴道检查

先露、先露位置

宫颈质地:软、中、硬   宫颈位置:前、中、后

宫颈容受:未、已(%)   宫口开大(cm)

胎膜破否:已、否   Bishop 评分

【建围产保健卡情况】

院内、院外、产前检查次数。

【诊断】

1. 第____胎,第____产(G   P   )。

2. 孕周,待产、临产、已产。

3. 胎方位。

4. 妊娠并发症。

5. 妊娠合并内外科疾病。

6. 其他诊断。

如出现严重妊娠并发症而导致入院的病理产科情况时,应将妊娠并发症作为入院/出院的主要诊断(第一诊断)。

【产时产程图】

应认真及时记录产时产程图。

【新生儿出生记录】

新生儿产时状况,Apgar 评分,婴儿性别、身长、体重,有无畸形,体格检查情况,身份识别记录(婴儿右足印,产妇左拇指印)。

第十九节 不孕不育症病历书写要求

不孕不育症病历涉及男女双方的病史和诊断,一般要求男女双方病历分开书写,女性称为不孕,男性称为不育。有关本专科的重点如下:

【现病史】

1. 不孕不育的分类:分原发性不孕和继发性不孕,以临床妊娠计算。一对夫妇的孕育史可以不同,如:女性原发性不孕,男性继发性不育。

2. 性生活的频度,是否有分居、避孕和性交困难史。

3. 不孕不育的年限:计算未避孕未孕的月份为病史时间。

4. 孕育经过:是重要的病史内容,应记录既往自然流产、人工流产、异位妊娠、早产、死产、出生缺陷等相关病史。

5. 不孕不育治疗史:描述既往对不孕不育病因的诊断和治疗过程,包括

诱导排卵的周期数、方案和药物,宫腔镜和(或)腹腔镜的手术记录,辅助生殖技术治疗的种类和结局等。

【既往史】

有无化脓性阑尾炎、结核病、体重改变、精神疾患等病史。男性不育需问及病毒性腮腺炎史。有无过敏、盆腹腔手术、用药史。

【个人史】

出生体重、营养发育、月经初潮、第二性征发育、性格、心理、环境化合物接触等特殊病史需要描述。是否有不洁性生活史和性伴史。

【家族史】

有无糖尿病、遗传缺陷、高血压、肥胖、月经病等家族史。有无家族成员中类似的不孕不育史。

【体格检查】

身高、体重、腰臀比、毛发分布、营养状态、体型比例、特殊面容等体征,特别注意与不孕不育病因有关的排卵障碍、盆腔疾病、男性因素、不明原因不孕的特殊体征。

【盆腔妇科检查】

特别需要详细描述子宫的大小、位置、活动度、质地,特别关注子宫骶韧带根部触痛结节、附件区增厚、包块、压痛等体征。

【辅助检查】

一般与不孕不育症有关的辅助检查包括:精液常规、阴道超声排卵监测、生殖激素测定(周期第2～3天的 FSH、LH、E_2、PRL、T、TSH)、子宫输卵管造影、宫(腹)腔镜检查等。

【诊断】

1. 原(继)发性不孕/不育(男女方病历分开诊断)。

2. 不孕不育病因分类(男性因素、排卵障碍、盆腔疾病、不明原因不孕)。

3. 不孕不育病因。

4. 其他合并症。

第二十节　儿科病历书写要求

儿科病历书写格式及内容与入院记录基本相同。一般项目的内容及排列如下:

姓名：　　　　　　　　家长姓名：

性别：　　　　　　　　家长工作单位：

年龄：　　　　　　　　家庭住址：

出生地：　　　　　　　供史者(与患儿关系)：

民族：　　　　　　　　入院日期：

联系电话：　　　　　　记录日期：

年龄要记载患儿的实足年龄,一个月内写天数,半岁以内写几个月几天,半岁以上写几个月,一岁以上写几岁几个月。

有关本专科的重点如下:

【既往史】

1. 既往疾病史(包括与现病相同或类似的疾病)。

2. 既往健康状况。

3. 急、慢性传染病史。

4. 药物及其他过敏史。

5. 创伤、手术史。

6. 血液制品使用史。

【个人史】

3岁以内婴幼儿以下四个方面应着重询问,与本次疾病有关者应重点描述。

1. 出生史:胎次,产次,是否足月、早产、过期产,生产方式(顺产、难产或剖宫产),出生地点(医院、家中、其他),出生时体重,出生时有无窒息、产伤,Apgar评分,必要时加问母亲孕期营养及健康状况。

2. 喂养史:喂养方式(母乳、人工、混合喂养);人工喂养者询问其原因,乳品种类(奶粉、豆奶粉、鲜奶),配制方法,份量(一日几次、每次毫升数);何时添加辅食、种类、份量和方法,何时断奶及有无困难。婴幼儿营养不良及消化功能紊乱者应重点描述,年长儿可从略,但应询问饮食习惯及现在食谱,有无偏食、挑食、吃零食,食欲及大便情况。

3. 生长发育史:体格发育(何时能抬头、独坐、会走,何时前囟门关闭、出第一颗牙,体重、身高增长情况),智力发育(何时能笑、能认人、能发单字或短句,如已入学应询问其学习成绩及一般活动情况),营养状况;内分泌疾病、神经系统疾病、先天性及遗传代谢性疾病应重点描述。

4. 预防接种史:包括卡介苗、脊髓灰质炎、百日咳、白喉、破伤风、麻疹、乙肝、甲肝、乙脑、流脑等预防接种情况,记录接种时的年龄、具体次数、有无反应(卡介苗接种后6周有无复查,结果如何)。

【家族史】

1. 家族成员及密切接触者(保姆、保育员等)的健康状况。

2. 有无家族性、遗传性、过敏性或急、慢性传染病史(先天性、遗传代谢性疾病需重点描述两系三级亲属的遗传性疾病史）。

3. 父母年龄、职业、健康状况，是否嗜烟，是否近亲结婚，如已去世应记录死因；家庭经济情况、居住环境。

4. 母亲各次分娩情况，孕期健康状况。

5. 同胞健康状况（死亡者应询问死亡原因及年龄，患同类疾病者需叙述诊治情况）。

【体格检查】

1. 一般情况：体温，体重，呼吸（频率、节律、快慢、深浅），脉搏（速率、节律、强弱、紧张度），面色（潮红、苍白、发灰、青紫）；5岁以上病儿测血压（休克、心肾疾病患儿5岁以下亦应测量血压），身长、头围、胸围视年龄与病情而定。发育营养状况，精神状态（灵活、呆滞、萎靡、安静、烦躁）。

2. 皮肤：有无苍白、黄染、发绀、潮红、脱屑、色素沉着、皮疹、瘀点（斑）、出血，皮肤弹性，皮下脂肪的分布和厚度，有无水肿。

3. 浅表淋巴结：部位、大小、数目、活动度、质地，有无粘连及压痛等，尤其注意颈部、耳后、枕部、腋窝、腹股沟等处。

4. 头部及其器官

头颅：观察大小、形状、头围，小婴儿注意有无枕秃、血肿、颅骨软化、缺损，颅缝闭合情况，囟门（大小、闭合、饱满、紧张、隆起、平坦、凹陷）。

面部：有无特殊面容、眼距大小、鼻梁高低。

眼：有无眼睑水肿、下垂、斜视、结膜充血、眼分泌物、瞳孔大小、对光反射。

耳：双外耳道有无分泌物，有无局部红肿及外耳牵拉痛。

鼻：有无鼻周青紫、鼻翼扇动、鼻腔分泌物及通气情况。

口：口腔（气味、有无张口呼吸），唇（色，有无苍白、发绀，有无疱疹、皲裂、畸形、色素沉着）口角有无糜烂、溃疡，牙（数目、有无龋齿），龈（色泽、肿胀、溃疡、出血、溢脓），舌（形态，舌质，舌苔，乳头，有无溃疡、地图舌、异常色素，动作，对称性，是否伸出口外），舌系带（有无溃疡、过短），舌下有无囊肿，颊黏膜（颜色，腮腺管开口情况，有无红肿及分泌物、鹅口疮、麻疹黏膜斑，有无瘀点、溃疡），腭（有无腭裂、上皮珠、瘀点、溃疡），咽（有无充血、滤泡增生，吞咽情况，悬雍垂动作，咽后壁脓肿），扁桃体（大小，充血程度，有无分泌物、脓点或假膜），喉（有无声音嘶哑、失音、喘鸣声）。

5. 颈部：有无抵抗，气管（居中、向左右偏移），颈静脉怒张（有、无），颈动脉搏动情况，甲状腺情况。

6. 胸部

胸廓：有无畸形（鸡胸、漏斗胸、桶状胸、肋骨串珠、赫氏沟）和三凹征。

心:心前区有无隆起,心尖搏动位置,是否触及震颤,心界大小（包括左右缘,心左界以左乳线为准,右界以胸骨右缘为准;可记录在其内或外几厘米）,心脏的听诊（心音、心率、有无杂音、杂音的性质、部位、强度、传导）。

肺:按视触叩听记录。

7. 腹部:脐部有无出血、分泌物和脐疝。

8. 脊柱和四肢:有无畸形,躯干与四肢比例失调和佝偻病体征（"O"形腿或"X"形腿,手镯、脚镯,脊柱侧弯）、杵状指（趾）。

9. 肛门及外生殖器:有无畸形（先天性无肛、尿道下裂、两性畸形）、肛裂;女孩有无外生殖器畸形、分泌物;男孩有无隐睾,包皮过长、过紧,鞘膜积液,腹股沟疝。

10. 神经系统:必要时需作动作、感觉及其他有关检查,需作生理反射（包括浅、深反射）、病理反射及脑膜刺激征检查。

第二十一节　新生儿病历书写要求

新生儿病历的一般项目、病史、体格检查按儿科病历书写要求,年龄在 1 小时内的记到分钟,在 24 小时以内的记到小时,1 天以后的写几天几小时。有关本专科的重点如下:

【现病史】

与本次疾病有关的个人史内容可以在此描述而不记入个人史。

【既往史】

出生后有无疾病及诊治情况,有无挑马牙、擦口腔。

【个人史】

1. 出生史:胎次,产次,是否足月、早产、过期产,是否多胎,生产方式（顺产、异常胎位、胎吸、产钳、剖宫产）,有无宫内窘迫,早产原因,剖宫产原因,出生时间、地点（医院、家中、其他）,出生体重,接生者,接生用具,有无产伤,出生时治疗情况,出生后有无出血、皮疹、青紫、苍白,Apgar 评分（1 分钟、5 分钟）,总产程、第二产程,羊水早破时间、量、性质,胎盘完整性,脐带脱落时间,有无黄疸及黄疸出现时间、黄疸消退时间,有无羊水吸入,有无胎粪吸入。

2. 喂养史:开始喂奶时间、方式（母乳、人工、混合喂养）、奶量,有无呕吐,胎粪排出时间（不必重复现病史中已有的内容）。

3. 预防接种史:卡介苗,乙肝疫苗,其他。

【家族史】

母妊娠期疾病史及治疗情况,父母婚姻状况（近况）,是否近亲结婚,年龄,健康状况,遗传性疾病史,孕母妊娠次数、胎次、产次、死胎、人流情况,同胞健康状况。宠物接触史。

【体格检查】

1. 体温、脉搏、呼吸、血压、体重、身长、头围、胸围。

2. 一般情况:外貌、发育程度、营养状况、体位、面色、神志(清晰、模糊、昏睡、昏迷)、哭声、呼吸、呻吟。

3. 皮肤、黏膜:颜色(潮红、苍白、发绀、黄染、色素沉着)、水肿、皮肤弹性、皮下脂肪、出血、皮疹、花纹、有无失水、硬肿面积及程度。

4. 淋巴结:全身浅表淋巴结有无触及。

5. 头部及其器官

头颅:头形,前囟大小、紧张度、有无隆起或凹陷,后囟有无闭合,有无血肿,血肿部位、大小,颅骨有无重叠、裂开,头发色泽。

眼:有无凝视,两侧瞳孔(大小、对称、对光反射),巩膜有无黄染及程度,眼球有无震颤,结膜有无出血、分泌物。

耳:有无畸形,外耳道有无分泌物。

鼻:有无畸形、鼻翼扇动、分泌物及出血。

口:口唇有无发绀,咽及颊黏膜是否潮红,有无鹅口疮。

6. 颈部:有无抵抗,气管,有无颈静脉怒张。

7. 胸部:胸廓有无畸形、膨隆、塌陷,有无锁骨骨折,有无三凹征。

心:心前区(隆起、平坦),心尖搏动(是否弥散),震颤(有、无),心界大小,心音(有力、低钝),心律(齐、不齐),杂音。

肺:呼吸节律,哭时语颤(对称、强、弱),叩诊情况,听诊呼吸音(清、粗糙,干啰音,中小湿啰音,哮鸣音,痰鸣音)。

8. 腹部:形状,肠型,紧张度,有无包块,肝、脾,肠鸣音,移动性浊音,脐部有无分泌物,分泌物性质,有无异味,脐轮是否红肿,有无脐疝。

9. 脊柱、四肢:有无畸形,活动度,肌张力,四肢温度。

10. 肛门外生殖器:有无畸形。

11. 神经反射:觅食反射、吸吮反射、握持反射、拥抱反射。

12. 胎龄评分。

【实验室检查】

血型等。

第二十二节　儿科各专业病历书写要求

儿科各专业病历的书写按儿科病历书写要求。有关各专业的重点如下：

1. 儿科呼吸系统疾病：记述咳嗽有关的详细情况，喘鸣及呼吸困难情况，治疗情况及疗效，哮喘应详细记录过去发作次数、治疗情况、个人过敏史、家族哮喘患病情况。

2. 儿科消化系统疾病：大便次数、性状及伴随症状，有无脱水情况及程度，有无休克，有无嗳气、反酸、呕吐，腹痛的部位、性质及时间。儿科呕吐与腹痛是重要症状，必须详细描述。父母及家庭密切接触的成员消化道疾病史及治疗情况。腹部体征。

3. 儿科肾脏疾病：现病史重点叙述蛋白尿、血尿发生、发展经过，与上呼吸道感染、皮肤化脓病灶及其他感染的关系；有无伴随高血压、水肿、关节炎、皮疹、发热、咯血等；有无脓尿及尿路刺激症状。个人史中注意有无接触肾毒性物质，如放射线、重金属（铅、汞、镉等）、有机化合物如四氯化碳等，近期预防接种疫苗史。用药情况重点为有无用激素（种类、剂型、剂量、疗程、疗效），有无用细胞毒类药治疗情况，抗血栓治疗情况，病前的前驱感染及用药史。既往史中注意有无过敏性紫癜及乙肝病史和接触史。家族史中有无遗传性肾脏病、高血压、糖尿病病史。

4. 儿科心血管疾病：先天性心脏病记述最早发现心脏病的年龄，有无气急、昏厥、水肿等现象，青紫情况应详细描述，生长发育情况，是否经常反复感冒，母孕期第3～8周健康状况。心肌炎病例要询问发病前3周内有无病毒感染，有无乏力、苍白、多汗、心悸、胸闷、气急、青紫、水肿等症状。体格检查注意心脏有无扩大，心律是否规则，有无杂音，有无奔马律或心包摩擦音，有无心力衰竭或心源性休克的表现，检查四肢脉搏的强弱及血压。

5. 儿科血液系统疾病：主诉能反映本次就诊的主要目的，对确无症状者或现存症状不是导致本次就诊目的者，可用诊断名词（加“”号）直接描述。如患儿主要因急性淋巴细胞白血病需要强化治疗入院，则可写为“确诊急性淋巴细胞白血病×年，入院强化治疗”。现病史记述有无诱因，详细描述出血、贫血、感染、骨痛四大主要症状，激素应用情况，化疗药物的使用方法以及疗效。注意询问遗传病史、家族史、父母是否近亲婚配。体格检查重点描述贫血程度，颅骨变形、缺损，皮肤黏膜出血情况，浅表淋巴结及肝脾肿大情况。

6. 儿科神经系统疾病：首发症状及伴随症状、抽搐及瘫痪等情况。既往史、个人史及家族史中详尽记录与神经系统有关的疾患。重点记录出生史及生长发育史。着重询问遗传性、家族性病史，是否近亲婚配。

7. 儿科遗传代谢性疾病：记述智能和体格发育过程及状态，精神及某种特征性症状和体征的发现、发展过程。家族史重点记录遗传病史。体格检查重点描述面容特征（头颅形态、五官、毛发及发际）、颈蹼、胸廓、乳距、腹部特殊外形、外生殖器、四肢有无畸形，指纹、掌纹、平底足、足底纹等情况。

第二十三节 儿外科病历书写要求

儿外科病历的一般项目、病史、体格检查按儿科病历书写要求，有关本专科的重点如下：

【现病史】

除按入院记录及各专科病历书写要求外，如属先天性畸形应重点描述：出生时（或最初发现的时间）畸形的表现及发展至就诊时的变化，曾作过何种特殊检查，结果如何，曾作过何种治疗，疗效如何。

1. 消化道畸形：是否有胎粪排出，胎粪的颜色及开始排出和大便转黄的时间，是否有大便从正常肛门以外部位排出，平常排便的习惯，是否有呕吐，呕吐物的色、质、量，呕吐出现的时间及频率，平常饮食情况。

2. 泌尿生殖系统畸形：排尿的姿势、性质、尿线方向、是否费力及小便流出的部位，是否有反复泌尿系统感染。小儿少尿指尿量小于 $1 \, ml/(kg \cdot h)$，无尿指尿量小于 $50 \, ml/24$ 小时。新生儿生后 $1 \sim 2$ 天内排尿很少或不排尿属生理性，即使 36 小时内不排尿亦不能称为无尿。腹部包块排尿前后有无变化。

3. 心胸畸形：胸骨是否凹凸，出现的时间和发展情况，是否有气急、心悸、呼吸困难、吸气性喘鸣、喜静不好动、发绀及反复呼吸道感染等，是否有第一次吸吮后即呕吐，呕吐物的性质、内容，是否同时伴有呼吸困难等。

4. 运动系统畸形：四肢脊柱是否有畸形，有无功能障碍，发展情况如何；有无特殊跛行步态（鸭步，剪刀步，短肢性跛行，肌力减低性跛行如扶膝、扶臀跛行）。

5. 神经系统畸形：头颅有无畸形，头颅脊柱背侧中线有无隆起，是否伴有智力障碍、大小便失禁、肢体瘫痪等。

【既往史、个人史、家族史】

重点询问结核、佝偻病史、手术史、母亲孕期情况及家族史。

【体格检查】

参见儿科病历（涉及第一诊断的主要体征——参见外科情况）。

【外科情况】

重点描述与第一诊断有关的阳性体征和有鉴别诊断意义的阴性体征：

1. 腹部外科：参见普外科病历书写要求。注意腹壁有无缺损及隆起，并描述其大小、部位、颜色等；是否有肛门及位置、大小，有无瘘管及其位置、大小、走向等；肛查还须注意肛门直肠的松紧度，有无狭窄环、肿块，拔出手指后有无大量气便排出，指套有无染血，性质、颜色及量。

2. 泌尿外科：参见泌尿外科病历书写要求。注意有无膀胱外翻，阴茎大小、形态，有无弯曲，尿道口位置，包皮形态及开口是否狭窄；阴囊形态，与阴茎的关系，阴囊内有无肿块及其大小、性质，透光试验，与睾丸的关系等；睾丸的有无、大小、位置等；女婴有无小阴唇，有无粘连，处女膜是否闭锁，尿道口是否有肿块等。

3. 骨科：参见骨科病历书写要求，注意姿势、步态，测量各关节活动度、肢体直径和长度，肌肉的发育情况和肌力。

4. 心胸外科：参见胸外科病历书写要求。胸廓是否对称，有无凹凸，呼吸运动是否对称，心尖搏动是否移位，有无发绀，呼吸音是否对称，胸部有无哮鸣音，心脏是否有杂音，杂音的部位、性质等。

5. 神经外科：测量头围，检查头颅、骨缝、前后囟是否闭合，是否有"落日征"，头部叩诊是否有"破壶声"，背部肿块的位置、大小，是否有正常皮肤，是否有骨质缺损，透光试验，按压肿块前囟是否有冲动，四肢的运动及感觉是否有障碍，有无大小便失禁，有无肛门黏膜外翻，肛门括约肌的收缩强度。

第二十四节　眼科病历书写要求

眼科病历的一般项目、病史、体格检查与入院记录基本相同，有关本专科的重点如下：

【现病史】

1. 视力减退：发生的时间，突然黑矇抑或缓慢减退，近视力是否良好，能否矫正，屈光性质及度数。

2. 有无视物变形、复视、雾视、红绿彩环(虹视)、闪光感或飞蚊症等。

3. 有无夜盲，晚间能否走黑路，是否碰墙、绊脚或蹒跚等。

4. 有无怕光流泪，有无眼球疼痛，是转动痛、牵拉痛、胀痛或钝痛。

5. 有无眼外伤(机械性、化学性、辐射性)，创伤物的种类(金属性、非金属性)。

【家族史】

着重询问与全身疾病有关的病史(高血压、糖尿病、血液病、内分泌和代谢性疾病)和遗传性疾病史。

【专科检查】

1. 视力:远视力、近视力、矫正视力、光感、光辨向及色觉等。

2. 眼睑:有无充血、水肿、瘀血、裂伤、瘢痕、气肿、缺损、肿块、压痛及睑缘糜烂,注意眼睑位置、睑裂大小、闭合及睫毛情况等。

3. 泪器:有无溢泪、泪小点位置和大小;泪囊部皮肤有无红肿,压迫泪囊部有无分泌物自泪点溢出,泪囊部有无肿块、压痛、瘘管;冲洗泪道是否通畅;泪腺有无下垂、肿大或压痛。

4. 结膜:睑结膜有无充血、血管纹理不清、浸润、肥厚、乳头、滤泡、瘢痕、异物、结石、溃疡、肉芽组织增生、睑球粘连、新生物及异物,球结膜有无充血(结膜、睫状或混合性)、出血、水肿、干燥、粘连、增长、疱疹及外伤等。

5. 角膜:形态、大小,有无混浊、浸润、溃疡、荧光素染色及其范围等,有无角膜后沉淀物(部位、形态、大小、数目、颜色、排列、分布)、异物及外伤等。

6. 巩膜:颜色,有无色素、充血、结节、隆起、压痛、新生物及外伤等。

7. 前房:深浅(轴深与房周深),有无房水混浊、积脓、积血及异物等。

8. 虹膜:颜色、纹理,有无前后粘连、新生血管、脱色萎缩、结节、缺损、根部断离及震颤。

9. 瞳孔:大小、形状、位置,调节与集合反射、对光反应,有无膜闭或闭锁。

10. 晶体:有或无,位置、透明或混浊情况,有无色素沉着。

11. 玻璃体:有无混浊、积血、积脓、异物、寄生虫、新生血管、变性、脱离及增殖性病变等。

12. 眼球、眼肌:有无眼球突出、下陷、震颤,有无斜视及眼肌运动障碍等。

13. 眼压:指压法(T_n、T_-、T_+),测量法(mmHg)。

14. 眼底:需绘图说明。

15. 屈光:屈光性质及度数。

第二十五节　耳鼻咽喉科病历书写要求

耳鼻咽喉科病历的一般项目、病史、体格检查与入院记录基本相同,有关本专科的重点如下:

【现病史】

1. 耳部疾病

(1) 耳痛:部位,性质,程度。

(2) 耳鸣:时间(持续性、间歇性),频率(比喻某种声音),强度(轻:不引起烦躁;中:引起烦躁;重:影响入睡)。

（3）耳聋:(听力下降)发生时间,严重程度,突发性、进行性、波动性,程度(是否影响一般对话)。

（4）眩晕:频发,偶发,发作时有无恶心、呕吐、耳内胀满感、站立不稳、步态异常及倾倒方向。

（5）耳漏(分泌物):时间(持续性、间歇性),性质(脓性、血性、黏液性),量,气味等。

（6）诱发病史:外伤史,噪音暴露史,耳毒性药物使用史,病毒感染史等。

2. 鼻部疾病

（1）鼻阻塞:持续性、交替性、间歇性。

（2）鼻音:阻塞性、开放性。

（3）分泌物:性质(水样、黏液性、黏脓性、脓性、血性、干痂),程度(少、中、多),与体位的关系。

（4）嗅觉:减退、倒错、丧失。

（5）鼻出血:单侧、双侧、间歇性、持续性、出血量(多、少)。

（6）头痛:部位,性质,时间规律性,与体位关系,有无合并鼻出血及鼻塞、流涕等。

（7）有无鼻外伤、出血、肿胀和骨折。

3. 咽喉部疾病

（1）咽喉痛:性质、程度,是否放射至耳及颈部。

（2）咽异感:性质、程度,间歇性、持续性,是否影响吞咽。

（3）发声异常:声嘶、失音、语音含糊、睡眠鼾声。

（4）吞咽困难:是否进行性加重,进食时有无呛咳、反流或疼痛。

（5）呼吸困难:程度、特点,是吸气性还是呼气性,是否进行性加重。

4. 气管、食管疾病

（1）咳嗽:刺激性,有无伴吸气性喉鸣音、呼气性哮鸣音。

（2）咳痰:痰液的性质(泡沫状、黏脓性、脓性),量多、少,有无臭味,痰中有无带血。

（3）呼吸困难:类型、程度(吸气性呼吸困难按Ⅰ、Ⅱ、Ⅲ级分度记录),是否合并喉喘鸣。

（4）胸痛:部位、程度、性质。

（5）异物吸入史或鲠卡史:有、无、不详。

（6）吞咽困难:轻、中、重。

【专科检查】

1. 耳

(1) 耳廓:有无畸形、增厚、红肿、牵引痛,耳屏有无压痛,耳后沟是否消失,耳廓周围有无瘘管。

(2) 外耳道:有无耵聍栓塞、霉菌、异物、红肿、分泌物(性质、有无臭味)或新生物。

(3) 鼓膜:鼓膜活动情况,有无充血、肿胀、混浊、增厚、萎缩、鼓室积液影、瘢痕、穿孔(部位、大小并绘图),脓液性质,中耳腔有无肉芽、胆脂瘤。

(4) 乳突:有无红肿、压痛、波动、瘘管、瘢痕。

(5) 听力:音叉试验(C512)、任内试验、韦伯试验、施瓦巴赫试验、纯音听阈试验。有条件时应行阈上听力测验、言语测听、声导抗测试、电反应测听及耳声发射测试等。

(6) 前庭功能:自发性眼震检查、闭目直立试验(Romberg′s test)、体位试验、行走试验。有条件时应行旋转试验、冷热试验及眼震电图等。

2. 鼻

(1) 外鼻:有无畸形、前鼻孔狭窄、鼻小柱过宽、鼻翼塌陷、皮肤变色、肿胀、红肿、压痛。

(2) 鼻前庭:有无触痛、肿胀、糜烂、溃疡、皲裂、痔肿、肿块、鼻毛脱落、结痂。

(3) 鼻甲:有无充血、苍白、水肿、肥大、肥厚、干燥、萎缩、息肉样变、桑葚样变。

(4) 鼻道:分泌物积聚,分泌物性质(水样、黏液性、黏液脓性、脓性、血性、痂皮),息肉,新生物,单侧、双侧。

(5) 鼻中隔:有无偏曲,黏膜肥厚、糜烂、溃疡、出血、穿孔及其部位和血管扩张。

3. 咽

(1) 鼻咽部:黏膜有无充血、糜烂、溃疡及新生物,腺样体有无肥大,鼻咽腔有无狭窄或闭锁。咽隐窝有无变浅或消失,咽鼓管开放有无阻塞。

(2) 口咽部:软腭有无水肿、麻痹、下塌及溃疡;悬雍垂有无偏斜、肥厚及过长;前后腭有无充血和水肿。扁桃体有无充血、肥大(大小按分度记录),隐窝有无脓栓、溃疡、伪膜及新生物;咽后壁有无充血、溃疡、干燥、附痂及淋巴滤泡增生;咽侧索是否肥大。

(3) 喉咽部:梨状窝有无积液及新生物。

4. 喉

(1) 会厌:类型,有无充血、水肿、溃疡及新生物。

(2) 室带(假声带):有无红肿、增厚及新生物。

(3) 声带:有无充血、水肿、肥厚、小结、息肉及新生物,运动是否对称,声门有无闭合不良。声带病变需绘图说明。

(4) 杓状软骨:运动是否对称,黏膜有无红肿、糜烂及新生物。

(5) 梨状窝:有无积液、新生物、异物。

5. 气管:居中、移位。

6. 颈部

(1) 喉软骨支架:有无膨隆或下塌,左右推动时摩擦感是否存在。

(2) 甲状腺:有无肿大及包块,吞咽时是否上下活动。

第二十六节　口腔科病历书写要求

口腔科病历的一般项目、病史、体格检查与入院记录基本相同,有关本专科的病历书写重点如下:

【现病史】

1. 颌面部炎症性疾病:发病时间,病情缓急,张口、吞咽、语言、咀嚼障碍的程度,肿痛的中心部位以及全身症状,病灶牙发病情况。

2. 颌面部肿瘤:发病年龄,病程长短,原发部位,生长速度,有无疼痛、出血、溃疡、鼻衄、鼻塞、脓涕、复视(上颌窦癌)、下唇麻木(下颌骨恶性肿瘤)、面瘫(腮腺癌)等,口内修复体情况,既往手术史及其他治疗情况。

3. 颌面部创伤:致伤原因、方向、部位及跌倒后首先着地部位,出血量,有无骨折及异物存留,有无呼吸困难、恶心、呕吐、耳漏、鼻漏,有无殆关系紊乱、张口受限、休克、昏迷等及其程度和持续时间,有无颅脑损伤及其他部位并发伤。

4. 颌面部畸形:先天性畸形对进食、语言及呼吸功能的影响、喂养情况(唇裂);获得性畸形的发病和形成过程,口腔功能障碍类型、程度及诊疗情况。

5. 口腔修复科疾病:牙体或牙列缺损、缺失的时间、原因、发展过程,是否接受过修复治疗,采用了何种修复治疗方式、持续时间和使用效果。咬合是否正常,有否夜磨牙等。

6. 口腔内科疾病:发病时间、部位、性质、程度,有无规律,持续过程,咀嚼时反应,缓解方法及伴随症状,初发或复发。

【专科检查】

1. 颌面部检查

（1）面颊部：面部表情变化；正面：面型、面部对称性、面中 1/3 凸度及口唇关系（是否开唇露齿、颏唇沟、上下唇长度），侧面：是否直面型、鼻唇角大小、上下颌骨位置关系、下颌平面角度等；皮肤色泽、质地和弹性，有无瘢痕、红肿、伤口、溃烂、瘘管及新生物（记录其部位，范围，形态，质地，有无移动感、波动感、捻发音及触痛，与深部组织和表面皮肤的关系等）。

（2）唇及口角部：形态、大小，有无畸形、缺损，黏膜色泽，有无红肿、糜烂、溃疡、皲裂、脱屑、痂壳及新生物（记录其部位和范围），唇线的水平，外露的牙龈和肌肉附着。

（3）上、下颌骨：有无膨隆或缺损（记录其部位和范围），骨面有无乒乓球感，骨折（包括部位，开放或闭合性，有无移位、骨擦音、异常动度、张口受限、殆错乱、血肿等）。

（4）头颈部淋巴结：有无肿大（部位、大小、数目、硬度、活动度），与皮肤或基底部有无粘连，有无压痛及波动感。

2. 口腔检查

（1）口腔前庭：唇、颊系带的位置，唇、颊及牙龈黏膜的色泽，有无窦道、斑块、网纹、溃疡或新生物，腮腺导管口有无红肿及其排出物的性质（清亮、浑浊或脓性）。

（2）牙齿、牙周、牙列及咬合：检查牙齿形态、数目、排列情况，有无龋齿、窦道、其他牙体损害及牙髓活力等。菌斑、软垢、牙石等口腔卫生状况，有无局部促进因素；牙龈充血、水肿的程度及其范围，是否伴有牙龈的增生及龈缘位置的变化；牙周袋的深度及范围；有无探诊出血及程度；根分叉区有无损害及程度。牙列是否完整，缺牙区：伤口是否愈合；缺牙区牙槽嵴宽度，表面软组织厚度、弹性及松弛度，是否有骨突、骨刺；邻牙是否有倾斜、移位、松动；基牙的高度、稳固程度、磨耗及牙周状况。牙齿的咬合及功能状况。

（3）固有口腔

腭：检查腭部黏膜的色泽、质地和形态，是否有充血、肿胀、包块、溃疡和坏死；观察是否有畸形和缺损；肿块应检查其颜色、大小、形态、质地和动度；检查软腭、腭垂、腭舌弓、腭咽弓的运动及腭咽闭合情况。髁状突活动度有无异常，双侧活动是否对称，开闭口运动时关节有无弹响和疼痛，开口度、开口型是否正常，关节运动过程中是否出现绞锁，咬合关系是否正常，髁状突和咀嚼肌有无压痛。

舌：舌体、舌根、舌腹黏膜的色泽，有无皲裂、充血、糜烂、溃疡和肿块（记录其大小、范围、硬度、活动性，有无触压痛及浸润）；舌背乳头有无增生或萎缩；舌苔的形状及颜色；舌形以及舌体大小，是否有舌体上抬；舌运动情况，有无运动障碍,伸舌检查时应注意其对称性及有无歪斜或震颤;舌系带位置及长度;感觉有无异常。

口底黏膜:有无充血、肿胀、溃疡或新生物,颌下腺导管口有无红肿、溢脓,扪诊有无结石等。

3. 颞下颌关节检查:关节区有无红肿、凹陷、畸形,髁状突活动有无异常,双侧是否对称;开口度、开口型是否正常,运动时是否出现绞锁,开闭口运动时是否伴有弹响和疼痛,以及弹响出现的时间;前伸及侧方运动是否正常;关节及咬肌、颞肌区是否有压痛;口内咬合关系是否正常。

4. 涎腺检查:主要检查腮腺、颌下腺和舌下腺三对大涎腺,两侧是否对称,有无肿大、红肿、压痛和肿块(记录其大小、形态、质地、活动度及与周围组织的关系),导管口有无红肿、溢脓,分泌物的量及其性状,如腮腺肿块应观察有无面瘫,软腭、咽侧壁有无突起。

5. 口腔颌面部炎症:肿胀部位,波及范围,肤色,硬度,有无压痛、波动及凹陷性水肿,穿刺结果(疑有深部脓肿时),有无皮(龈)瘘(溢脓情况),病灶牙情况(有、无),张口度,淋巴结有无肿大、压痛,有无呼吸或吞咽障碍,有无脱水或败血症等症状。

6. 口腔颌面部损伤:损伤部位及性质,肿胀,触痛及面部畸形情况,有无骨折或异物存留(如有骨折,骨折片移位情况),有无麻木、面瘫及皮下青紫,有无组织缺损(部位、大小),有无出血、感染,牙齿情况(牙折、松动、移位、脱位),有无咬𬌗错乱,启口度情况,有无咀嚼、吞咽、呼吸障碍,有无眼球运动障碍或复视,有无脑脊液漏,有无颅脑或其他部位损伤。

7. 口腔颌面部肿瘤:生长部位及方式,大小(长×宽×高,cm),波及范围(与邻近组织关系),皮肤、黏膜、牙龈情况,活动度,触痛,牙齿有无移位、松动、脱落,咬𬌗关系有无改变(颌骨中心性良恶性肿瘤),有无功能障碍(启口度、舌及眼球运动等),有无面瘫(腮腺肿瘤),有无下唇麻木(下颌骨中心性癌瘤),颏下、颌下、颈部淋巴结有无肿大,其部位、大小、数目、硬度、活动度等。

8. 口腔颌面部畸形(发育性)

唇裂:左、右或双侧,类型,唇高(健、患侧),鼻孔大小(健、患侧),鼻小柱是否偏斜,鼻尖及鼻翼塌陷情况,前唇部及前颌骨情况(双侧唇裂),有无牙槽嵴裂,萌牙情况,有无身体其他部位畸形。

腭裂:类型,裂隙宽度(mm),腭咽距离(mm),犁骨、扁桃体、增殖腺情况,咽部有无充血,发音情况,有无身体其他部位畸形。

第二十七节 皮肤科病历书写要求

皮肤科病历的一般项目、病史、体格检查与入院记录基本相同,有关本专科的重点如下:

【现病史】

1. 发病的原因和诱因:如与饮食、职业、用药、接触化学物品、生活环境、外伤、情绪及其他内外因素等的关系。

2. 疾病的初发情况:病期、部位、损害性质、前驱症状等。

3. 疾病的发展情况:皮疹发生的先后顺序、发展速度、规律、加重、缓解或复发情况。

4. 自觉症状:局部和全身。

5. 治疗情况:方法、药名、剂量、效果及反应。

6. 传染性皮肤病应详细询问传染源、传染途径和传播方式。

【既往史】

以往有无类似病史,有无过敏性皮肤病如药疹、接触性皮炎,应详细询问过敏史,包括过敏性哮喘、过敏性鼻炎、荨麻疹等。有无糖尿病、消化道溃疡、高血压病史。

【家族史】

近亲及远亲中有无同本病相关的病史,父母是否近亲结婚。

【专科检查】

观察皮疹应注意下列特点:

1. 部位:按解剖部位描述。暴露部位、遮盖部位、光暴露部位、伸侧、屈侧、间擦部、皮脂溢出部位、皮肤黏膜交界部位等。

2. 性质:区别是原发疹还是继发疹,是一种皮疹还是多种皮疹同时存在。

3. 形态:圆形、椭圆形、多角形、弧形、环形、线形、不规则形等。

4. 数目:单发或多发,数目少时应直接记数。

5. 大小:用厘米或毫米表示,也可用实物比喻,如针尖、针头、绿豆、黄豆、核桃、鸽蛋、鸡蛋大小等。

6. 色泽:除区别颜色外,应注意表面光泽。

7. 皮损边缘和界限:清楚、比较清楚、不清、整齐、不整齐、隆起、凹隐等。

8. 表面情况:干燥、浸渍、湿润、光滑、粗糙、平坦、隆起、中央脐窝、半球形、圆锥形、乳头状、花菜状等。鳞屑或痂的情况,油腻、脆、黏着、秕糠样、鱼鳞状、云母状及叠瓦状等。

9. 分布：全身性、局限性、单侧性、对称性，是否沿神经、血管、淋巴管走向按皮区分布等。

10. 排列：散在、融合、孤立、群集、线状、带状、环状、弧状、多弧状或不规则。

11. 基底情况：狭窄、宽阔、蒂状等。

12. 有无感觉障碍，必要时进行痛触和温觉检查。

13. 水疱内容的颜色及稀稠：浆液性或血性，透明或混浊，疱壁厚或薄，挤压时是否易破裂，尼氏征阳性或阴性。

14. 毛发、指（趾）甲有何异常。

15. 触诊：坚硬度，与周围组织关系，皮温的高低，附近淋巴结有无肿大。

16. 特殊物理检查：玻片压诊，压诊后斑是否消退，有无苹果酱色；皮肤划痕试验阳性或阴性；有无同形反应。

17. 引流淋巴结情况：有无引流淋巴结肿大、触痛、质地、活动度。

第二十八节　精神科病历书写要求

精神科为表格式病历，其内容与入院记录基本相同，一般项目增加文化程度、宗教信仰、本市联系人三项。有关本专科的重点如下：

【主诉】

对同一性质之疾病，多次住院的患者，应分别写明本次病程及总病程的时间。

【现病史】

如病程较久、多次发作，不论既往愈否，应从病初时写起，依病程顺序叙写至本次发病，叙写时应贯彻"厚今薄古"的原则，要重点突出，层次清楚；如病程为发作性、周期性、循环性，应在相应层次中加以描述；如系多次发病、多次住院患者，则发作间歇期有无残留症状，治愈病例社会功能如何；对患者自身及周围环境的不安全行为等，均应重点交代。人称要统一，以第三人称书写。

【既往史】

表中列出疾病，如与本科诊疗关系密切者，必须详细询问，应写明罹患时间、治疗情况及转归。药物过敏史包括药物过敏性疾患、药物依赖或药瘾等。

【个人史】

童年不良遭遇，指家庭环境、经济等非正常变化，如遭下放、父母离异、经济破产、灾变、亲人死亡、入狱,遭强奸、外伤、车祸致残等。婚姻史要描写配偶的自然、生物和社会学方面的情况。病前个性特征采用圈列式,表格印出根据巴甫洛夫高级神经活动学说而分的"强不均衡、弱型、均衡灵活、均衡惰性"四种正常类型,亦即希波克拉底的"胆汁质、忧郁质、多血质、黏液质"四种类型;同时列出了一些病态性格的表现,应认真询问填写。书写个人史时,时间概念要统一,或一律记岁,或一律记年,勿岁、年混用。

【家族史】

对家族和(或)家庭每个成员的称谓、姓名、年龄、从事工作、健康状况、性格特点、与患者关系及影响等方面应如实记录,次序为先父系后母系、先长后幼。对家庭背景、社会地位、文化传统、经济状况、居住条件、邻里关系等方面,如有问题或与病因有关,亦应有所描述。家系精神病史包括癫痫及精神发育迟滞患者,按亲属等级、血缘关系分别询问记录。如家族中有两名以上先证者,最好能另纸绘制家系图谱。

【精神检查】

圈填了存在某种症状,还必须写明此项症状的具体内容,以求症状学资料的完整,有利于诊断及心理治疗。并应重点记录有价值的检查问答实况实录。

第二十九节 感染病科病历书写要求

感染病科病历的一般项目、病史、体格检查与入院记录基本相同,有关本专科的重点如下:

【现病史】

1. 起病缓急、发病日期、诱因及可疑感染史(如不洁饮食、输注血液制品、野外作业、动物咬伤史、近期疫区旅居并与传染病患者接触史和疫水接触史等)。

2. 发热及热型的变化,发热、皮疹(出疹日期、类型、分布)、头痛、腹痛、黄疸、休克、昏迷等的关系。

3. 症状出现的顺序。

4. 家族及周围人群中有无类似疾病、带菌或病毒性肝炎病原携带者。

【体格检查】

体温,脉搏,血压,神志状态(酒醉貌、无欲貌、兴奋、抑郁、嗜睡、昏睡、昏迷),外貌,皮疹(疹型、分布部位、数量),淋巴结(肿大部位、大小、质地、分散、融合),心肺、肝、脾、神经系统和慢性腹泻者的肛门指检。

第三十节　肺结核病病历书写要求

肺结核病病历的一般项目、病史、体格检查与入院记录基本相同,有关本病的重点如下:

【现病史】

1. 起病的缓急。

2. 咳嗽:性质、发生与持续的时间、加剧的时间;季节或气候变化对症状的影响,咳嗽与体位及咳痰的关系,持续时间。

3. 咳痰:性质、量、黏稠度、颜色及气味。

4. 有无咯血,咯血的量和颜色。

5. 呼吸困难:性质、程度及出现时间。

6. 胸痛:部位、性质,与呼吸、咳嗽和体位的关系。

7. 有无畏寒、发热、潮热、盗汗、食欲不振和体重减轻等。

8. 病程中 X 线检查情况及抗结核药物应用情况。

【既往史、个人史】

有无结核病接触史、淋巴结炎、胸膜炎、咯血、过敏性疾病、糖尿病史及有害粉尘吸入史;有无吸烟嗜好。

【体格检查】

1. 神志状态,有无鼻翼扇动、呼吸困难、发绀。

2. 皮肤有无皮下结节及红斑;浅表淋巴结,尤其是颈、腋窝及锁骨上淋巴结是否肿大,淋巴结的大小、质地、压痛、活动度及粘连情况;局部皮肤有无红肿、波动、瘘管、瘢痕等。

3. 气管的位置,有无颈静脉怒张,肝颈静脉回流征,颈部软组织有无水肿、肿胀及皮下捻发音。

4. 胸部应作重点检查,注意锁骨下有无持续存在的小湿啰音。

5. 腹部有无揉面感、压痛、包块、腹水,有无肝脾肿大。

第三十一节　急性中毒病历书写要求

急性中毒病历的一般项目、病史、体格检查与入院记录基本相同,供史者如为他人代述,应尽量找目击者提供情况。入院日期、记录日期、发病时间和关键症状出现的时间应注明时、分。有关本病的重点如下:

【现病史】

1.毒物的名称、剂型或形态,侵入途径和时间,估计毒物进入机体的量。

2.发病时间和经过,口服者是否呕吐出毒物,是否经过相应处理(用药情况及效果);如经洗胃,需详细描写洗胃情况及用水量、洗出物性状等。

3.有无头昏、头痛、谵妄、昏迷、震颤、痉挛;有无腹痛(程度、特点、性质)、呕吐(呕吐的特点,呕吐物的性质、气味)、腹泻;有无上呼吸道刺激和喉头水肿症状;有无流涎、尿色异常、眼部刺激症状和失明、耳鸣、耳聋等;患者衣服有无药渍及气味。

4.非生产性中毒者应注意中毒前有无进食某种食物、食物的质量以及有无可能被毒物沾染,是否集体发病;有无使用某种药物、药物的剂量和用法;中毒现场有无可疑毒(药)物容器及内容和残留食物;自杀者中毒前后的心理状况和精神状态。

5.伴随症状:各种伴随症状出现的时间、特点及其演变过程,各伴随症状之间,特别是与主要症状之间的相互关系,与鉴别诊断有关的阴性资料也应记载。

6.职业性急性中毒

(1)应注明患者的具体工种和岗位。

(2)当时的生产情况,有无生产事故,生产毒物的工艺流程,生产厂房状况,防护设备的完好程度及最近工艺和原料有无新变化。

(3)毒物的接触史,包括有关毒物的生产、包装、搬运、保管、使用或其他方式的接触等,接触毒物的名称、剂量以及空气中毒物的浓度。

(4)中毒患者的工龄、个人防护情况,同工种人员的身体状况和发病情况。

【体格检查】

1.神志及精神状况,有无特殊表情及表现。

2.血压、瞳孔大小及反应。

3.皮肤及口唇的颜色,有无药渍或药味,有无破损、烧伤、灼伤及注射痕迹,有无肌肉抽搐或痉挛,体表温度,有无皮肤出汗或脱水。

4.呼吸频率、节律、气味,肺部有无湿啰音、哮鸣音,心律和心率。

5.肝脾的大小、质地。

【实验室及其他特殊检查】

注意收集患者的呕吐物或排泄物作毒物化学分析,针对毒物的种类作相应的检查。

第三十二节　介入放射科病历书写要求

介入放射科病历的一般项目、病史、体格检查与入院记录基本相同,有关本专科的住院病历书写要点如下:

【病史】

1. 对再次入院行介入治疗者,主诉项目中允许使用疾病名称和诊断性术语,如"肝癌行肝动脉栓塞化疗 30 天。胃癌行胃大部切除术后 1 个月"等。

2. 现病史可以重点记录上次入院诊疗及其介入治疗后的情况。

3. 肿瘤患者应询问有无接触化学物质、放射线,有无病毒感染,有无内分泌、遗传等方面疾病;询问其职业、生活环境、饮食习惯和烟酒嗜好。

4. 血管病患者应询问有无高血压、高血脂、糖尿病、肢体疼痛、间歇性跛行、肢体肿胀等病史。

【体格检查】

体格检查应包括"专科情况",其内容为患者入院后拟接受经皮穿刺部位的体格检查发现,局部皮肤有无感染、动脉搏动。凡拟行血管性介入诊疗的患者,在专科情况中应详细记录双下肢皮肤温度、颜色,有无肿胀,软组织张力,有无静脉曲张,肢体周径。

【其他记录】

1. 施行介入检查或治疗的病例,病历中应有术前小结,检查和治疗知情同意书,手术记录,血管造影记录(导管、造影剂、压力、放射线辐射时间和剂量),肿瘤患者化疗方案等项目。

2. 对一些重要器官进行血管栓塞、球囊扩张、支架植入等治疗,应明确记录使用栓塞剂种类、数量;使用球囊大小、数量;使用支架的大小及数量。

第三十三节　康复医学科病历书写要求

康复医学科病历的一般项目、病史、体格检查与临床病历的入院记录基本相同,有关本专科的重点如下:

【主诉】

指促使患者就诊的最主要原因,包括主要功能障碍的症状及持续时间。有多个功能障碍,按时间顺序排列。一般 20 字以内。

【现病史】

指患者本次功能障碍的发生、演变、诊疗等方面的详细情况(按时间顺序书写）。内容包括：引起主要功能障碍的疾病的发病情况，各种功能障碍（如运动功能障碍、认知功能障碍、言语功能障碍、吞咽障碍、感知觉障碍等）的特点及其发展变化情况，与疾病相关的主要并发症，发病后诊疗经过及结果，康复治疗经过（包括核心康复治疗的类型）及结果，功能障碍对患者日常生活和社会生活方面产生的影响，患者就诊目的，精神、睡眠、饮食、二便等一般情况的变化，以及与鉴别诊断有关的阳性或阴性资料。

与本次患病有密切关联的其他疾病情况，以及虽与本次患病无关联但确需治疗的其他疾病情况，都可在现病史后另起一段予以记录。

有关各专业的重点如下：

1. 神经损伤：损伤原因、部位；伴发症状，如昏迷、肢体抽搐、气管插管、植物神经功能紊乱，以及呼吸情况、吞咽情况、大小便控制情况、感知觉障碍等；既往神经损伤病史及其后遗症。

2. 骨折及骨关节损伤：患病诱因、时间及病情进展情况；伴发症状，如疼痛、跛行、畸形、肿胀、关节僵硬、无力、发热和功能障碍等。疼痛的描写参见骨科病历书写要求。

3. 内脏病：以导致主要功能障碍的内脏病作为主要疾病进行描述，针对引起主要功能障碍的原因、时间、病情演变经过、治疗及其效果等，具体参见各临床专科病历书写要求。

4. 脑瘫：着重描写导致脑瘫的病因及病情进展情况，需记录早期症状（哺乳困难、易惊、好打挺、异常安静、异常哭闹，4～5个月不伸手抓物，6个月手口眼不协调，两上肢后伸等）。与本次疾病有关的个人史内容可在此描述而不记入个人史。

【既往史】

着重强调既往病史对心肺功能、神经系统或骨关节的影响。

脑瘫康复病历的既往史，需强调患儿的高危因素（母亲高龄初产、低龄初产，孕期疾病、用药史，妊娠中毒症，接受X线照射，接触有毒物质；新生儿窒息，新生儿黄疸，核黄疸，缺血缺氧性脑病，颅内出血，新生儿感染，新生儿惊厥，新生儿低血糖、低血钙等）；患儿中枢神经系统外伤、感染史，其他疾病史。

【个人史】

脑瘫康复病历的个人史，需记录出生史（母孕胎次及分娩次数，分娩情况；Apgar评分）；发育史（竖颈，抬头，翻身，坐，爬，站，行，说话）；喂养史，预防接种史。

【家族史】

脑瘫康复病历的家族史，需记录近亲结婚、家族中脑瘫病史。

【体格检查】

一般查体参见临床病历的入院记录要求。专科检查中必须有 ICF 通用版,以及各相关病种的简要 ICF 核心组合。根据康复医学科各亚专业的特点和需要,选择如下项目进行查体:

1. 脑损伤:神志,精神状态,查体配合度,压疮;言语功能,认知功能;头颅完整性,颅神经功能(唇舌运动、咽反射较重要);步行能力(步行方式:独立步行、拄拐步行、扶持下步行;步速:10m 步行计时测试),步态(徒手步态分析),平衡功能【坐位、立位;Berg 平衡测试,起立—步行计时测试】,瘫痪肢体综合运动能力【Brunnstrom 分级,Fugl-Meyer 运动评分】,关节活动范围(PROM),肩及上肢并发症,疼痛(VAS),肌张力(改良 Ashworth),肌力(MMT),感觉(深感觉、浅感觉、复合觉),腱反射,肌阵挛(Tardieu 分级),病理征,共济运动;Barthel 指数;必要时,认知功能评定【MMSE,MoCA】,情感评定【HAMA,HAMD】,洼田饮水试验。

2. 脊髓损伤:口唇有无发绀,胸腹部呼吸运动;脊柱;球-肛门反射,阴部神经损伤患者查损伤平面以下的腹壁反射和下肢腱反射,骶部感觉、运动功能;运动平面及运动评分(附量表),平面以下关键肌肌力(脊柱骨折超过 3 月者,需检查腹肌、腰背肌及双下肢大肌群肌力);感觉平面及感觉评分(附量表);压疮,移动能力(床-轮椅转移、轮椅使用、轮椅减压能力,步行能力),损伤平面以下的关节活动范围(PROM),肌张力(改良 Ashworth),肌阵挛(Tardieu 分级),病理征;膀胱容量测定;Barthel 指数,SDS,SAS。

3. 周围神经损伤:感觉障碍性质、分布区域,疼痛(VAS),畸形,关节活动范围(PROM,AROM),肌力(MMT),肌张力,腱反射,病理征,神经干叩击试验(Tinel 征);Barthel 指数。

4. 骨折及骨关节损伤:骨折查体参见骨科病历书写要求;Barthel 指数,SDS,SAS。脊柱及下肢骨折患者要求检查步行能力。骨关节损伤查体可根据不同关节选择相应的检查项目。

(1) 脊柱及骨盆:活动度,压痛,叩痛,放射痛,触诊(条索状硬结),感觉功能,肌力,生理反射,病理反射;压颈试验,臂丛神经牵拉试验;屈颈试验,直腿抬高试验(Lasegue 试验),直腿抬高加强试验;"4"字试验(Gaenslen 试验),斜搬试验,骨盆分离试验,骨盆挤压试验。

(2) 肢体关节:关节肿胀、畸形、皮温、活动范围、压痛,关节脱位;肱二头肌抗阻试验(YergAson 征),Mills 征,Tinel 征;髋关节 Harris 评分,膝关节 HSS 评分,腿围,抽屉试验,侧扳试验,磨髌征,浮髌征。

5. 内脏病:参见各系统专科病历书写要求。步行能力(6 min 步行距离),

平衡能力(起立－步行计时测试),Barthel 指数,SDS,SAS。

6. 脑瘫:参见儿科病历书写要求。步行能力、步态(>12 月的患儿),肌张力(PROM,Tardieu),原始反射;脑瘫儿童综合功能评定量表(认知功能、言语功能、运动能力、自理动作、社会适应),脑瘫儿童日常生活活动能力(ADL)评价表,脑瘫儿童粗大运动功能测试(GMFM),儿童感觉统合能力发展评定量表。

【实验室及器械检查】

1. 脑损伤:头颅影像学检查。

2. 脊髓损伤:脊髓 MRI。

3. 周围神经损伤:肌电图。

4. 骨折及骨关节病:骨骼及关节影像学检查。

5. 内脏病:各系统相关专科检查结果。

6. 脑瘫:头颅影像学检查。

【诊断】

1. 病因病理诊断
   主要功能障碍
   次要功能障碍
   并发症

2. 合并症

第四章　中医科病历书写要求

2010年6月国家中医药管理局发布了新的《中医病历书写基本规范》，根据其要求，为规范综合性医院中医科的中医病历书写，特制定以下中医科病历书写规范。

1. 中医病历书写的基本规则和要求同《病历书写规范》。

2. 中医病历书写是指医务人员通过望、闻、问、切及查体、辅助检查、诊断、治疗、护理等医疗活动获得有关资料，并进行归纳、分析、整理形成医疗活动记录的行为。

3. 中医病历书写中涉及的诊断，包括中医诊断和西医诊断，其中中医诊断包括疾病诊断与证候诊断。

中医治疗应当遵循辨证论治的原则。中医方药记录格式参照中药饮片处方相关规定执行。

4. 中医术语的使用依照如下国家标准和中医药行业标准：

(1)《中医临床诊疗术语》(疾病部分、证候部分、治法部分)；

(2)《中医病证分类与代码》；

(3)《中医病证诊断疗效标准》；

(4)《中医急症诊疗规范》；

(5)《中医护理常规与技术操作规程》。

5. 中医住院病案首页应当按照《国家中医药管理局关于修订中医住院病案首页的通知》(国中医药医政发〔2011〕54号)的规定书写。

第一节　门诊病历

门诊初诊病历

【主诉】要求同西医病历。

【现病史】要求同西医病历。

【既往史】要求同西医病历。

【体格检查】要求同西医病历。同时必须记录中医四诊情况：舌苔、脉象，以及望、闻、问、切四诊合参获得的资料。

【辅助检查】记录就诊时已获得的有关检查、检验结果。

【初步诊断】

中医诊断：疾病诊断

证候诊断

西医诊断：要求同西医病历。

【诊疗措施】

1. 中医治疗　　　　　×××× 法

（1）方剂名称：××× 汤加减

××10 g	×××12 g	××10 g	×××9 g
××6 g	××8 g	×××10 g	×××12 g
×××9 g	××15 g	×××20 g	××6 g

（汤药每行四味，右下角注明剂量，右上角注明特殊用法、煎服法及注意事项）

（2）中成药名称、剂量、用法、时间等。

（3）非药物治疗方法（如针灸、推拿等）。

2. 西医诊疗方案

其他检查、检验项目及治疗措施。

药物名称、剂量、用法、时间等。

3. 有创检查须签署知情同意书。操作要有记录。重要病情要有交代病情的记录及患者或家属的意见，必要时须有患者或家属的签字认可。

4. 饮食起居宜忌、护理原则、随诊及复诊要求等。

5. 开具疾病诊断及休息证明应记录在病历中。

医师签名：

第二节　住院病历

【一般项目】同西医病历，增加"发病节气"一项。发病节气指急性疾病发病或慢性疾病急性发作时的节气。如慢性疾病并无明显急性发作，则记录入院时发病节气。

【主诉】要求同西医病历。

【现病史】叙述患者本次疾病的发生、演变、诊疗等方面的详细情况，应当按时间顺序书写，并结合中医问诊，记录目前情况。内容包括发病情况、主要症状特点及其发展变化情况、伴随症状、发病后诊疗经过及结果、睡眠和饮食等一般情况的变化，以及与鉴别诊断有关的阳性或阴性资料等。

1. 发病情况：要求同西医病历。

2. 主要症状特点及其发展变化情况：要求同西医病历。

3. 伴随症状：要求同西医病历。

4. 发病以来诊治经过及结果：要求同西医病历。

5. 发病以来一般情况：结合十问简要记录患者发病后的寒热、饮食、睡眠、情志、二便、体重等情况。

与本次疾病虽无紧密关系，但仍需治疗的其他疾病情况，可在现病史后另起一段予以记录。

【既往史】要求同西医病历。

【个人史】要求同西医病历。

【婚育史、月经史】要求同西医病历（女性患者要记录经带胎产情况）。

【家族史】要求同西医病历。

【望、闻、切诊】记录神色、形态、语声、气息、舌象、脉象等。

体格检查

要求同西医病历。

专科情况

要求同西医病历。

辅助检查

指采集病史时已获得的本院及外院的重要检查、检验结果。×年×月×日×医院（检查号），结果。

初步诊断：

中医诊断：疾病诊断：包括主要疾病和其他疾病。

证候诊断：包括相兼证候。

西医诊断：包括主要疾病和其他疾病。

试用期（实习）医师（签名）：

住院医师（签名）：

主治医师（签名）：

如有修正诊断及补充诊断，书写要求同西医病历。

第三节 入院记录

【一般项目】同西医病历,增加"发病节气"一项。

【主诉】要求同西医病历。

【现病史】要求同住院病历。

(1) 发病情况:要求同西医病历。

(2) 主要症状特点及其发展变化情况:要求同西医病历。

(3) 伴随症状:要求同西医病历。

(4) 发病以来诊治经过及结果:要求同西医病历。

(5) 发病以来一般情况:结合十问简要记录患者发病后的寒热、饮食、睡眠、情志、二便、体重等情况。

与本次疾病虽无紧密关系、但仍需治疗的其他疾病情况,可在现病史后另起一段予以记录。

【既往史】要求同西医病历。

【个人史】要求同西医病历。

【婚育史、月经史】要求同西医病历(女性患者要记录经带胎产情况)。

【家族史】要求同西医病历。

【望、闻、切诊】记录神色、形态、语声、气息、舌象、脉象等。

体格检查

要求同西医病历。

专科检查

要求同西医病历。

辅助检查

指采集病史时已获得的本院及外院的重要检查结果。

×年×月×日×医院(检查号),结果。

初步诊断:

中医诊断:疾病诊断:包括主要疾病和其他疾病。

证候诊断:当有2种以上中医疾病诊断时,中医证候诊断只写中医疾病第一诊断证候。

西医诊断:要求同西医病历。

住院医师(签名):

主治医师(签名):

如有修正诊断及补充诊断,书写要求同西医病历。

第四节　针灸专科病历书写要点

1. 专科检查:本专科检查的重点是神经系统、运动系统等的检查。四诊中应补充体表压痛点;辨证依据中应有经络辨证内容。

2. 治法:治则治法中要说明治疗原则、处方选穴、穴方意义。针刺要详细记录补泻方法、留针时间、疗程间隔;刺血疗法要有出血量的要求;灸法要说明艾灸种类、施灸时间、施灸壮数;电针要说明选择的波型、频率、刺激强度;穴位注射要说明药物剂量(可根据患者具体情况加以重点描述)。

第五节　病程记录及其他记录

首次病程记录

首次病程记录书写基本要求同西医病历。中医病历首次病程记录的内容包括:一般项目、现病史、有关体检、病例特点、拟诊讨论(诊断依据及鉴别诊断)、诊疗计划等。

1. ×年×月×日×时×分

姓名、性别、年龄,因×××症状,××时间,以"××"病,于×年×月×日×时×分经门诊(急诊或由×医院)收(转)入院。

2. 病例特点

(1) 病史

(2) 查体

(3) 辅助检查

应当在对病史、四诊情况、体格检查和辅助检查进行全面分析、归纳和整理后写出本病例特征,包括阳性发现和具有鉴别诊断意义的阴性症状和体征等。要求语言精练、重点突出、特点鲜明。

3. 拟诊讨论(诊断依据及鉴别诊断)

根据病例特点,提出初步诊断和诊断依据;对诊断不明的写出鉴别诊断并进行分析;并对下一步诊治措施进行分析。诊断依据包括中医辨病辨证依据与西医诊断依据,鉴别诊断包括中医鉴别诊断与西医鉴别诊断。

(1)中医辨病辨证依据及鉴别诊断:中医疾病、症候诊断的依据。针对主病总结归纳四诊资料,对病因、病机、病位、病性、病势演变进行分析,得出辨证结论。

(2)西医诊断依据及鉴别诊断:书写要求同西医病历。

4. 初步诊断

中医诊断:包括疾病诊断和证候诊断,中医疾病诊断写主要疾病诊断。当有2种以上中医疾病诊断时,中医证候诊断只写中医疾病第一诊断证候。

西医诊断:书写要求同西医病历。

5. 诊疗计划

提出具体的检查、中西医治疗措施及中医调护等主要的治疗方案,以及为明确诊断需要做的各种检查治疗,依本次疾病的特点制定相应的方案。要有针对性,要写具体内容,不得过于简单。

(1)拟查项目。

(2)治疗:列出西医治疗原则、药物及有关内容;中医的治法、方药,需体现理、法、方、药的一致性。汤药每行四味,右下角注明剂量,右上角注明特殊用法、煎服法及注意事项。

(3)对调摄、护理、生活起居中宜忌的具体要求。

日常病程记录

日常病程记录基本要求同西医病历,同时应反映四诊情况及治法、方药变化及其变化依据等。

主治医师首次查房记录基本要求同西医病历,应包括中医理法方药分析。

疑难病例讨论记录基本要求同西医病历。应有中医内容。

出院记录

出院记录一般书写内容及要求同西医病历。应包括中医疾病诊断和证型诊断。

第六节 中医住院病案首页及部分项目填写说明

中医住院病案首页应当按照《国家中医药管理局关于修订中医住院病案首页的通知》(国中医药医政发〔2011〕54 号)的规定书写。具体填写要求见《中医住院病案首页部分项目填写说明》。

第五章　病程记录及其他记录书写要求

第一节　病程记录

病程记录的书写应另起一页,并在横线居中位置标明"病程记录"。

1. 病程记录是指继住院病历或入院记录后,经治医师对患者病情诊疗过程所进行的连续性记录。内容包括患者的病情变化、重要的检查结果及临床意义、上级医师查房意见、会诊意见、医师分析讨论意见、所采取的诊疗措施及效果、医嘱更改及理由、向患者及其近亲属告知的重要事项等。

2. 首次病程记录系指患者入院后由经治医师或值班医师书写的第一次病程记录(不需列题),应当在患者入院后 8 小时内完成,注明书写时间(应注明年、月、日、时、分)。首次病程记录的内容包括病例特点、拟诊讨论(入院诊断、诊断依据及鉴别诊断)、诊疗计划等。

(1) 病例特点:应当在对主诉、病史、体格检查和辅助检查进行全面分析、归纳和整理后罗列出本病例特征,包括阳性发现和具有鉴别诊断意义的阴性症状和体征等。

(2) 拟诊讨论(初步/入院诊断、诊断依据及鉴别诊断):根据病例特点,针对初步/入院诊断逐一列出相关的诊断依据;对诊断不明的写出鉴别诊断并进行分析;对下一步诊治措施进行分析。

(3) 诊疗计划:病情评估,提出具体的检查及治疗措施安排。诊疗过程中应注意的事项和对可能出现问题的防范措施。诊疗计划要有针对性,要有具体的治疗方案。对诊断明确,没有严重合并症,能够按医疗机构规定临床路径设计流程和预计时间完成诊疗项目的患者写明是否入组临床路径。经治医师或值班医师完成首次病程记录书写后 24 小时内,须有主治及以上医师审阅并签名。

3. 日常病程记录是指对患者住院期间诊疗过程的经常性、连续性记录。书写日常病程记录时,首先标明记录时间,另起一行记录具体内容。新入院病人应连续记录 3 天病程记录(含首次病程录)。对病危患者应当根据病情变化随时书写病程记录,每天至少一次,记录时间应当具体到分钟。对病重患者,至少 2 天记录一次病程记录。对病情稳定的患者,至少 3 天记录一次病程记录。对精神科、康复科等专科病情稳定的患者,按照其专科管理相关规定的要求记录病程记录。

4. 病程记录由经治医师书写为主,也可以由实习医务人员或试用期医务人员书写,但应有经治医师签名,上级医师必须有计划地进行检查,作必要修改和补充并审阅签字。

5. 病程记录内容应确切,重点突出,有分析、有综合、有判断。具体内容如下:

(1)患者自觉症状、心理活动、睡眠、饮食等情况的变化,新症状的出现及体征的改变,并发症的发生等。

(2)对现病史或其他方面的补充资料。

(3)对病情、预后、主要治疗反应和预见,今后(近、远期)的诊疗计划。

(4)实验室、器械检查的结果及分析判断,诊疗操作的经过情况,特殊治疗的效果及反应或疗程小结,重要医嘱的更改及事由。

(5)他科会诊意见和执行情况。

(6)患者或其近亲属及有关人员的反映及要求,向患者或其近亲属、代理人、关系人等介绍病情的谈话要点(必要时可请其签字)。

(7)诊断的确定、补充或原诊断的修正依据。

(8)对住院时间较长的患者,应每月作阶段小结。阶段小结紧接病程记录,并在横行适中位置标明"阶段小结"。阶段小结的内容包括小结日期、入院日期、患者姓名、性别、年龄、主诉、入院情况、入院诊断、诊治经过、目前诊断、目前情况、诊疗计划、医师签名。交(接)班记录、转科记录可代替阶段小结。

对住院时间超过30天的患者,每隔30天应有科主任或副主任主持的以科室为单位的大查房,参加人员应为全科或全病区医师、护士长及相关人员,重点内容应对患者目前诊断、治疗效果、医疗风险及预后等进行分析,并评价治疗措施是否合理,以利于患者下一步治疗方案的修订。记录方式可以在病程记录中续写,在病程记录居中位置写"科室大查房记录",也可以在阶段小结的"诊治经过"中记录上述科室大查房相关内容,同时应在病程记录居中位置写明"阶段小结及科室大查房记录",但阶段小结不可以替代以科室为单位的大查房。

(9)抢救病例的抢救记录:抢救记录不另立专页,但要在横行适中位置标明"抢救记录"。抢救病例是指患者生命体征不平稳具有生命危险,需立即进行抢救者。抢救记录系指患者病情危重,采取抢救措施时所作的记录。抢救记录由经治医师书写、主治医师或主治以上医师审签。因抢救急危患者,未能及时书写病历的,有关医务人员应当在抢救结束后6小时内据实补记,并加以注明。内容包括危重病名称、主要病情、抢救起始时间、抢救措施、抢救结果、参加抢救的医务人员姓名及职称(职务)。详细记录患者初始生命状态和抢救过程和向患者及其近亲属告知的重要事项等相关资料。

（10）输血记录：病人需要输血时，由经治医师告知患者或其近亲属、法定代理人、关系人可能出现的并发症及医疗风险，与患方签署输血治疗知情同意书。经治医师填写输血申请单，交叉配血单粘贴在病历专用纸中归档。应在病程记录中记录患者输血情况，如输血指征、拟输血成分、输血前有关检查结果、输血风险及可能产生的不良后果，记载有无输血反应，患者在手术中有输血者应在手术记录中注明已输血量等输血执行情况。患者用血后应有输注效果评价的记录。

出院后门诊回访需要输血的患者必须记录其是否有院外输血及应用血液制品史。

（11）有创诊疗操作记录：是指在临床诊疗活动过程中进行的各种诊断、治疗性操作术（如胸腔穿刺、腹腔穿刺、各种内镜诊疗操作等）的记录。应当在操作完成后由操作者即刻书写。内容包括操作名称、操作时间、操作步骤、结果及患者一般情况，操作过程是否顺利，有无不良反应，术后注意事项及是否向患者说明，操作医师签名。《江苏省手术分级管理目录》（最新版）所列为手术者，仍按照手术管理制度书写相关记录。

（12）疑难、术前、死亡病例讨论记录。

（13）病程经过中的其他各项记录，如上级医师查房记录、手术前小结、手术记录、手术后记录、交班记录和接班记录、会诊记录、转科记录和接收记录、死亡记录、出院记录等。

（14）法定传染病的疫情报告情况。

（15）重要的实验室检查结果或辅助检查结果报告单在病人出院前尚未回报时，经治医师须在患者出院前的医患沟通时告知患方，并详细记录患方的有效联系方式。待检验检查结果回报后，经治医师须将检验检查结果报告单粘贴在病历中。如其结果导致必须改变患者出院诊断、或对患者的后续治疗有影响时，经治医师须在最后一次病程录后按照接收报告的实时日期据实补记修改诊断或修改后续治疗方案的依据以及通知患方的具体情况。同时，经治医师按照第二章中修正诊断等相关要求修改住院病历或入院记录、出院记录、病案首页等，以利于患者随访及后续治疗。应用电子病历的医疗机构须按照其医疗机构相关管理规定如实修改电子文档，原先已打印的住院病案首页及出院记录纸质版仍应保存在归档病历中，以维护医患双方的权益。

（16）活体器官移植临床应用管理文书须符合原卫生部医管司发 2012 年 124 号文件内容的相关管理规定：具备活体器官移植资质的医院在开展活体器官移植手术前，需严格审查程序，认真填写活体器官移植临床应用管理文书，并将医院人体器官移植技术临床应用与伦理委员会活体器官移植伦理审查意见书、省(区、市)卫计委活体器官移植加盖公章后的批复回复意见表等医疗文书并入病历归档保存。对管理文书涉及签字的部分均应以本人或代理人签字为准。

(17)临床路径管理记录:根据原卫生部 2009 年关于印发《临床路径管理指导原则(试行)》的通知要求,经治医师在患者入院完成病情评估后,对满足诊断明确,没有严重的合并症,能够按照医疗机构临床路径设计流程和预计时间完成诊疗项目等条件的患者应当列入临床路径管理,与患者充分沟通后签署临床路径入组知情同意书归入病历档案中保存,并在首次病程录中予以说明。当患者出现以下情况之一时,应当退出临床路径:① 在实施临床路径的过程中,患者出现了严重的并发症,需要改变原治疗方案的;② 在实施临床路径的过程中,患者要求出院、转院或改变治疗方式而需退出临床路径的;③ 发现患者因诊断有误而进入临床路径的;④ 其他严重影响临床路径实施的情况。临床路径的变异是指患者在接受诊疗服务的过程中,出现偏离临床路径程序或在根据临床路径接受诊疗过程中出现偏差的现象。当出现变异时,经治医师应当及时将变异情况记录在病程录或医师版临床路径表中,记录应当真实、准确、简明。经治医师应当与个案管理员交换意见,共同分析变异原因并制订处理措施,及时向实施小组报告变异原因和处理措施,并与科室相关人员交换意见,提出解决或修正变异的方法,按照医疗机构的要求做好临床路径实施的记录、临床路径表的填写、患者退出临床路径的记录等,并在患者出院时将实施临床路径的情况记录在病案首页中(临床路径表单可由该医疗机构指定的部门负责保管)。

(18)同级医疗机构检验检查结果互认记录:根据卫办医发[2006]32 号文件规定以及苏卫办医[2010]91 号文件、苏卫医[2006]45 号文件原江苏省卫生厅关于下发《关于开展医疗机构间医学检验检查互认工作的指导意见》的通知要求,各医疗机构按照当地卫生行政部门确定的互认项目,内容包括医学检验结果和医学影像检查资料。如临床生化、免疫、微生物、血液和体液等临床检验中结果相对稳定、费用较高的项目。医学影像检查中根据客观检查结果(胶片、打印图像)出具报告的项目。包括普通放射摄片(含 CR、DR)、CT、MRI、核医学成像(PET、SPECT)等。只要患者能提供同级医疗机构医学检验和医学影像检查结果报告单,其检查部位正确完整、图像清晰的客观检查胶片、图像资料,原则上有关医院间应相互认可。认可医院的经治医师需对患者提供的被认可医院出具的检查资料进行阅读、分析、诊断,必要时请本院医师会诊并出具会诊报告。医学影像检查、电生理检查中需根据检查过程中的动态观察出具诊断报告的,或诊断报告与检查过程密切相关的项目,包括放射造影检查(含DSA)、超声检查、脑血流图、心电图、动态心电图、脑电图、肌电图等。由于此类检查影响因素较多,对其结果是否认可由接诊的临床医师确定,如检查结果符合诊断资料的质量要求,一般不再复查。

经治医师应将患者提供的被认可医院出具的检验检查结果报告单复印件留存在病历中,并在住院病历或入院记录的实验室及器械检查栏目下记录检查日期、医院名称及其结果。

有下列情形之一者可不列入互认范围或不受互认限制:① 因病情变化,已有的检验、检查结果难以提供参考价值的(如与疾病诊断不符合等);② 检验、检查结果在疾病发展过程中变化幅度较大的;③ 检验、检查项目意义重大的(如手术等重大医疗措施前);④ 检验、检查结果与病情明显不符的;⑤ 急诊、急救等抢救生命的紧急状态下;⑥ 患者或其亲属要求做进一步检查的。需再行检验、检查的项目,应向病人或其亲属明确说明,征得其知情同意。

(19)病情评估记录:经治医师应对患者全面情况进行评估,包括病情轻重、缓急、营养状况等做出正确的评估和诊断,参照疾病诊治标准、规范,以制定出合理、有效、经济的治疗方案,并将可能出现的并发症、预后判断告知患者或者其授权委托人。新入院患者、转科患者初次病情评估应由具有法定资质的经治医师完成;手术患者、病情出现变化的危重症患者、非计划再次手术以及治疗效果不佳的患者等应进行病情再评估。手术患者应在手术前评估;病情出现变化的危重症患者应随时对其进行病情再评估;出院患者应在出院前进行评估。住院过程中的患者病情再评估应由主治及以上职称的医师完成。

病情评估记录格式可以在病程记录中续写。内容包括:主要病史、阳性体征、重要实验室及器械检查结果、目前诊断及其依据、治疗效果、病情评估结果等。手术患者手术前病情评估可在术前小结中记录或在术前讨论记录中体现。出院前病情评估内容书写于出院前病程记录中,评估内容应包括患者出院前状况、治疗效果等。上级医师查房记录中能够反映出对患者的病情评估内容者,可以不再另行书写病情评估记录。

第二节　上级医师查房记录

1. 上级医师查房记录系指上级医师在查房时对患者病情、诊断、鉴别诊断、当前治疗措施疗效的分析及下一步诊疗意见的记录,应在查房后及时完成。

2. 书写上级医师查房记录时,应在记录日期后,注明上级医师的姓名及职称。

3. 下级医师应如实记录上级医师的查房情况,尽量避免书写上级医师"同意诊断、治疗"等无实质内容的记录。记录内容应包括对病史和体征的补充、诊断依据、鉴别诊断的分析和诊疗计划。

4. 主治医师首次查房的记录至少应于患者入院 48 小时内完成;主治医师常规查房记录间隔时间视病情和诊治情况确定;对疑难、危重抢救病例必须及时有科主任或具有副主任医师以上专业技术职务任职资格医师查房的记录。

5. 上级医师的查房记录必须由查房医师审阅并签名。

第三节 交(接)班记录

1. 交(接)班记录系指患者经治医师发生变更之际,交班医师和接班医师分别对患者病情及诊疗情况进行简要总结的记录。交班记录应当在交班前由交班医师书写完成;接班记录应当由接班医师于接班后 24 小时内完成。

2. 交班记录紧接病程记录书写,接班记录紧接交班记录书写,不另立专页,但需在横行适中位置标明"交班记录"或"接班记录"字样。交(接)班记录的内容包括入院日期、交班或接班日期、患者姓名、性别、年龄、主诉、入院情况、入院诊断、诊疗经过、目前情况、目前诊断、交班注意事项或接班诊疗计划、医师签名等。

3. 交班记录应简明扼要地记录患者的主要病情、诊断治疗经过、手术患者的手术方式和术中发现,计划进行而尚未实施的诊疗操作、特殊检查和手术,患者目前诊断,主要病情和存在问题,今后的诊疗意见、解决方法和其他注意事项。

4. 接班记录应在复习病历及有关资料的基础上,再重点询问和体格检查,力求简明扼要,避免过多重复。着重书写今后的诊断、治疗的具体计划和注意事项。

5. 对入院 3 天内的病例可不书写"交班记录",但接班医师应在接班后 24 小时内书写较详细的病程记录。

第四节 会诊申请和会诊记录

1. 会诊记录系指患者在住院期间需要其他科医师或者其他医疗机构协助诊疗时,分别由申请医师和会诊医师书写的记录。申请会诊记录内容包括简要病史、体征、重要实验室和器械检查资料、拟诊疾病诊断、申请会诊的理由和目的。会诊单的书写应简明扼要。紧急会诊应在申请单右上角书写"急"字处并画圈。

2. 会诊申请内容由经治医师书写,主治医师审签,院外会诊需经科主任或主任医师审签并经医务处(科)备案。

3. 会诊单记录内容应包括会诊日期及时间、会诊医师对病史及体征的补充,对病情的分析、诊断和进一步检查治疗的意见,会诊医师签名。

4. 单科或单人的会诊记录由会诊医师将会诊意见直接书写在会诊单上。

5. 多科或多人的会诊记录由经治医师负责整理,详细书写于病程记录上,不另立专页,但要在横线适中位置标明"会诊记录"字样。会诊记录内容包括会诊意见、会诊医师姓名、职称、所在的科别或者医疗机构名称、会诊时间等,主持人审核签名。申请会诊科室的医师应在会诊当日的病程记录中记录会诊意见执行情况。

6. 常规会诊意见记录应当由会诊医师在会诊申请发出后 48 小时内完成,急会诊时会诊医师应当在会诊申请发出后 10 分钟内到场,并在会诊结束后即刻完成会诊记录。

第五节 转出(入)记录

1. 转出(入)记录系指患者住院期间需转科时,经转入科室会诊并同意接收后,由转出科室和转入科室经治医师分别书写的记录。

2. 转出记录应由转出科室经治医师在患者转出科室前书写完成(紧急情况下除外)。转出记录不另立专页,仅在横行适中位置标明"转出记录"。转出记录的内容包括入院日期、转出日期、患者姓名、性别、年龄、主诉、入院情况、入院诊断、诊疗经过、目前情况、目前诊断、转科目的,提请接收科室注意的事项。转出记录需经主治医师审签。

3. 转入记录由转入科室医师于患者转入后及时书写,最迟不超过 24 小时。另立专页,并在横行适中位置标明"转入记录"。转入记录内容包括入院日期,转入日期,患者姓名、性别、年龄,转入前病情,转入原因,转入本科后的问诊、体检及重要检查结果,转入后的诊断、病情评估及治疗计划。

4. 转入科室如修正原诊断或增加新诊断,不需在住院病历或入院记录上修改,只在转入记录、出院(死亡)记录、病案首页上书写即可。

第六节 病例讨论记录

病例讨论记录包括疑难病例讨论记录、术前讨论记录、死亡病例讨论记录;除死亡病例讨论记录外,其他各项讨论记录不另立专页,仅在横行适中位置标明"疑难(术前)病例讨论记录"(电子病历中各项讨论记录也可另立专页)。各种病例讨论记录由经治医师负责整理后及时书写。

1. 疑难病例讨论记录:记录内容包括讨论日期,主持人及参加人员的姓名、职称,病情摘要,诊治难点,与会者讨论要点,记录者签名,主持人审阅并签名。

(1)疑难病例讨论记录系指对一周内确诊困难或经常规治疗后疗效不显著甚至病情进展恶化的病例讨论的记录。

(2)由科主任或具有副主任医师以上专业技术任职资格的医师主持,召集有关医务人员参加。

(3)记录内容包括讨论日期,主持人及参加人员姓名、职称,病情简介,诊治难点,与会者讨论要点(讨论目的)。具体讨论意见及主持人总结意见。

(4)记录者签名,主持人审阅并签名。

2. 术前讨论记录

(1)术前讨论记录系指因患者病情较重或手术难度较大及新开展的手术,对拟实施手术方式和术中可能出现的问题及应对措施所作的讨论记录。

(2)凡属原江苏省卫生厅印发的《江苏省手术分级管理规范(2010版)》的通知中的三、四级手术和特殊手术必须进行术前病例讨论(急诊手术可例外)。

(3)由科主任或具有副主任医师以上专业技术任职资格的医师主持,召集有关医务人员参加。

(4)记录内容包括讨论日期,主持人及参加人员的姓名、职称,术前准备情况,手术指征,手术方式,手术体位、入路、切口,手术步骤,术中注意事项,预后估计,麻醉和术中及术后可能出现的意外及防范措施。具体讨论意见及主持人小结意见。

(5)记录者签名,主持人审阅并签名。

3. 死亡病例讨论记录

(1)死亡病例讨论记录系指对死亡病例进行讨论、分析意见的记录。

(2)由科主任或副主任医师以上职称的医师主持,召集有关医务人员参加。

(3)讨论在患者死亡一周内进行(特殊病例及时讨论)。

（4）记录内容

① 讨论日期、地点，主持人和参加人的姓名、职称、职务，患者姓名、性别、年龄、婚姻、出生地、职业、工作单位、住址、入院日期、死亡日期和时间、死亡原因、死亡诊断（包括尸检和病理诊断）。

注：死亡原因是指"直接导致死亡的一系列病态事件中最早的那个疾病或损伤，或者造成致命损伤的那个事故或暴力的情况"，即直接导致死亡的疾病、损伤或并发症；而不是指患者临终前的状况，不可以含糊填写为"呼吸衰竭、循环衰竭、全身衰竭"等。例如：

• 病毒性肝炎肝硬化肝功能失代偿期的患者，住院期间并发"食管、胃静脉破裂"致"上消化道大出血"死亡。死亡原因选择"病毒性肝炎肝硬化失代偿期"，不可选择上消化道大出血。

• 患者在公路上因汽车碰撞致"重型颅脑损伤"经抢救无效死亡。死亡原因选择"交通事故"，不可选择"重型颅脑损伤"。

关于死亡原因的确定，详细情况参见 ICD - 10 第十九章和第二十章。

② 参加者发言记录，重点记录诊断意见、死亡原因分析、抢救措施意见、经验教训及本病国内外诊治进展等。具体讨论意见及主持人小结意见。

③ 记录者签名，主持人审阅并签名。

第七节　术前小结

所有手术均需书写术前小结。术前小结由经治医师书写，主治医师审签，紧接病程记录，但需在横行适中位置标明"术前小结"。内容包括：

1. 一般项目：患者姓名、性别、年龄、婚姻、床号、住院号。

2. 病历摘要：简要病史、重要阳性及阴性体征。

3. 术前诊断。

4. 诊断依据：术前应完成的实验室及器械检查的结果，如有异常应描写内容及数据。

5. 手术指征及病情评估：应结合病人病情提炼出本病例特点，列出其符合手术指征的内容。

6. 拟施手术名称和方式，拟施手术日期。

7. 拟行麻醉方式。

8. 术前准备情况：术前病例讨论有无进行，新开展手术、特殊手术的申请单是否审批，手术知情同意书是否签订，术前具体准备事项，并记录手术者术前查看患者相关情况等。

9. 如术前小结系专印表格，则按表格项目要求认真填写。

第八节　手术记录及手术安全核查

1. 手术记录是指手术者书写的反映手术一般情况、手术经过、术中发现及处理等情况的特殊记录,应当在手术后及时(当日、当班)完成。特殊情况下由第一助手书写时,必须有手术者签名。如系表格式专页,按表格项目填写。涉及多个专科医师同台手术的复杂情况时,按照各个专科情况分别由各专科医师书写各专科手术记录。

2. 记录内容

(1) 手术记录应当另页书写,内容包括一般项目(患者姓名、性别、科别、病区、床号、住院病历号或病案号)、手术日期、术前诊断、术中诊断、手术名称、手术者及助手姓名、麻醉方法及麻醉医师、手术经过、术中出现的情况及处理等基本项目。

(2) 手术经过

① 术时患者体位,皮肤消毒方法,无菌巾的铺盖,切口部位、方向、长度,解剖层次及止血方式。

② 探查情况及主要病变部位、大小、与邻近脏器或组织的关系;肿瘤应记录有无转移、淋巴结肿大等情况。如与临床诊断不符合时,更应详细记录。

③ 手术的理由、方式及步骤应包括离断、切除病变组织或脏器的名称及范围;修补、重建组织与脏器的名称;吻合口大小及缝合方法;缝线名称及粗细号数;引流材料及植入物的名称、数目和放置部位;吸引物的性质及数量。手术方式及步骤必要时可绘图说明。

④ 术毕敷料及器械的清点情况。

⑤ 送检化验、培养、病理标本的名称及病理标本的肉眼所见情况。

⑥ 术中患者耐受情况,失血量,术中用药,输血量,特殊处理和抢救情况。

⑦ 术中麻醉情况,麻醉效果是否满意。

3. 手术安全核查记录:是指由手术医师、麻醉医师和巡回护士三方,在麻醉实施前、手术开始前和病人离室前,共同对病人身份、手术部位、手术方式、麻醉及手术风险、手术使用物品清点等内容进行核对的记录,输血的病人还应对血型、用血量进行核对。应有手术医师、麻醉医师和巡回护士三方核对、确认并签字。

必须按照原卫生部《手术安全核查制度》的规定步骤完成手术安全核查的内容及流程,按照要求依次进行,每一步核查无误后方可进行下一步操作,不得提前填写表格。

4. 手术清点记录:是指巡回护士对手术患者术中所用血液、器械、敷料等的记录,应当在手术结束后即时完成。手术清点记录应当另页书写,内容包括患者姓名、住院病历号(或病案号)、手术日期、手术名称、术中所用各种器械和敷料数量的清点核对、巡回护士和手术器械护士签名等。

第九节 术后病程记录

1. 术后病程记录应另立专页,并在横行适中位置标明"术后记录"。
2. 第一次手术后病程记录由手术者或第一助手于手术后即时书写。
3. 记录内容应包括:手术时间、术中诊断、麻醉方式、手术方式、手术简要经过、引流物、植入物、输血情况、术后处理措施、术后应特别注意观察的事项等。
4. 术后病程记录应连续记录 3 天,以后按病程记录规定要求记录。
5. 伤口愈合情况及拆线日期等应在术后病程记录中反映。

第十节 麻醉记录及麻醉访视记录

1. 麻醉记录是指麻醉医师在麻醉实施中书写的麻醉经过及处理措施的记录。麻醉记录应当另立专页书写,内容包括患者一般情况、术前特殊情况、麻醉前用药、术前诊断、术中诊断、手术方式及日期、麻醉方式、麻醉诱导及各项操作开始及结束时间、麻醉期间用药名称、方式及剂量、麻醉期间特殊或突发情况及处理、手术起止时间、麻醉医师签名等。

局部麻醉,除需麻醉监测者外,可不填写麻醉记录单。

2. 麻醉记录由麻醉医师填写。
3. 麻醉记录应内容完整,随时记录患者各种生命体征变化的情况,使用规范符号、缩写及法定计量单位。
4. 麻醉记录书写内容及要求,具体内容参照《医院麻醉科建设管理规范与操作常规》(第 2 版)。

(1) 麻醉术前访视记录:麻醉术前访视记录是指在麻醉实施前,由麻醉医师对拟施麻醉患者进行风险评估的记录。麻醉术前访视可另立单页,也可在病程中记录。

① 内容包括患者姓名、性别、年龄、科别、病区、住院号、身高、体重、简要病史及体格检查、与麻醉相关的辅助检查结果、拟行手术方式、拟行麻醉方式、麻醉适应证及麻醉中需注意的问题、术前麻醉医嘱、麻醉医师签字并填写日期。

② 按 ASA 分类,正确评估患者身体情况。

③ 术前的特殊治疗及结果:术前用药的药物名称、剂量、用法及时间。

④ 患者到达手术室时的脉搏、呼吸、血压,必要时测体温及心电图。

(2) 麻醉过程中记录:麻醉记录是指麻醉医师在麻醉实施中书写的麻醉经过及处理措施的记录。麻醉记录应当另页书写,内容包括:

① 患者一般情况、术前特殊情况、麻醉前用药、术前诊断、术中诊断、手术方式及日期、麻醉方式、麻醉诱导是否平稳及各项操作开始及结束时间。

② 按规定,监测并记录血压、脉搏、呼吸、血氧饱和度、呼气末 CO_2、中心静脉压、肌松剂和尿量等。

③ 椎管内阻滞时的穿刺部位和麻醉平面。

④ 麻醉期间用药名称、方式及剂量和时间、麻醉期间特殊或突发情况及处理。

⑤ 手术起止时间、手术体位及术中体位改变情况、手术重要操作步骤、术中意外情况。

⑥ 麻醉医师签名等。

(3) 手术完毕记录

① 手术名称,术后诊断,手术者、麻醉者及护士姓名。

② 输液、输血总量,麻醉用药总量。

③ 术终时患者意识、反射及血压、脉搏、呼吸、瞳孔等情况。

(4) 麻醉术后访视记录:是指麻醉实施后,由麻醉医师对术后患者麻醉恢复情况进行访视的记录。麻醉术后访视可另立单页,也可在病程中记录。麻醉后对患者进行随访应达到 72 小时,麻醉并发症及处理情况应分别记录在麻醉记录单和病历的病程记录中,72 小时内完成麻醉后访视记录和麻醉总结。

内容包括姓名、性别、年龄、科别、住院号、病案号,患者一般情况、麻醉恢复情况、清醒时间、术后医嘱、是否拔除气管插管等,如有特殊情况应详细记录,麻醉医师签字并填写日期。

附:ASA 分类标准

Ⅰ类　患者的心、肺、肝、肾和中枢神经系统功能正常,发育良好,能耐受麻醉和手术。

Ⅱ类　患者的心、肺、肝、肾等实质性器官虽有轻度病变,但代偿健全,对一般麻醉和手术的耐受仍无大碍。

Ⅲ类　患者的心、肺、肝、肾等实质性器官病变严重,功能减损,虽在代偿范围内,但对施行麻醉和手术仍有一定的风险。

Ⅳ类　患者的心、肺、肝、肾等实质性器官病变严重,功能代偿不全,威胁着生命安全,施行麻醉和手术均有危险。

Ⅴ类　患者的病情危重,随时有死亡的可能,麻醉和手术异常危险。

如急诊手术,则在评级后加"E",以资区别。

第十一节　出院记录

1. 出院记录指经治医师对患者此次住院期间诊疗情况的总结,应在患者出院时及时完成。

2. 出院记录一式两份,另立专页;并在横行适中位置标明"出院记录";正页归档,附页交患者或其近亲属,如系表格式专页,按表格项目填写。

3. 出院记录由经治医师书写,主治医师审签。

4. 内容包括:

(1) 姓名、性别、年龄、婚姻、职业、住院号、入院日期、出院日期、入院诊断、出院诊断、住院天数。

(2) 入院时情况:主要症状、体征,有诊断意义的实验室和器械检查结果及检查号码(X线号、病理检查号等)。

(3) 诊疗经过:住院期间的病情变化,检查治疗经过,手术日期及手术名称,切口愈合情况。

(4) 出院时情况:包括出院时存在的症状、体征、实验室检查及其他检查的阳性结果。

(5) 出院诊断及各诊断的治疗结果(治愈、好转、未愈、其他)。

(6) 出院医嘱:继续治疗(药物、剂量、用法、疗程期限),休息期限,复诊时间及应注意事项。

(7) 门诊随访要求。

第十二节　死亡记录

1. 死亡记录指经治医师对患者住院期间诊疗和抢救经过所作的记录,应在患者死亡后及时完成(最迟不超过 24 小时)。

2. 死亡记录一式两份,另立专页;并在横行适中位置标明"死亡记录";正页归档,附页交患者近亲属,如系表格式专页,按表格项目填写。

3. 死亡记录由经治医师书写,科主任或具有副主任医师以上专业技术任职资格的医师审签。

4. 记录内容

(1) 患者姓名、性别、年龄、职业、婚姻、民族、工作单位、住址、入院日期、入院诊断、死亡日期及时间、住院天数。

（2）入院时情况：主要症状、体征，有关实验室及器械检查结果。

（3）诊疗经过：入院后病情演变及诊治情况。重点记录死亡前的病情变化和抢救经过，死亡原因和死亡时间（具体到分钟）。

（4）死亡诊断。

（5）与患者近亲属商谈尸检的情况。

第十三节　各类知情同意书及医患沟通记录

为保护医患双方的合法权益，保障医疗安全，提高医疗质量，根据《中华人民共和国侵权责任法》、《中华人民共和国执业医师法》、《医疗机构管理条例》、《医疗事故处理条例》和《医疗美容服务管理办法》等法律法规、规章和医疗规范，凡在临床诊治过程中，需行手术治疗、特殊检查、特殊治疗、实验性临床医疗和医疗美容的患者，应对其履行告知义务，并详尽填写相关知情同意书。

1. 经治医师或主要实施者必须亲自使用通俗语言向患者或其近亲属、法定代理人、关系人告知患者的病情、医疗措施、目的、名称、可能出现的并发症及医疗风险等，并及时解答其咨询。

2. 知情同意书必须经患者或其近亲属、法定代理人、关系人签字，医师签全名。非患者本人签署的各类知情同意书，由患者近亲属或其法定代理人、关系人签字的，应提供授权人的授权委托书、有效身份证明及被委托人的身份证明，并提供有效身份证明的复印件。其授权委托书及有效身份证明的复印件随同知情同意书归入病历中保存。

3. 无民事行为能力人或者限制民事行为能力人的患者，由其近亲属、法定代理人、关系人签署的各类知情同意书，必须提供其近亲属、法定代理人、关系人的身份证复印件并注明与患者的关系。未满十八周岁的未成年人由其法定监护人签署的各类知情同意书，必须提供身份证复印件并注明与未成年患者的关系。

4. 知情同意书一式两份，医患双方各执一份。医疗机构应将其归入病历中保存。门诊的各类知情同意书交病案室存档，其保管期限同门诊病案。

5. 手术知情同意书是指术前，经治医师向患者告知拟施手术的相关情况，并由患者或其授权委托人签署是否同意手术的医学文书。内容包括术前诊断、手术名称、术中或术后可能出现的并发症、手术风险、手术方式选择及替代治疗方案、患者签署意见并签名、经治医师和术者签名等。

6. 麻醉知情同意书是指麻醉前，麻醉医师向患者告知拟施麻醉的相关情况,并由患者或其授权委托人签署是否同意麻醉意见的医学文书。内容包括患者姓名、性别、年龄、病案号、科别、术前诊断、拟行手术方式、拟行麻醉方式,患者基础疾病及可能对麻醉产生影响的特殊情况,麻醉中拟行的有创操作和监测,麻醉风险、可能发生的并发症及意外情况,患者签署意见并签名,麻醉医师签名并填写日期。

7. 输血治疗知情同意书是指输血前,经治医师向患者告知输血的相关情况,并由患者或其授权委托人签署是否同意输血的医学文书。输血治疗知情同意书内容包括患者姓名、性别、年龄、科别、病案号、诊断、输血指征、拟输血成分、输血前有关检查结果、输血风险及可能产生的不良后果、患者签署意见并签名、医师签名并填写日期(同次住院期间,计划需要多次输注相同品种血液的患者,可只签署一次输血治疗知情同意书)。

8. 特殊检查、特殊治疗同意书是指在实施特殊检查、特殊治疗前,经治医师向患者告知特殊检查、特殊治疗的相关情况,并由患者或其授权委托人签署是否同意检查、治疗的医学文书。内容包括特殊检查、特殊治疗项目名称、目的、可能出现的并发症及风险、患者签名、医师签名等。

9. 医疗美容必须向就医者本人或其近亲属告知治疗的适应证、禁忌证、医疗风险和注意事项,并取得就医者本人或监护人的签字同意。

10. 新技术、实验性临床医疗等项目应按国家有关规定办理手续,并如实告知患者及其近亲属,必要时须签署知情同意书。

11. 医患沟通记录在病程记录中书写或另立专页。患者入院后的诊疗计划、应用特殊诊疗措施可能出现的并发症及其风险、使用贵重药械治疗以及出院后的注意事项等情况应及时与患者沟通,及时记录并须有患方签字。

12. 病危(重)通知书是指因患者病情危、重时,由经治医师或值班医师向患者家属告知病情,并由患方签名的医疗文书。内容包括患者姓名、性别、年龄、科别,目前诊断及病情危重情况,患方签名、医师签名并填写日期。一式两份,一份交患方保存,另一份粘贴在专用纸上归档病历中保存。

第十四节　住院病案首页填写说明及要求

住院病案首页按照 2012 年 1 月 1 日实行的新版住院病案首页填写,并按照江苏省卫生和计划生育委员会要求增加的内容及要求保留 2002 年版《病历书写规范》相关内容,病案首页的所有信息要逐项认真填写,做到有空必填,如栏目中没有可写内容的用"-"表示。无手术、操作项目,只在手术、操作名称项下的第一个空栏中划"-";无转科者,只在转入科别的空栏中划"-";以此类推。

例如:在其他诊断栏目中,患者只有一项诊断可填写,则在已填写诊断项下的第一个空栏中划"–"即可,余下的空栏和与其相应的"出院情况"、"ICD-10编码"的空栏不需再逐个划"–";已划"–"的空栏及其以下的空栏不得再填写内容。

住院病案首页部分项目填写说明

一、基本要求

(一)凡本次修订的病案首页与前一版病案首页相同的项目,未就项目填写内容进行说明的,仍按照《卫生部关于修订下发住院病案首页的通知》(卫医发〔2001〕286号)执行。

(二)签名部分可由相应医师、护士、编码员手写签名或使用可靠的电子签名。

(三)凡栏目中有"□"的,应当在"□"内填写适当阿拉伯数字。栏目中没有可填写内容的,填写"–"。如:联系人没有电话,在电话处填写"–"。

(四)疾病编码:指患者所罹患疾病的标准编码。目前按照全国统一的ICD-10编码执行。

(五)病案首页背面中空白部分留给各省级卫生行政部门结合医院级别类别增加具体项目。

二、部分项目填写说明

(一)"医疗机构"指患者住院诊疗所在的医疗机构名称,按照《医疗机构执业许可证》登记的机构名称填写。组织机构代码目前按照WS218-2002卫生机构(组织)分类与代码标准填写,代码由8位本体代码、连字符和1位检验码组成。

(二)医疗付费方式分为:1.城镇职工基本医疗保险;2.城镇居民基本医疗保险;3.新型农村合作医疗;4.贫困救助;5.商业医疗保险;6.全公费;7.全自费;8.其他社会保险;9.其他。应当根据患者付费方式在"□"内填写相应阿拉伯数字。其他社会保险指生育保险、工伤保险、农民工保险等。

(三)健康卡号:在已统一发放"中华人民共和国居民健康卡"的地区填写健康卡号码,尚未发放"健康卡"的地区填写"就医卡号"等患者识别码或暂不填写。

(四)"第N次住院"指患者在本医疗机构住院诊治的次数。

(五)病案号:指本医疗机构为患者住院病案设置的唯一性编码。原则上,同一患者在同一医疗机构多次住院应当使用同一病案号。

(六)年龄:指患者的实足年龄,为患者出生后按照日历计算的历法年龄。

年龄满 1 周岁的,以实足年龄的相应整数填写;年龄不足 1 周岁的,按照实足年龄的月龄填写,以分数形式表示:分数的整数部分代表实足月龄,分数部分分母为 30,分子为不足 1 个月的天数,如"2 15/30 月"代表患儿实足年龄为 2 个月又 15 天。

(七) 从出生到 28 天为新生儿期。出生日为第 0 天。产妇病历应当填写"新生儿出生体重";新生儿期住院的患儿应当填写"新生儿出生体重"、"新生儿入院体重"。新生儿出生体重指患儿出生后第一小时内第一次称得的重量,要求精确到 10 克;新生儿入院体重指患儿入院时称得的重量,要求精确到 10 克。

(八) 出生地:指患者出生时所在地点。

(九) 籍贯:指患者祖居地或原籍。

(十) 身份证号:除无身份证者外,住院患者入院时必须如实填写身份证号;暂时无法采集者,医师应嘱患者在住院期间查清并补填;如因其他特殊原因确无法采集者(如遗失等),则须在"身份证号"项中注明无法采集的具体原因。除无身份证号或因其他特殊原因无法采集者外,住院患者入院时要如实填写 18 位身份证号。

(十一) 职业:按照国家标准《个人基本信息分类与代码》(GB/T2261.4)要求填写,共 13 种职业:11. 国家公务员、13. 专业技术人员、17. 职员、21. 企业管理人员、24. 工人、27. 农民、31. 学生、37. 现役军人、51. 自由职业者、54. 个体经营者、70. 无业人员、80. 退(离)休人员、90. 其他。根据患者情况,填写职业名称,如:职员。

(十二) 婚姻:指患者在住院时的婚姻状态。可分为:1. 未婚;2. 已婚;3. 丧偶;4. 离婚;9. 其他。应当根据患者婚姻状态在"□"内填写相应阿拉伯数字。

(十三) 现住址:指患者来院前近期的常住地址。

(十四) 户口地址:指患者户籍登记所在地址,按户口所在地填写。填写应具体,包括省、市、县、街(路、巷、弄、公寓、小区……)、门牌号、幢、单元、室或乡(镇)、村、组等。

(十五) 工作单位及地址:指患者在就诊前的工作单位及地址。

(十六) 联系人"关系":指联系人与患者之间的关系,参照《家庭关系代码》国家标准(GB/T4761)填写:1. 配偶,2. 子、3. 女、4. 孙子、孙女或外孙子、外孙女,5. 父母,6. 祖父母或外祖父母,7. 兄、弟、姐、妹,8/9. 其他。根据联系人与患者实际关系情况填写,如:孙子。对于非家庭关系人员,统一使用"其他",并可附加说明,如:同事。

（十七）入院途径：指患者收治入院治疗的来源，经由本院急诊、门诊诊疗后入院，或经由其他医疗机构诊治后转诊入院，或其他途径入院。

（十八）转科科别：如果超过一次以上的转科，用"→"转接表示。

（十九）实际住院天数：入院日与出院日只计算一天，例如：2011年6月12日入院，2011年6月15日出院，计住院天数为3天。

（二十）门（急）诊诊断：指患者在住院前，由门（急）诊接诊医师在住院证上填写的门（急）诊诊断。

（二十一）出院诊断：指患者出院时，临床医师根据患者所做的各项检查、治疗、转归以及门急诊诊断、手术情况、病理诊断等综合分析得出的最终诊断。

1. 主要诊断

① 主要诊断只可填写一个疾病。

② 指患者住院过程中对身体健康危害最大、花费医疗资源最多、住院时间最长的疾病诊断。即选择本次重点治疗的疾病。外科的主要诊断指患者住院接受手术进行治疗的疾病。

③ 选择特异性的特指疾病，指明疾病的具体情况。

④ 经检查已确定病因及病变部位的诊断，不可使用症状诊断，应将症状与病因合并书写。

⑤ 产科的主要诊断是指产科的主要并发症或伴随疾病。如确无主要并发症或伴随疾病，又不可归类于 ICD-10 第十五章其他情况被记录时，按 ICD-10 080-084 要求填写。如选择"单胎顺产"作主要诊断（详细情况参见 ICD-10 第十五章）。

2. 其他诊断：除主要诊断及医院感染名称（诊断）外的其他诊断，包括并发症和合并症。

（二十二）入院病情：指对患者入院时病情评估情况。将"出院诊断"与入院病情进行比较，按照"出院诊断"在患者入院时是否已具有，分为：1. 有；2. 临床未确定；3. 情况不明；4. 无。根据患者具体情况，在每一出院诊断后填写相应的阿拉伯数字。

1. 有：对应本出院诊断在入院时就已明确。例如，患者因"乳腺癌"入院治疗，入院前已经钼靶、针吸细胞学检查明确诊断为"乳腺癌"，术后经病理亦诊断为乳腺癌。

2. 临床未确定：对应本出院诊断在入院时临床未确定，或入院时该诊断为可疑诊断。例如：患者因"乳腺恶性肿瘤不除外"、"乳腺癌？"或"乳腺肿物"入院治疗，因缺少病理结果，肿物性质未确定，出院时有病理诊断明确为乳腺癌或乳腺纤维瘤。

3. 情况不明:对应本出院诊断在入院时情况不明。例如:乙型病毒性肝炎的窗口期、社区获得性肺炎的潜伏期,因患者入院时处于窗口期或潜伏期,故入院时未能考虑此诊断或主观上未能明确此诊断。

4. 无:在住院期间新发生的,入院时明确无对应本出院诊断的诊断条目。例如:患者出现围术期心肌梗死。

(二十三) 损伤、中毒的外部原因:指造成损伤的外部原因及引起中毒的物质,如:意外触电、房屋着火、公路上汽车翻车、误服农药。不可以笼统填写车祸、外伤等。应当填写损伤、中毒的标准编码。

(二十四) 病理诊断:指各种活检、细胞学检查及尸检的诊断,包括术中冰冻的病理结果。病理号:填写病理标本编号。

(二十五) 药物过敏:指患者在本次住院治疗以及既往就诊过程中,明确的药物过敏史,并填写引发过敏反应的具体药物,如:青霉素。过敏药物需用红笔填写具体的药物品称;如无过敏药物应在该栏目中写"无",不得用划"-"表示。

(二十六) 死亡患者尸检:指对死亡患者的机体进行剖验,以明确死亡原因。非死亡患者应当在"□"内填写"-"。

(二十七) 血型:指在本次住院期间进行血型检查明确,或既往病历资料能够明确的患者血型。根据患者实际情况填写相应的阿拉伯数字:1. A;2. B;3. O;4. AB;5. 不详;6. 未查。如果患者无既往血型资料,本次住院也未进行血型检查,则按照"6. 未查"填写。"Rh"根据患者血型检查结果填写。

(二十八) 签名

1. 医师签名要能体现三级医师负责制。三级医师指住院医师、主治医师和具有副主任医师以上专业技术职务任职资格的医师。在三级医院中,病案首页中"科主任"栏签名可以由病区负责医师代签,其他级别的医院必须由科主任亲自签名,如有特殊情况,可以指定主管病区的负责医师代签。

2. 责任护士:指在已开展责任制护理的科室,负责本患者整体护理的责任护士。

3. 编码员:指负责病案编目的分类人员。

4. 质控医师:指对病案终末质量进行检查的医师。

5. 病案质量:由各科指定的质控医师按"江苏省住院病历质量评定标准(2013 版)"检查后判定填写并签名。

6. 质控护士:指对病案终末质量进行检查的护士。

7. 质控日期:由质控医师填写。

(二十九) 手术及操作编码:目前按照全国统一的 ICD -9-CM-3 编码执行。

表格中第一行应当填写本次住院的主要手术和操作编码。

（三十）手术级别:指按照《医疗技术临床应用管理办法》(卫医政发〔2009〕18号)要求,建立手术分级管理制度。根据风险性和难易程度不同,手术分为四级,填写相应手术级别对应的阿拉伯数字:

1. 一级手术(代码为1):指风险较低、过程简单、技术难度低的普通手术;

2. 二级手术(代码为2):指有一定风险、过程复杂程度一般、有一定技术难度的手术;

3. 三级手术(代码为3):指风险较高、过程较复杂、难度较大的手术;

4. 四级手术(代码为4):指风险高、过程复杂、难度大的重大手术。

（三十一）手术及操作名称:指手术及非手术操作(包括诊断及治疗性操作,如介入操作)名称。表格中第一行应当填写本次住院的主要手术和操作名称。

（三十二）切口愈合等级,按以下要求填写:

切口分组	切口类别/愈合等级	内涵
0类切口		有手术,但体表无切口或腔镜手术切口
Ⅰ类切口	Ⅰ/甲	无菌切口/切口愈合良好
	Ⅰ/乙	无菌切口/切口愈合欠佳
	Ⅰ/丙	无菌切口/切口化脓
	Ⅰ/其他	无菌切口/出院时切口愈合情况不确定
Ⅱ类切口	Ⅱ/甲	沾染切口/切口愈合良好
	Ⅱ/乙	沾染切口/切口愈合欠佳
	Ⅱ/丙	沾染切口/切口化脓
	Ⅱ/其他	沾染切口/出院时切口愈合情况不确定
Ⅲ类切口	Ⅲ/甲	感染切口/切口愈合良好
	Ⅲ/乙	感染切口/切口欠佳
	Ⅲ/丙	感染切口/切口化脓
	Ⅲ/其他	感染切口/出院时切口愈合情况不确定

1. 0类切口:指经人体自然腔道进行的手术以及经皮腔镜手术,如经胃腹腔镜手术、经脐单孔腹腔镜手术等。

Ⅰ类切口:指无菌切口,即非创伤性、无感染的切口。手术遵循无菌操作原则,未进入呼吸道、消化道、泌尿道、生殖腔道和咽喉部的手术切口。

Ⅱ类切口:指有可能被污染的手术切口。如进入呼吸道、消化道、泌尿道、生殖腔道,但并无内容物溢出的手术切口,某些部位皮肤不易彻底灭菌的切口(阴囊、会阴部手术等)以及重新切开新近愈合的切口。

Ⅲ类切口:指污染切口,即邻近感染区或组织直接暴露于感染物的切口,包括新鲜开放性创伤的切口、有明显内容物溢出的消化道手术切口、与口腔通连的手术切口(如唇裂、腭裂手术等)。

在判定切口类别有困难时,一般宜定下一类,如不能确定为"Ⅰ"类者可定为"Ⅱ"类。

2. 愈合等级"其他":指出院时切口未达到拆线时间,切口未拆线或无需拆线,愈合情况尚未明确的状态。

(三十三)麻醉方式:指为患者进行手术、操作时使用的麻醉方法,如全麻、局麻、硬膜外麻等。麻醉医师:由填写"住院病案首页"的医师代填,以"麻醉记录"单为依据。

(三十四)离院方式:指患者本次住院出院的方式,填写相应的阿拉伯数字。主要包括:

1. 医嘱离院(代码为1):指患者本次治疗结束后,按照医嘱要求出院,回到住地进一步康复等情况。

2. 医嘱转院(代码为2):指医疗机构根据诊疗需要,将患者转往相应医疗机构进一步诊治,用于统计"双向转诊"开展情况。如果接收患者的医疗机构明确,需要填写转入医疗机构的名称。

3. 医嘱转社区卫生服务机构/乡镇卫生院(代码为3):指医疗机构根据患者诊疗情况,将患者转往相应社区卫生服务机构进一步诊疗、康复,用于统计"双向转诊"开展情况。如果接收患者的社区卫生服务机构明确,需要填写社区卫生服务机构/乡镇卫生院名称。

4. 非医嘱离院(代码为4):指患者未按照医嘱要求而自动离院,如:患者疾病需要住院治疗,但患者出于个人原因要求出院,此种出院并非由医务人员根据患者病情决定,属于非医嘱离院。

5. 死亡(代码为5):指患者在住院期间死亡。

6. 其他(代码为9):指除上述5种出院去向之外的其他情况。

(三十五)是否有出院31天内再住院计划:指患者本次住院出院后31天内是否有诊疗需要的再住院安排。如果有再住院计划,则需要填写目的,如:进行二次手术。

(三十六)颅脑损伤患者昏迷时间:指颅脑损伤的患者昏迷的时间合计,按照入院前、入院后分别统计,间断昏迷的填写各段昏迷时间的总和。只有颅脑损伤的患者需要填写昏迷时间。

（三十七）住院费用：总费用指患者住院期间发生的与诊疗有关的所有费用之和，凡可由医院信息系统提供住院费用清单的，住院病案首页中可不填写。已实现城镇职工、城镇居民基本医疗保险或新农合即时结报的地区，应当填写"自付金额"。

住院费用共包括以下10个费用类型：

1. 综合医疗服务类：各科室共同使用的医疗服务项目发生的费用。

（1）一般医疗服务费：包括诊查费、床位费、会诊费、营养咨询等费用。

（2）一般治疗操作费：包括注射、清创、换药、导尿、吸氧、抢救、重症监护等费用。

（3）护理费：患者住院期间等级护理费用及专项护理费用。

（4）其他费用：病房取暖费、病房空调费、救护车使用费、尸体料理费等。

2. 诊断类：用于诊断的医疗服务项目发生的费用。

（1）病理诊断费：患者住院期间进行病理学有关检查项目费用。

（2）实验室诊断费：患者住院期间进行各项实验室检验费用。

（3）影像学诊断费：患者住院期间进行透视、造影、CT、磁共振检查、B超检查、核素扫描、PET等影像学检查费用。

（4）临床诊断项目费：临床科室开展的其他用于诊断的各种检查项目费用。包括有关内镜检查、肛门指诊、视力检测等项目费用。

3. 治疗类

（1）非手术治疗项目费：临床利用无创手段进行治疗的项目产生的费用，包括高压氧舱、血液净化、精神治疗、临床物理治疗等。临床物理治疗指临床利用光、电、热等外界物理因素进行治疗的项目产生的费用，如放射治疗、放射性核素治疗、聚焦超声治疗等项目产生的费用。

（2）手术治疗费：临床利用有创手段进行治疗的项目产生的费用，包括麻醉费及各种介入、孕产、手术治疗等费用。

4. 康复类：对患者进行康复治疗产生的费用，包括康复评定和治疗。

5. 中医类：利用中医手段进行治疗产生的费用。

6. 西药类：包括有机化学药品、无机化学药品和生物制品费用。

（1）西药费：患者住院期间使用西药所产生的费用。

（2）抗菌药物费用：患者住院期间使用抗菌药物所产生的费用，包含于"西药费"中。

7. 中药类：包括中成药和中草药费用。

（1）中成药费：患者住院期间使用中成药所产生的费用。中成药是以中草药为原料，经制剂加工制成各种不同剂型的中药制品。

（2）中草药费：患者住院期间使用中草药所产生的费用。中草药主要由植物药（根、茎、叶、果）、动物药（内脏、皮、骨、器官等）和矿物药组成。

8. 血液和血液制品类

（1）血费：患者住院期间使用临床用血所产生的费用，包括输注全血、红细胞、血小板、白细胞、血浆的费用。医疗机构对患者临床用血的收费包括血站供应价格、配血费和储血费。

（2）白蛋白类制品费：患者住院期间使用白蛋白的费用。

（3）球蛋白类制品费：患者住院期间使用球蛋白的费用。

（4）凝血因子类制品费：患者住院期间使用凝血因子的费用。

（5）细胞因子类制品费：患者住院期间使用细胞因子的费用。

9. 耗材类：当地卫生、物价管理部门允许单独收费的耗材。按照医疗服务项目所属类别对一次性医用耗材进行分类。"诊断类"操作项目中使用的耗材均归入"检查用一次性医用材料费"；除"手术治疗"外的其他治疗和康复项目（包括"非手术治疗"、"临床物理治疗"、"康复"、"中医治疗"）中使用的耗材均列入"治疗用一次性医用材料费"；"手术治疗"操作项目中使用的耗材均归入"手术用一次性医用材料费"。

（1）检查用一次性医用材料费：患者住院期间检查检验所使用的一次性医用材料费用。

（2）治疗用一次性医用材料费：患者住院期间治疗所使用的一次性医用材料费用。

（3）手术用一次性医用材料费：患者住院期间进行手术、介入操作时所使用的一次性医用材料费用。

10. 其他类

其他费：患者住院期间未能归入以上各类的费用总和。

（三十八）主要诊断治疗转归

1. 治愈：指疾病经治疗后症状消失，功能完全恢复或功能只受到轻微的损害。

2. 好转：指疾病经治疗后，症状减轻，功能有所改善。

3. 未愈：指疾病经治疗后病情无明显变化或恶化。

（三十九）诊断符合情况

（1）符合：指主要诊断完全相符或基本符合（存在明显的相符或相似之处）。当所列主要诊断与相比较的前三项诊断其中之一相符时计为符合。

（2）不符合：指主要诊断与相比较的前三项诊断不相符。

（3）不确定：指疑诊或以症状、体征、检查发现代替诊断，因而无法作出判别。

（4）临床与病理：临床指出院诊断。出院诊断与病理诊断符合判定标准如下：

① 出院主要诊断为肿瘤，无论病理诊断为良性或恶性，均视为符合。

② 出院主要诊断为炎症，无论病理诊断是特异性感染或非特异性感染，均视为符合。

③ 病理诊断与出院诊断前三项诊断其中之一相符，计为符合。

④ 病理报告未作诊断结论，但其描述与出院诊断前三项诊断相关，为不肯定。

（四十）抢救情况

抢救：指对具有生命危险（生命体征不平稳）患者的抢救。

抢救次数及抢救成功标准：

（1）对于危重患者的连续抢救使其病情得到缓解，按一次抢救成功计算。

（2）经抢救的患者，病情平稳 24 小时以上再次出现危重情况需要进行抢救，按第二次抢救计算。

（3）如果患者有数次抢救，最后一次抢救无效而死亡，则前几次抢救计为抢救成功，最后一次为抢救失败。

（4）慢性消耗性疾病患者的临终前救护，不按抢救计算。

（5）危重病的诊断和抢救成功标准参照《江苏省急危重病诊断标准和抢救成功标准》执行。

（6）每一次抢救均应在病程记录中有抢救记录，无记录者不按抢救计算。

（四十一）临床路径管理

新入院病人首次病程录中予以说明是否符合入临床路径管理，病人出院后根据病人在院期间的治疗情况给予评价，在相应的"□"内填写相应阿拉伯数字。

（四十二）中医住院病案首页填写按中医药局规定执行。

第六章　常用检查申请单、报告单书写要求

各种检查申请单、报告单是医疗文件的重要组成部分，要求书写整洁、字迹清楚、术语确切、不得涂改。

第一节　检查申请单、报告单

1. 检验申请单

(1) 纸质申请单由经治医师按规定逐项填写，眉栏项目不得遗漏，送检标本名称、检查目的应明确，医师签全名或盖印章。电子申请单允许医师电子签名。

(2) 急诊或需紧急检查，应在申请单右上角注明"急"字。

(3) 申请项目，可用"√"或"○"在项目的序号表示。

(4) 送检标本上所贴号码应与纸质申请单上号码一致。

(5) HIS产生的电子申请单标本条码应包括如下内容：患者信息、标本类型、标本唯一性编号、申请项目、申请时间、标本采集时间（具体到时、分）。

2. 检验报告单

(1) 纸质报告单填写务必清楚，严禁涂改；应有标本采集时间、标本接受时间、报告时间，具体到时、分。

(2) 检查项目应注明所检查方法，如尿化学10联试纸法、Bechman-Coulter三分类血细胞计数仪、酶活性测定（IFCC法）、电化学发光法、ELISA、Taqman荧光定量法等。

(3) 定量检测结果采用法定计量单位；定性检测结果用"阴性（－）"和"阳性（＋）"表示，不得单独用符号"＋"、"－"、"＋／－"表示；血型检查结果必须用"A"、"B"、"AB"、"O"型专用印章报告。

(4) 危急值应及时通知临床医师，并记录通知时间及被通知人；重要报告应及时与经治医师或值班医师联系。

(5) 同一标本检验两次以上者，应注明复查次数和（或）复检方法。

(6) 检验者及审核者应签全名或盖印章；重要异常报告或特殊标本的报告须经专业主管复核、签名或盖印章；实习、进修人员操作的检验报告由带教者签名或盖印章。电脑打印报告单时，审核人应签全名或盖印章。

(7) 检验报告单不得直接粘贴分析仪器打印的结果（该结果应作为原始

数据保存）。

（8）检验报告单须经核对无误后方可发出。

（9）电子报告允许电子签名，但应保证其唯一性和安全性。

第二节　病理检查申请单、报告单

1. 申请单由经治医师按规定逐项填写，医师签全名或盖印章，尸体解剖应征得死者家属同意并签字。

2. 申请单应简明书写病历摘要、手术所见、临床诊断、送检标本名称及采取部位、固定液名称和送检日期。尸体解剖申请单还须填写致死原因、抢救情况等。

3. 检查报告单须逐项填写，一般项目、病检号、报告日期必须填写清楚；书写报告医师及审核医师签全名或盖印章。

4. 活检标本或手术切除标本检验报告应详细描写对诊断有影响组织的肉眼和镜检观察所见，必要时应增加免疫组化、电镜和分子病理报告，作出病理诊断或描述性诊断，有条件的应附病理图文报告。

5. 尸检报告应包括病历摘要，大体检查，显微镜检查，必要的细胞学、细菌或真菌培养，寄生虫检查，毒物检查，病理诊断，死亡原因等。

6. 病理报告单、尸检报告单各一式两份，正页归入病历，副页登记存档。

第三节　X线检查申请单、报告单

1. 申请单由经治医师按规定逐项填写，医师签全名或盖印章。

2. 急诊或需紧急检查，应在申请单右上角注明"急"字。患者不能站立，敷料不能去除，患者不能移动，需到病室检查或需特定体位摄片等，应在申请单上注明。复查者应注明前次检查X线片号。

3. 申请单应简明书写病历摘要，前次检查所见，临床诊断，检查部位、方位及目的。

4. 检查报告单必须逐项填写，一般项目、X线片号、检查日期、报告日期必须填写清楚；书写报告医师及审核医师签全名或盖印章。

5. 报告内容

（1）检查部位、范围、方法与过程（具体写出本次检查包括的解剖部位，照片的大小与张数；造影剂的名称、浓度、剂量、注射方法、投照时间及方位；检查是如何进行的，说明检查次序的先后）。

（2）X线发现，按系统如实描述病变形态、数目、大小、位置、密度、结构、边界以及与周围关系等所有异常，同时提出重要的正常部分。

（3）对 X 线发现的解释。

（4）X 线诊断（肯定性诊断、否定性诊断、可能性诊断）。

（5）建议。

6. 报告单一式两份，正页归入病案或交患者，副页纳入片袋归档保存。透视报告可写在透视单或门诊病历上。

第四节　CT、MRI、DSA 检查申请单、报告单

1. 申请单由经治医师按规定逐项填写，医师签全名或盖印章。

2. 急诊或需紧急检查者，应在申请单右上角注明"急"字，复查者应注明前次检查号。

3. 申请单应简明书写病历摘要、前次检查所见及其他影像检查等有关资料、临床诊断、检查部位及目的。

4. 检查报告单必须逐项正确填写，一般项目、检查号、检查日期、报告日期必须填写清楚，书写报告医师及审核医师签全名或盖印章。

5. 报告单内容

（1）CT 检查需注明：有无增强扫描，按一定顺序描写图像所见，CT 诊断和建议。

（2）MRI 扫描平面及所选用的脉冲序列与 TE、TR 参数，断面情况；检查部位有无异常信号在 T1、T2 加权图像中的表现；如有多回波需说明异常信号区在不同 TE 时的特征；MRI 诊断和建议。

（3）DSA 造影方法，插管途径和方法，导管各类型号，导管先端位置，麻醉及附加措施，投影部位，造影剂及所用药物的名称、浓度、数量、注射速度、术中反应及主要处理，检查所见及分析，DSA 诊断和建议。

6. 住院患者报告单一式三份，正页归入病历，副页两份（一份纳入复制片袋交患者，一份归入片袋归档保存）。

第五节　SPECT、PET/CT 检查申请单、报告单

1. 申请单由经治医师按规定逐项填写，医师签全名或盖印章。

2. 申请单应简明书写病历摘要、前次检查所见及其他影像检查等有关资料，临床诊断，检查项目、部位及目的。

3. 检查报告单必须逐项正确填写,包括检查项目、检查号,检查日期、报告日期必须填写清楚,书写报告医师及审核医师签全名或盖印章。

4. 报告单内容包括:

(1) 显像方法:检查前的准备,显像剂的使用方法,采集图像的时间、所选用的准直器的型号、检查是如何进行的以及图像后处理重建等情况。

(2) 检查所见:系统描述检查所见,发现病变时如实描述病变部位对放射性药物的摄取情况,例如放射性浓聚影、稀疏影、缺损影;静态显像时还需描述病变形态、数目、大小、位置、边界等;动态显像时需描述放射性药物在脏器的出现、聚集、分泌和排泄等过程。PET/CT 还需描述病变处的 CT 值、SUV 值,以及与周围组织关系等所有异常,同时提出重要的正常部位。

(3) 提示:给出正确的、合理的、符合临床需求的诊断结论;若诊断不能明确,则给临床医师及患者进一步检查的建议。

5. 报告单一式两份,正页归入病案或交患者,副页纳入片袋归档保存。

第六节　超声检查申请单、报告单

1. 申请单由经治医师按规定逐项填写,医师签全名或盖印章。

2. 急诊或紧急检查,应在申请单右上角注明"急"字,需到病室检查者应在申请单上注明。

3. 申请单应简明书写病历摘要、临床诊断、检查部位及目的。

4. 检查报告单须逐项正确填写,一般项目、检查号、检查日期、报告日期必须填写清楚;检查医师签全名或盖印章。

5. 报告内容应将检查中所发现的病变、声像图特征、与邻近脏器关系等详细描述,必要时绘出示意图,同时标明检查体位及探头位置。有条件的应附图文报告。

6. 报告单一式两份,正页归入病历或交患者,副页登记存档。

第七节　内镜检查与治疗申请单、报告单

1. 申请单由经治医师按规定逐项填写,医师签全名或盖印章。

2. 急诊或需紧急检查者,应在申请单右上角注明"急"字。

3. 申请单应简明书写病历摘要,有关的实验室检查、影像检查结果和过去内镜检查的结果,临床诊断,检查治疗目的和要求。

4. 报告单必须逐项正确填写,一般项目、检查号、检查日期、报告日期必

须填写清楚；检查医师签全名或盖印章。

5. 报告内容至少应包括操作记录、检查所见、活检部位和诊断四个部分。操作记录主要记录诊疗操作的经过情况和麻醉方法。检查所见内容要包含病变部位、大小、深浅、形态、性质，分泌物、异物名称、数量和部位，活检部位应包含活检组织块数、涂片张数。

6. 报告单一式两份，正页归入病历或交患者，副页登记归档。

第八节　心电图检查申请单、报告单

1. 申请单由经治医师按规定逐项填写，医师签全名或盖印章。

2. 急诊或紧急检查，应在申请单右上角注明"急"字，需到病室检查者应在申请单上注明。

3. 申请单应简明书写病历摘要、心脏用药情况、临床诊断，如有特殊要求需予注明。

4. 检查报告单须逐项正确填写，一般项目、检查日期、报告日期必须填写清楚，书写报告医师及审核医师签全名或盖印章。

5. 报告内容应包括心律、心率、P-R间期、QRS间期、QT间期、心电轴、各波形特征、结论（心律、心电图诊断）；如图中有干扰或偏差应予注明。

6. 报告单与图纸归入病历或交患者。

第九节　脑电生理（脑电图、脑地形图、诱发
电位）、多普勒检查申请单、报告单

1. 申请单由经治医师按规定逐项填写，医师签全名或盖印章。

2. 申请单应简明书写病历摘要，有关脑脊液、眼底检查、颅脑影像学检查资料，癫痫患者用药情况，临床诊断及检查目的。

3. 检查报告单须逐项正确填写一般项目、检查号、检查日期、报告日期、电极使用方法、诱发方法，检查时患者体位、意识情况、合作程度，患者习用手别；依次描述图形特点；检查诊断；检查医师签全名或盖印章。

4. 报告单一式两份，正页归入病历或交患者，副页和图纸登记归档。

第七章 护理病历书写要求

护理病历是护理文件的重要组成部分。包括:体温单、医嘱单、手术清点记录单、护理记录单等。护理病历书写应遵循以下原则:

1. 符合第一章"病历书写的基本规则和要求"。
2. 书写内容应当客观、真实、准确、及时、完整、规范。
3. 书写内容应与其他病历资料相一致,避免矛盾。
4. 护理文件均可采用表格式。
5. 使用电子病历应按电子病历规范要求。

第一节 体 温 单

体温单主要用于记录患者的生命体征及有关情况,内容包括患者姓名、年龄、性别、科别、床号、入院日期、住院号(或病案号)、日期、住院天数、手术后天数、脉搏、体温、呼吸、血压、出入量、大便次数、体重、身高、页码等。其书写要求如下:

1. 使用蓝黑墨水或碳素墨水笔填写眉栏各项,包括:姓名、年龄、性别、科别、床号、入院日期、住院号,数字均使用阿拉伯数字表述。

2. 住院日期首页第 1 日及跨年度第 1 日需填写"年-月-日"(如:2010-01-01)。每页体温的第 1 日及跨月的第 1 日需填写"月-日"(如 03-01),其余只填写日期。

3. 使用蓝黑墨水或碳素墨水笔填写"住院天数",自入院当日起为"1",连续写至出院;用红笔填写"手术(分娩)后天数"时,以手术(分娩)次日为第 1 天,依次填写至 14 天为止。若在 14 天内进行第 2 次手术,则将第 1 次手术天数作为分母,第 2 次手术天数作为分子填写。例:"3/7",分母 7 代表第一次手术后 7 天,分子 3 代表第二次手术后 3 天。

4. 患者入院、转入、手术、分娩、出院、死亡等时间,用红色笔纵向在 40~42℃之间相应时间格内填写;按 24 小时制,用中文书写,精确到分钟。转入时间由接收科室填写,如"转入二十时三十分";死亡时间应当以"死亡×时×分"的方式表述。

5. 一般患者每天 14:00 测体温、脉搏 1 次。新入院患者每天测量体温、脉搏 2 次(6:00~14:00),连续 3 天;体温在 39℃(口腔温度)以上者,每 4 小时测量 1 次;体温在 38.9~38℃者,每日测量 4 次;体温在 37.9~37.5℃者,每日测量 3 次(6:00~14:00~18:00)至正常。

6. 体温曲线的绘制

(1)体温符号:口腔温度以蓝点表示,腋下温度以蓝叉表示,直肠温度以蓝圈表示,耳温以蓝色空心三角形表示。

(2)体温单每小格为 0.2℃,测量的度数用蓝色笔绘制于体温单 35~42℃之间,相邻体温用蓝线相连。

(3)物理降温或药物降温半小时后测得的体温,画在降温前温度的同一纵格内,以红圈表示,并用红虚线与降温前体温相连;下一次测得的体温应与降温前体温相连。

(4)当脉搏与体温重叠在一点,如系口腔体温,先画蓝点表示体温,再将红圈画于其外表示脉搏;如系直肠体温,先画蓝圈表示体温,其内画红点表示脉搏;如系腋下体温,先画蓝叉表示体温,再将红圈画于其外表示脉搏。

(5)患者体温突然上升或下降应予复试,复试符合,在原体温上方用蓝黑墨水或碳素墨水以一小写英文字母"v"(verified)表示核实。

(6)如体温低于 35℃,将"不升"二字写在 35℃线以下。

(7)若患者因拒测、外出进行诊疗活动等原因未能测量体温的,在体温单 34~35℃之间用蓝笔纵写"拒测"、"外出"等,前后两次体温断开不相连。

7. 脉搏、心率曲线的绘制:脉搏以红点表示;心率以红圈表示;每小格 4 次/分,相邻两次脉搏或心率均用红线相连;若需记录脉搏短绌图表,则于心率和脉搏之间以红笔斜线涂满;使用心脏起搏器的患者心率应以"H"表示,相邻两次心率用红线相连。如脉搏或心率大于 180 次/分,在 180 次/分处画红点或红圈,并向上画"↑",长度不超过一小格,如起搏心率和体温重叠,在体温上方写"H"。

8. 呼吸曲线的绘制

(1)呼吸以蓝点表示,相邻两次呼吸用蓝线相连。如呼吸与脉搏相遇,先画呼吸符号,再用红笔在其外画红圈。

(2)使用呼吸机的患者,呼吸以Ⓡ表示,相邻两次用蓝线相连。

(3)呼吸不作常规测试,特殊需要时遵医嘱执行。

9. 特殊栏目填写,包括血压、入量、出量、大便、体重等需观察和记录的内容。

(1)血压:新入院患者应测量血压并记录在血压栏内,如为下肢血压应当标注。

(2)入量:24 小时总摄入液量填入体温单"入量"栏内。

（3）出量：24 小时总出量填入体温单"出量"栏内。如为导尿尿量，用(ml/c)表示。

（4）大便次数：每 24 小时填写一次，记录前一天 14:00 至当天 14:00 时的大便次数。如无大便，以"0"表示；灌肠后大便以"E"表示，如灌肠一次后的大便次数，应于次数下加短横线写"E"，如"$\frac{0}{E}$"表示灌肠 1 次后无大便，$\frac{3}{2E}$ 表示灌肠 2 次后大便 3 次；如因手术需要，对已经解过大便的患者仍需灌肠者，则以 $1\frac{3}{2E}$ 表示，即灌肠前已大便 1 次，经 2 次灌肠后又解大便 3 次；"※"表示大便失禁，"☆"表示人工肛门。

（5）体重：患者入院时应测体重一次，住院期间根据病情需要，按医嘱测量记录，以 kg 计数填入。暂不能被测者在体重栏注明"卧床"。

（6）身高：新入院患者当日应当测量身高并记录，以 cm 计入。

（7）皮试：根据需要将所做皮试结果记录在相应栏内，用红笔填写"阳性"、蓝黑墨水笔填写"阴性"。

（8）其他：根据病情需要记录相关项目，如特别用药、腹围、药物过敏试验等。

第二节　医　嘱　单

医嘱系指经治医师在医疗活动中为诊治患者而下达的医学指令。医嘱下达后，护士按医嘱种类分别执行并记录。医嘱单分长期医嘱单、临时医嘱单。

1. 医嘱内容及起始、停止时间应当由医师填写。

2. 医嘱内容应当准确、清楚，每项医嘱只包含一个内容，并注明下达时间，具体到分钟。

3. 一般情况下，医师不得下达口头医嘱。因抢救危急患者需要下达口头医嘱时，护士应当复诵一遍。抢救结束后，医师应当即时据实补记医嘱。

4. 医嘱不得涂改。需要取消时，应当使用红笔在医嘱第二字上重叠书写"取消"字样并签名。如取消一组输液的医嘱，医师应在第一行写"取消"，最后一行签名。

5. 长期医嘱单包括患者姓名、科别、病区、床号、住院号或病案号、页码、开始日期和时间、医嘱内容、停止日期和时间、医师签名、护士签名等。临时医嘱单内容包括医嘱时间、医嘱内容、医师签名、执行时间、执行者签名。

6. 医嘱内容的顺序为：护理常规，护理级别，病危或病重，隔离种类，饮食，体位，各种检查和治疗，药物名称、剂量和用法。

7. 医嘱书写要求

（1）医嘱应紧靠日期线书写，不得空格；一行不够另起一行时，前面应空一格；若只余下剂量和时间，则与末尾排齐写于第二行。同一患者有数条医嘱，且时间相同，只需第一行及最后一行写明时间，余项不用填写。

（2）同一患者有数条医嘱，且时间相同，签名者只需第一行及最后一行采用封头、封尾签名；临时医嘱执行后，执行者必须签名并注明执行时间。

（3）长期医嘱：有效时间在 24 小时以上，医生注明停止时间后医嘱即失效。长期医嘱转抄于执行单上（服药单、治疗单、注射单、饮食单等），转抄护士必须在医嘱单上签名。

（4）临时医嘱：临时医嘱有效时间在 24 小时以内。指定执行的临时医嘱，应严格在指定时间内执行。临时备用医嘱（sos 医嘱）：仅在 12 小时内有效，过期尚未执行则失效。每项医嘱执行后均应及时注明执行时间并签名。

（5）长期备用医嘱（prn 医嘱）：有效时间在 24 小时以上，经治医师注明停止时间后方失效。每次执行后应在临时医嘱内作记录。

（6）停止医嘱处理：注明停止日期、时间，并有医师、护士签名。

（7）手术、分娩、转科或整理医嘱时，应在最后一项医嘱下面用红笔画线，表示以前的医嘱一律作废；线下正中用蓝黑墨水或碳素墨水笔标明"转科医嘱"、"手术后医嘱"、"整理医嘱"（红线上、下均不得空行），在日期时间栏内写明当天日期时间。

（8）如有空格应用蓝黑墨水或碳素墨水笔从左上到右下顶格画一斜线。

（9）长期医嘱单超过 3 张可重整医嘱。重整医嘱应抄录有效的长期医嘱及原始医嘱的起始日期和时间。

第三节　护理记录单

1. 护理记录单是注册护士用于记录患者病情变化、护理措施及效果；以及特殊诊疗、医嘱需要监护等需要记录的客观内容。用蓝黑墨水或碳素墨水笔填写。

2. 护理记录单一般包括患者科别、姓名、年龄、性别、床号、住院号（或病案号）、入院日期、诊断、记录日期和时间；以及患者意识、体温、脉搏、呼吸、血压、出入量、病情与措施、护士签名、页码等项目。记录时间应具体到分钟。

3. 记录频次：病人病情变化随时记录。病情危、重患者每班至少记录一次。

4. 护理记录单可根据专科特点设计表格式专科护理记录单，力求客观、实用、简化,并根据卫生行政主管部门要求备案。

5. 出入量记录

(1)入量项目包括:使用静脉输注的各种药物、口服的各种食物和饮料,以及经鼻胃管、肠管输注的营养液等。

(2)出量项目包括:尿、便、汗、呕吐物、引流物等。

(3)记录方法:当日上午 7:00 至次日上午 7:00 为 24 小时。24 小时出入总量由护士在 7:00 用蓝黑墨水或碳素墨水笔结算,填入所画两道蓝黑线之间,未满 24 小时总结用蓝黑墨水或碳素墨水笔写明具体时数,如"16 小时出入量总结"。

第四节　手术清点记录单

1. 手术清点记录单内容包括患者科别、姓名、性别、年龄、住院号(或病案号)、手术日期、手术名称、输血情况、术中所用器械和敷料数量的清点核对、植入物及高值耗材条形码、手术器械护士和巡回护士签名等。

2. 填写手术器械、敷料等数量时必须用数字,不得用其他符号代替。

3. 各种手术包的灭菌指示条、卡,植入性产品的条形码可贴在清点记录单背面。

4. 手术清点记录应当在手术结束后即时完成,由手术器械护士和巡回护士签名。

第八章 病历管理

第一节 病历排列次序

（一）住院期间病历排列次序

（参照原卫生部国卫医发〔2013 年〕31 号文）

1. 体温单（按页数次序倒排）

2. 长期医嘱单（按页数次序倒排）

3. 临时医嘱单（按页数次序倒排）

4. 住院病历或入院记录

5. 病程记录，如手术病例尚须有：

（1）术前小结

（2）术前讨论记录

（3）手术审批书（手术报审记录）

（4）手术知情同意书、授权委托书、委托双方有效身份证明复印件

（5）麻醉知情同意书

（6）麻醉术前访视记录

（7）手术安全核查记录

（8）手术清点记录

（9）麻醉记录（或待产记录）

（10）手术记录（或产时记录）

（11）麻醉术后访视记录

（12）术后病程记录（或产后记录）

6. 病危（病重）患者护理记录（按页数次序倒排）

7. ICU 记录单、各类监测记录单（按页数次序倒排）

8. 特殊治疗记录单（按页数次序顺排）

9. 出院记录或 24 小时内入出院记录

10. 死亡记录或 24 小时内入院死亡记录

11. 疑难病例讨论记录

12. 死亡病例讨论记录

13. 输血治疗知情同意书

14. 特殊检查知情同意书

15. 特殊治疗知情同意书

16. 会诊记录(按日期先后顺排)

17. 病危(重)通知书

18. 患者知情同意、沟通记录

19. 辅助检查报告单:

(1)病理资料(按日期先后顺排)

(2)血、尿、粪常规检验报告单(按日期先后顺排,自上而下贴于专用纸左边线上)

(3)临床化学、免疫、微生物及其他检验报告单(按日期先后顺排,自上而下贴于专用纸左边线上)

(4)医学影像检查资料(按分类及日期先后顺排)

(5)其他检查资料

20. 住院病案首页及住院证

21. 病历内容目录表

22. 门诊病历

23. 患者以往住院病历或其他诊疗资料

(二)转科后病历排列次序

1. 转入记录、转入病程记录排于入院记录或住院病历之前。出院后排于转出记录之后。

2. 其他各项按住院期间病历排列次序规定排列。

(三)出院(死亡)后病历排列次序

1. 病历内容目录表

2. 住院病案首页及住院证

3. 住院病历或入院记录

4. 病程记录(按页数次序顺排)

(1)术前小结

(2)术前讨论记录

(3)手术审批书(手术报审记录)

(4)手术知情同意书、授权委托书、委托双方有效身份证明复印件

(5)麻醉知情同意书

(6)麻醉术前访视记录

(7)手术安全核查记录

(8)手术清点记录

（9）麻醉记录（或待产记录）

（10）手术记录（或产时记录）

（11）麻醉术后访视记录

（12）术后病程记录（或产后记录）

5. 出院记录或24小时内入出院记录

6. 死亡记录或24小时内入院死亡记录

7. 疑难病例讨论记录

8. 死亡病例讨论记录

9. 输血治疗知情同意书（按页数次序顺排）

10. 特殊检查知情同意书（按页数次序顺排）

11. 特殊治疗知情同意书（按页数次序顺排）

12. 会诊记录（按页数次序顺排）

13. 病危(重)通知书

14. 患者知情同意、沟通记录

15. 辅助检查报告单：

（1）病理资料（按日期先后顺排）

（2）血、尿、粪常规检验报告单（按日期先后顺排，自上而下贴于专用纸左边线上）

（3）临床化学、免疫、微生物及其他检验报告单（按日期先后顺排，自上而下贴于专用纸左边线上）

（4）医学影像检查资料（按分类及日期先后顺排）

（5）其他检查资料

16. 体温单（按页数次序顺排）

17. 长期医嘱单（按页数次序顺排）

18. 临时医嘱单（按页数次序顺排）

19. 病危(病重)患者护理记录（按页数次序顺排）

20. ICU记录单、各类监测单（按页数次序顺排）

21. 特殊治疗记录单（按页数次序顺排）

22. 其他诊疗资料

23. 死亡患者的门诊病历

第二节 病历管理要求

1. 医疗机构应当建立健全病历管理制度,设置专职部门或配备专(兼)职人员,具体负责本机构病历和病案的管理工作。

2. 医疗机构应当为同一患者建立唯一的标识号码。已经建立电子病历的医疗机构,应当将病历标识号码与患者身份证明编号等相关联,使用标识号码和身份证明编号等均能对病历进行检索。

门(急)诊病历和住院病历应当编号并标注页码或电子页码。

3. 建有门(急)诊病历档案或已建立门(急)诊电子病历的医疗机构,经患者(就诊者)或其法定代理人同意,其门(急)诊病历可由医疗机构负责保管;患者(就诊者)就诊时指定专人送至就诊科室;患者(就诊者)在多科就诊,应指定专人送达后续就诊科室。每次诊疗活动结束后24小时内收回。未建有门(急)诊病历档案的医疗机构,其门(急)诊病历原则上由患者(就诊者)负责保管。

4. 患者(就诊者)住院期间的住院病历由所在病区负责集中、统一保管;因医疗活动、工作需要或者复印(复制)等需要带离病区时,病区应指定专人负责携带和保管。

5. 患者(就诊者)住院期间及出院时病历应按规定次序排列。

6. 疾病诊断名称、手术操作名称的书写和编码应符合 ICD - 10 及 ICD - 9 - CM3 的规范要求。

7. 患者住院期间的各种检验、检查报告单等相关资料,医疗机构应在其检验、检查报告单等相关资料结果出具后24小时内归入(录入)住院病历,不得遗漏。门(急)诊病历由医疗机构保管的,医疗机构应当在收到各种检验、检查报告单等相关资料后24小时内,将其结果归入(录入)门急诊病历,并在每次诊疗活动结束后首个工作日内将门(急)诊病历归档。

8. 患者(就诊者)出院时,由病区办公室护士负责按出院病历排列次序整理,统一编页后,填写病历内容目录表。病案管理部门于患者(就诊者)出院后72小时内回收,死亡病历在7个工作日内回收。

9. 医疗机构应当严格病历管理,任何人不得随意涂改病历,严禁伪造、隐匿、损毁、抢夺、窃取、非法借阅病历。防止病历丢失。

10. 医疗机构应当指定部门或者专(兼职)人员负责受理复印(复制)病历资料的申请。受理申请时,应当要求申请人提供有关证明材料,并对申请材料的形式进行审核。

(1) 申请人为患者(就诊者)本人的,应当提供其有效身份证明;

（2）申请人为患者（就诊者）代理人的，应当提供患者（就诊者）及其代理人的有效身份证明、代理人与患者（就诊者）代理关系的法定证明材料和授权委托书；

（3）申请人为死亡患者法定继承人的，应当提供患者死亡证明、死亡患者法定继承人的有效身份证明、死亡患者与法定继承人关系的法定证明材料；

（4）申请人为死亡患者法定继承人代理人的，应当提供患者死亡证明、死亡患者法定继承人及其代理人的有效身份证明、死亡患者与其法定继承人关系的法定证明材料，代理人与死亡患者法定继承人代理关系的法定证明材料和授权委托书；

（5）申请人为基本医疗保障管理和经办机构的，应当按照相应基本医疗保障制度有关规定执行。

11. 公安、司法、人力资源社会保障、保险以及负责医疗事故技术鉴定的部门，因办理案件，依法实施专业技术鉴定、医疗保险审核或仲裁、商业保险审核等需要，提出审核、查阅或者复印（复制）病历资料要求的，经办人员提供以下证明材料后，医疗机构可以根据需要提供患者部分或全部病历。

（1）该行政机关、司法机关、保险或者负责医疗事故技术鉴定部门出具的调取病历的法定证明；

（2）经办人本人有效身份证明；

（3）经办人本人有效工作证明（需与该行政机关、司法机关、保险或者负责医疗事故技术鉴定部门一致）；

（4）经办人为代理律师的，还应同时出具法院立案证明和授权委托书；

（5）经办人为保险机构的，还应当提供保险合同复印件，患者（就诊者）本人或者其代理人同意的法定证明材料；患者死亡的，应当提供保险合同复印件，死亡患者法定继承人或者其代理人同意的法定证明材料。合同或者法律另有规定的除外。

12. 医疗机构可以为申请人复印（复制）的病历资料包括：门（急）诊病历和住院病历中的体温单、医嘱单、住院病历或入院记录、手术同意书、麻醉同意书、麻醉记录、手术记录、病危（病重）患者护理记录、出院（死亡）记录、输血治疗知情同意书、特殊检查（治疗）知情同意书、病理报告、检验报告等辅助检查报告单、医学影像检查资料等病历资料。

13. 按照《病历书写基本规范》和《中医病历书写基本规范》要求，病历尚未完成，申请人要求复印（复制）病历时，医疗机构可以对已完成病历先行复印（复制），在医务人员按照规定完成病历后，再对新完成部分进行复印（复制）。医疗机构应留存复印（复制）申请记录、复印（复制）内容记录、申请人有效身份证明复印件及其法定证明材料、有效工作证明、单位介绍信、保险合同复印件等。

14. 医疗机构受理复印或者复制病历资料申请后,由指定部门或者专职(兼职)人员通知病案管理部门或专职(兼职)人员,在规定时间内将需要复印或者复制的病历资料送至指定地点,并在申请人在场的情况下复印或者复制。复印或者复制的病历资料经申请人和医疗机构双方确认无误后,加盖医疗机构证明印记。

15. 申请人复印或者复制病历资料,应按照规定缴纳工本费。

16. 依法需要封存病历时,应当在医疗机构或者其委托代理人、患者或者其代理人在场的情况下,对病历共同进行确认、签封病历复印(复制)件。

医疗机构申请封存病历时,应当告知患者或者其代理人共同实施病历封存;患者或者其代理人拒绝或者放弃实施封存病历的,医疗机构可以在公证机构公证的情况下,对病历进行确认,由公证机构签封病历复印(复制)件。

医疗机构负责封存病历复印(复制)件的保管。封存后病历的原件可以继续记录和使用。

按照《病历书写基本规范》和《中医病历书写基本规范》要求,病历尚未完成,需要封存病历时,可以对已完成病历先行封存,当医务人员按照规定完成病历后,再对新完成部分进行封存。

发生医疗事故争议时,医疗机构应当在患者或者其代理人在场的情况下封存死亡病例讨论记录、疑难病例讨论记录、上级医师查房记录、会诊意见、病程记录等。

开启封存病历应当在签封各方在场的情况下实施。

17. 除涉及为患者(就诊者)提供诊疗服务的医务人员,以及经卫生计生行政部门、中医药管理部门或者医疗机构授权的负责病案管理、医疗管理的部门或者人员外,其他任何机构和个人不得擅自查阅患者病历。

其他医疗机构及医务人员因科研、教学需要查阅、借阅病历的,应当向患者就诊医疗机构提出书面申请,经同意并办理相关手续后方可查阅、借阅。查阅后应当立即归还。查阅的病历资料不得带离就诊医疗机构。借阅病历应当在3个工作日内归还。医疗机构及其医务人员禁止以非医疗、教学、研究目的泄露患者(就诊者)的病历资料。

18. 医疗机构应加强对医务人员进行病案质量教育、普及和推广 ICD-10 和 ICD-9-CM3 编码及其意义的教育;严格施行原卫生部新的住院病案首页;应建立病历质量定期检查、评估与反馈制度;要把病历质量管理纳入医院全面质量管理的范畴。

19. 医疗机构可以采用符合档案管理要求的缩微技术等对纸质病历进行

处理后保存。需要保存门诊病历的医院或专科,其门诊病历保存时间自患者最后一次就诊之日起不得少于15年,住院病历保存时间自患者最后一次住院之日起不得少于30年。

20. 观察室病历书写要求同入院记录。观察患者出室时应在门诊病历上作简要小结,观察室病历由护士整理后送病案室保存,保存期限不得少于15年。

21. 住院病人的各类特殊检查(治疗)知情同意书和操作记录(如无痛胃镜等),归其住院病历中;门诊病人的各类特殊检查(治疗)知情同意书,由医疗机构妥善保存。

22. 医疗过程中植入体内的人工材料及高值耗材的条形码等,应粘贴在相关知情同意书或记录单的背面。

23. 医疗机构变更名称时,所保管的病历应当由变更后医疗机构继续保管。医疗机构撤销后,所保管的病历可以由省级卫生计生行政部门、中医药管理部门或者省级卫生计生行政部门、中医药管理部门指定的机构按照规定妥善保存。

附:病案内容目录表式样

病案内容目录表

姓名　　　性别　　　年龄　　　病区　　　床号　　　住院号

序号	病案内容	张数	页码
1	病案首页及住院证		
2	住院病历或入院记录		
3	病程记录		
4	术前小结		
5	术前讨论记录		
6	手术审批书(手术报审记录)		
7	手术知情同意书		
8	授权委托书、委托双方有效身份证明复印件		
9	麻醉知情同意书		
10	麻醉术前访视记录		
11	手术安全核查记录		
12	手术清点记录		
13	麻醉记录(或待产记录)		
14	手术记录(或产时记录)		

姓名　　　性别　　　年龄　　　病区　　　床号　　　住院号

序号	病案内容	张数	页码
15	麻醉术后访视记录		
16	术后病程记录(或产后记录)		
17	出院记录或24小时内入出院记录		
18	死亡记录或24小时内入院死亡记录		
19	疑难病例讨论记录		
20	死亡病例讨论记录		
21	输血治疗知情同意书		
22	特殊检查知情同意书		
23	特殊治疗知情同意书		
24	会诊记录		
25	病危(重)通知书		
26	患者知情同意、沟通记录		
27	病理资料		
28	血、尿、粪常规检验报告单		
29	临床化学、免疫、微生物及其他检验报告单		
30	医学影像检查资料		
31	其他检查资料		
32	体温单		
33	长期医嘱单		
34	临时医嘱单		
35	病危(病重)患者护理记录		
36	ICU记录单、各类监测单		
37	特殊治疗记录单		
38	其他诊疗资料		
39	死亡患者的门诊病历		

病历整理者签名：＿＿＿＿＿＿　　　　　　　　　病案室复核者签名：＿＿＿＿＿＿＿

第三节　病历质量评定标准

（一）门诊病历质量评定标准

1. 一般项目：封面应填写姓名、性别、出生年月、民族、婚姻、职业、工作单位或住址、药物过敏史、身份证号等，以及就诊日期（年、月、日，急诊患者应加注时、分）。

2. 初诊病历书写应含有就诊日期、科别。

3. 主诉：患者就诊最主要的原因，包括主要症状（或体征）及持续时间。

4. 病史：现病史重点突出（包括与本次发病有关的既往史、个人史和家族史）。

5. 体检：有一般情况，阳性体征及有助于鉴别诊断的主要阴性体征（专科医院应有针对性检查）。

6. 急诊病历书写就诊时间要求具体到分钟。急危重患者必须有体温、脉搏、呼吸、血压、意识状态、诊断和抢救措施等记录。抢救无效的病例，应有抢救经过记录、死亡日期及时间、死亡诊断等。急诊留观记录需重点记录患者观察期间的病情变化和诊疗措施，记录简明扼要，并注明患者去向。

7. 其他必须做的实验室检查、器械检查或会诊记录。

8. 诊断：有诊断或初步诊断。"待查"则应有进一步检查措施或建议。

9. 处理：应正确、合理、及时。法定传染病应注明疫情报告情况。

10. 复诊病历书写格式同上，还应记载上次诊治后的病情变化和治疗反应，体检着重记录原阳性体征的变化和新的阳性体征、补充的实验室和其他器械检查、诊断或修正诊断。

11. 同一医疗机构内三次门诊（含复诊）不能确诊者应请上级医师或专科会诊，并注明会诊意见。

12. 书写应字迹清楚，易于辨认。

13. 医生签名：应签全名，字迹清楚。

【注】凡达不到上述要求之一者属不合格病历。

（二）住院病历质量评定标准

江苏省住院病历质量评定标准

项目	缺陷内容	扣分标准	扣分	扣分理由
基本规则	（1）字迹潦草难以辨认、不能通读；有两处以上重要内容明显涂改；或代替、模仿他人签名	重度缺陷		
	（2）病历记录系拷贝行为导致的原则性错误	重度缺陷		
	（3）病历内容（含首页、眉栏）记录有缺项，填写不完整	1/处		
	（4）病历书写欠规范，存在描述不正确，语句不通顺，有错字和漏字，单位符号书写不规范等	1/项		
	（5）使用无电子签名的计算机 Word 文档打印病历	重度缺陷		
	（6）缺入院记录、住院病历，或非执业医师书写入院记录、首次病程录	重度缺陷		
	（7）入院记录、住院病历、首次病程录、手术记录、出院（死亡）记录等重要记录未在规定时间内完成	5/项		
	（8）其他各项记录未按规定时限完成（除外31条内容）	2/项		
	（9）缺应有医嘱及医嘱开立的检验、检查报告单	2/项		
	（10）缺对诊断治疗有重要价值的检验、检查报告单	5/项		
	（11）上级医师审签病历不及时或漏签名，或缺电子病历系统打印的纸质病历手工签名	2/次		
病案首页	（12）门（急）诊诊断未填写或填写有缺陷，出院次要诊断遗漏或填写有缺陷	2/项		
	（13）出院主要诊断选择错误	5		
	（14）药物过敏栏空白或填写错误或漏填	2		
	（15）手术及操作名称填写不规范或漏填	3/项		
	（16）疾病诊断、手术及操作编码填写不完整、不准确，缺编码员签名	2/项		

项目		缺陷内容	扣分标准	扣分	扣分理由
住院病历	病史	（17）主诉记录不完整,不能导致第一诊断	5		
		（18）主诉与现病史不相关、不相符	5		
		（19）现病史中发病情况、主要症状特点及其发展变化、伴随状况、诊治经过及结果等描述不清	2/项		
		（20）缺与鉴别诊断有关的阳性或阴性资料	2		
		（21）既往史中缺与主要诊断相关内容(包括重要脏器疾病史、传染病史、手术外伤史、输血史、药物过敏史等)	1/项		
		（22）个人史、婚育史、月经史、家族史不完整;或遗漏与诊治相关的内容,记录不规范	1/项		
住院病历	体格检查	（23）遗漏主要阳性体征或重要脏器体征描述不全	5		
		（24）阳性体征描述不规范或缺有鉴别诊断意义的阴性体征	3		
		（25）缺专科情况记录、专科检查不全面,应有的鉴别诊断体征未记录或记录有缺陷(限需写专科情况的病历)	2		
	诊断	（26）诊断不确切,依据不充分	重度缺陷		
		（27）主次排列颠倒、缺初步诊断或入院诊断或修正诊断	2/项		
		（28）其他主要疾病误诊、漏诊	5		
	病程记录	（29）首次病程记录缺病例特点、拟诊讨论(入院诊断、诊断依据及鉴别诊断),或诊疗计划空洞无针对性、无主治及以上医师审签等	3/项		
		（30）对待诊、待查的病例首次病程记录中缺拟诊讨论(诊断依据及鉴别诊断)	10		
		（31）主治医师或上级医师首次查房记录未在48小时内完成,无对新入院、危重、诊断未明、疗效不佳的病人进行重点检查、分析讨论及审签	重度缺陷		
		（32）科主任或副主任医师及以上人员查房记录无对危重、疑难病例进行的病史补充、查体新发现、病情分析,进一步诊疗意见及审签	重度缺陷		

项目	缺陷内容	扣分标准	扣分	扣分理由
病程记录	（33）未按照规定书写各级医师查房记录	3/次		
	（34）缺患者入院后或治疗前、治疗中、出院前病情评估记录	3		
	（35）病情变化时无分析、判断、处理及结果的记录	3/次		
	（36）缺重要检查结果异常的分析及相应处理意见的记录	5		
	（37）缺反映特殊检查（治疗）情况的记录	2		
	（38）缺会诊记录或会诊记录不规范	2		
	（39）缺反映会诊意见执行情况的记录	2		
	（40）缺更改重要医嘱理由的记录	3		
	（41）缺重要治疗措施的记录	3		
	（42）输血治疗病程记录不完整，缺输血适应证、输血成分、血型和数量、输血过程当天观察情况记录及有无输血不良反应记录	5		
	（43）已输血病例中缺输血前9项检查报告单或化验结果	5		
	（44）缺抢救病人的抢救记录（患者放弃抢救除外）	5		
	（45）抢救记录书写不规范	3		
	（46）缺交（接）班记录、转科记录、阶段小结等或记录不完整	3/项		
	（47）住院30天以上病例缺大查房记录、评价分析记录	3/次		
	（48）确诊困难或疗效不确切的病例无以科室为单位的疑难病例讨论记录；记录无明确的进一步诊疗意见，仅有床位医师和主持者总结发言记录，缺记录者签名及主持者审签	重度缺陷		
	（49）应该有术前讨论或病情较重、手术难度较大的病例无以科室为单位的术前讨论记录；记录无手术方案、术中注意事项、手术可能出现的意外及防范措施、术后观察事项及护理要求，仅有床位医师和主持者总结发言记录，缺记录者签名及主持者审签	重度缺陷		

项目	缺陷内容	扣分标准	扣分	扣分理由
病程记录	(50)疑难病例讨论记录、死亡病例讨论记录、术前讨论记录书写不规范、不完整,缺主持者总结发言记录	3/项		
	(51)缺术前小结、上级医师术前审批意见,或缺手术者术前查看患者的相关记录;或缺特殊手术相关审批记录单	2/项		
	(52)缺手术病人的手术记录、麻醉记录,或手术诊断、手术部位描述错误	重度缺陷		
	(53)缺有创诊疗操作记录	5/项		
	(54)手术、麻醉、有创诊疗操作(介入、胸穿、腹穿、腰穿、骨穿等)记录不完整、不规范	3/项		
	(55)缺手术安全核查记录	重度缺陷		
	(56)缺麻醉术前、麻醉术后访视记录或记录不完整	2		
	(57)植入体内的人工材料的条形码未粘贴在病历中或条形码粘贴不全	重度缺陷		
	(58)缺术后连续3天病程记录,或术后3天内无上级医师查房记录	2		
	(59)治疗措施不正确或不及时而贻误抢救与治疗	重度缺陷		
	(60)缺慢性消耗性疾病患者临终前的救护记录	5		
	(61)缺传染病疫情报告记录	2		
	(62)缺上级医师同意患者出院记录	2		
	(63)死亡病例无以科室为单位的死亡病例讨论记录;无死因分析和诊疗过程中的经验教训记录;仅有床位医师和主持者总结发言记录,缺记录者签名及主持者审签	重度缺陷		
知情同意书	(64)缺特殊检查(治疗)、手术等各类知情同意书或缺患者(被委托人)签名	重度缺陷		
	(65)缺术中扩大手术范围的知情同意书(术前已告知的除外)或缺患者(被委托人)签名	重度缺陷		
	(66)特殊检查(治疗)、手术等各类知情同意书等缺谈话医师签名	5/项		
	(67)非患者本人签字的知情同意书,缺患者本人授权委托书,缺患者及被委托人的有效身份证明复印件	重度缺陷		

项目	缺陷内容	扣分标准	扣分	扣分理由
知情同意书	(68) 患方选择或放弃抢救措施的病人,缺患者(被委托人)签名知情同意的记录	5		
	(69) 病危(重)患者无书面病危(重)通知书	5		
	(70) 缺医患沟通记录或记录简单、不规范	2/次		
	(71) 应用特殊药品、耗材等,缺患方签字同意的记录	2/项		
	(72) 将特殊检查(治疗)、手术等各类知情同意书擅自更改为"志愿书""协议书"等不规范格式;或授权委托书、知情同意书书写不规范(如非患者本人签字、未注明签字人与患者关系或条款内容等)	3/项		
出院(死亡)记录	(73) 出院记录中遗漏出院诊断或诊断与病案首页不相符合	2		
	(74) 缺出院(死亡)记录	重度缺陷		
	(75) 死亡原因和死亡诊断混淆,填写不规范;出院(死亡)记录不完整、不规范	5		
其他	(76) 医学院附属医院相关病历缺教学查房记录(可另页)	2		
	(77) 记录内容医护描述不一致或检查医嘱与报告单不一致;同级医疗机构检验检查结果互认执行情况记录不规范	2/项		
	(78) 医嘱开立和停止时间不明确、医嘱书写及执行记录不规范、缺医师签名、临床路径执行情况记录不规范	2/项		
	(79) 其他病历书写缺陷(如页面不整洁、破损,排序有误,报告单粘贴错误,漏项,缺页,打印模糊或不完整等)	2/项		
	(80) 病历中出现该标准中未能涉及的其他严重不符合规范者	酌情扣1~5		

说明:

1. 住院病历质量评定标准包括七个部分80个条款,每份病历均需逐项全面检查,不得漏项。

2. 住院病历质量评定为甲级、乙级、丙级(即不合格病历):

    (1) 每份病历扣分≤15分为轻度缺陷,等同为甲级病历;扣分达16~30分为中度缺陷,等同为乙级病历;扣分≥31分为重度缺陷,等同为丙级病历(即不合格病历)。

    (2) 住院病历质量评定标准中列出了18项病历质量重度缺陷,每份病历发生任何一项,则该份病历即为重度缺陷病历(即不合格病历)。

3. 检查中对已发现有一项重度缺陷的病历不得终止检查,仍需按标准逐项检查;每份病历检查结束应计算总扣分数和重度缺陷数目及其项目序号。

第四节　电子病历

（一）电子病历定义

电子病历是指医务人员在医疗活动过程中，使用医疗机构信息系统生成的文字、符号、图表、图形、数据、影像等数字化信息，并能实现存储、管理、传输和重现的医疗记录，是病历的一种记录形式。

使用文字处理软件编辑、打印的病历文档，不属于原卫生部《电子病历基本规范（试行）》所称的电子病历。

（二）电子病历基本要求

1. 电子病历录入应当遵循客观、真实、准确、及时、完整、规范的原则。

2. 电子病历录入应当使用中文和医学术语，要求表述准确，语句通顺，标点正确。通用的外文缩写和无正式中文译名的症状、体征、疾病名称等可以使用外文。记录日期应当使用阿拉伯数字，记录时间应当采用 24 小时制。

3. 电子病历包括门（急）诊电子病历、住院电子病历及其他电子医疗记录。电子病历内容及录入应当按照原卫生部《病历书写基本规范》、《中医病历书写基本规范》、《电子病历基本规范（试行）》、《中医电子病历基本规范（试行）》、江苏省卫生和计划生育委员会《病历书写规范》(第 2 版,2015 年)、《江苏省实施〈电子病历基本规范（试行）〉细则》、《江苏省医院电子病历系统评价标准与细则（试行）》等执行，使用原卫生部和原江苏省卫生厅统一制定的项目名称、格式和内容，不得擅自变更。

（三）电子病历系统的设置和建设

医疗机构电子病历系统的设置和建设应当满足临床工作需要，遵循医疗工作流程，保障医疗质量和医疗安全。

1. 电子病历系统应当为操作人员提供专有的身份标识和识别手段，并设有相应权限；操作人员对本人身份标识的使用负责。医务人员采用身份标识登录电子病历系统完成各项记录等操作并予确认后，系统应当显示医务人员电子签名。

2. 电子病历系统应当设置医务人员审查、修改的权限和时限。权限划分原则：住院医师可执行病历书写（录入）、浏览、修改等操作；主治医师可执行病历书写（录入）、浏览、修改、质量控制等操作；副主任、主任医师可执行病历书写（录入）、浏览、修改、质量控制、管理、封存归档等操作；医务、病案管理部门可执行病历管理、浏览、封存、解封、质量控制等操作。时限设定原则：按照原卫生部《病历书写基本规范》和江苏省卫生和计划生育委员会《病历书写规范》

(第2版,2015年)所规定的时限设定。在不违反上述原则的前提下,医疗机构可根据本单位实际划分,设定护理、医技等其他岗位人员具体的权限和时限。实习医务人员、试用期医务人员记录的病历,应当经过在本医疗机构合法执业的医务人员审阅、修改并予电子签名确认。医务人员修改时,电子病历系统应当进行身份识别、保存历次修改痕迹、标记准确的修改时间和修改人信息。

3. 电子病历系统应当为患者建立个人信息数据库[包括姓名、性别、出生日期(或年龄)、民族、婚姻状况、职业、工作单位、住址、有效身份证件号码、社会保障号码或医疗保险(公费)号码、联系人、联系电话、门诊病历号码(就诊卡号)、科别、病区、住院号码(病案号)、影像和特殊检查资料号码等],授予唯一标识号码并确保与患者的医疗记录相对应。

4. 电子病历系统应当具有严格的复制管理功能。同一患者的相同信息可以复制,复制内容必须校对,不得出现原则性错误及整段的复制与粘贴,不同患者的信息不得复制。

5. 电子病历系统应当满足国家信息安全等级保护制度与标准。严禁篡改、伪造、隐匿、抢夺、窃取和毁坏电子病历。

6. 电子病历系统应当为病历质量监控、医疗卫生服务信息以及数据统计分析和医疗保险费用审核提供技术支持,包括医疗费用分类查询、手术分级管理、临床路径管理、单病种质量控制、平均住院日、术前平均住院日、床位使用率、合理用药监控、药物占总收入比例等医疗质量管理与控制指标的统计,利用系统优势建立医疗质量考核体系,提高工作效率,保证医疗质量,规范诊疗行为,提高医院管理水平。

（四）实施电子病历基本条件

医疗机构建立电子病历系统应当具备以下条件:

1. 具有专门的管理部门和人员,负责电子病历系统的建设、运行和维护。

2. 具备电子病历系统运行和维护的信息技术、设备和设施,确保电子病历系统的安全、稳定运行。

3. 建立、健全电子病历使用的相关制度和规程,包括人员操作、系统维护和变更的管理规程,出现系统故障时的应急预案等。

医疗机构电子病历系统运行应当符合以下要求:

1. 具备保障电子病历数据安全的制度和措施,有数据备份机制,有条件的医疗机构应当建立信息系统灾备体系。应当能够落实系统出现故障时的应急预案,确保电子病历业务的连续性。

2. 对操作人员的权限实行分级管理,保护患者的隐私。

3. 具备对电子病历创建、编辑、归档等操作的追溯能力。

4. 电子病历使用的术语、编码、模板和标准数据应当符合有关规范要求。

（五）电子病历的管理

1. 医疗机构应当成立电子病历管理部门并配备专职人员，具体负责本机构门（急）诊电子病历和住院电子病历的收集、保存、调阅、复制等管理工作。

2. 医疗机构电子病历系统应当保证医务人员查阅病历的需要，能够及时提供并完整呈现该患者（就诊者）的电子病历资料。

3. 患者（就诊者）诊疗活动过程中产生的非文字资料（CT、磁共振、超声等医学影像信息，心电图，录音，录像等）应当纳入电子病历系统管理，应确保随时调阅、内容完整。

4. 门诊电子病历中的门（急）诊病历记录以接诊医师录入确认即为归档，归档后不得修改。

5. 住院电子病历随患者（就诊者）出院经上级医师于患者（就诊者）出院审核确认后归档，归档后由电子病历管理部门统一管理。

6. 对目前还不能电子化的植入材料条形码、知情同意书等医疗信息资料，可以采取措施使之信息数字化后纳入电子病历并留存原件。

7. 归档后的电子病历采用电子数据方式保存，必要时可打印纸质版本，签名保存。已完成录入打印并签名的病历不得修改。打印的电子病历纸质版本同一医疗机构应当统一规格、字体、字号及排版格式等，建议选用 A4 或 16K 纸张、宋体、5 号字，其内容应与归档电子病历完全一致。打印字迹应清楚易认、内容完整，符合病历保存期限和复印的要求。电子病历保存期限同纸质病历。电子病历与纸质病历具有同等效力。

8. 电子病历数据应当保存备份，并定期对备份数据进行恢复试验，确保电子病历数据能够及时恢复。当电子病历系统更新、升级时，应当确保原有数据的继承与使用。

9. 医疗机构应当建立电子病历信息安全保密制度，设定医务人员和有关医院管理人员调阅、复制、打印电子病历的相应权限，建立电子病历使用日志，记录使用人员、操作时间和内容。未经授权，任何单位和个人不得擅自调阅、复制电子病历。

10. 医疗机构应当受理下列人员或机构复印或者复制电子病历资料的申请：

（1）患者（就诊者）本人或其代理人；

（2）死亡患者法定继承人或其代理人；

（3）为患者（就诊者）支付费用的基本医疗保障管理和经办机构；

（4）患者（就诊者）授权委托的保险机构；

（5）负责医疗事故技术鉴定的部门；

（6）公安、司法、人力资源社会保障等部门。

11. 医疗机构应当指定部门或者专（兼）职人员负责受理复印或者复制电子病历资料的申请，受理申请时，应当要求申请人提供有关证明材料，并对申请材料的形式进行审核。经办人员提供以下证明材料后，医疗机构可以根据需要提供部分或全部病历。

（1）申请人为患者（就诊者）本人的，应当提供本人有效身份证明。

（2）申请人为患者（就诊者）代理人的，应当提供患者（就诊者）及其代理人的有效身份证明、代理人与患者（就诊者）代理关系的法定证明材料和授权委托书。

（3）申请人为死亡患者法定继承人的，应当提供患者死亡证明及其死亡患者法定继承人的有效身份证明、死亡患者与法定继承人关系的法定证明材料。

（4）申请人为死亡患者法定继承人代理人的，应当提供患者死亡证明、死亡患者法定继承人及其代理人的有效身份证明，死亡患者与其法定继承人关系的法定证明材料，代理人与法定继承人代理关系的法定证明材料和授权委托书。

（5）申请人为基本医疗保障管理和经办机构的，应当按照相应基本医疗保障制度和有关规定执行。

（6）申请人为保险机构的，应当提供保险合同复印件，承办人员的有效身份证明，患者（就诊者）本人或者其代理人同意的法定证明材料；患者死亡的，应当提供保险合同复印件，承办人员的有效身份证明，死亡患者法定继承人或者其代理人同意的法定证明材料。合同或者法律另有规定的除外。

（7）公安、司法机关因办理案（事）件，需要收集、调取电子病历资料的，应当提供由公安、司法机关出具的调取病历的法定证明及执行公务人员的有效身份证明、有效工作证明。

（8）经办人为代理律师的，还应同时出具法院立案证明和授权委托书。

12. 医疗机构可以为申请人复印或者复制电子病历资料的范围按照国家卫生计生委和国家中医药管理局《医疗机构病历管理规定（2013版）》执行。

13. 医疗机构受理复印或者复制电子病历资料申请后，按照《病历书写基本规范》和《中医病历书写基本规范》要求，病历尚未完成，申请人要求复印（复制）病历时，可以对已完成病历先行复印（复制），在医务人员按照规定完成病历后，再对新完成部分进行复印（复制）。医疗机构应留存复印（复制）申请记录、复印（复制）内容记录、申请人有效身份证明复印件及其法定证明材料、有效工作证明、单位介绍信、保险合同复印件等。

14. 复印或者复制的病历资料经申请人和医疗机构双方核对无误后,医疗机构应当在电子病历纸质版本上加盖证明印记,或提供已锁定不可更改的病历电子版。

15. 发生医疗事故争议或依法需要封存电子病历时,应当在医患双方在场的情况下,对电子病历共同确认,锁定电子病历并制作完全相同的纸质版本供签封。

医疗机构申请封存电子病历时,应告知患方共同实施病历封存,患方拒绝或放弃实施病历封存的,医疗机构可以在公证机构公证的情况下,对电子病历进行确认,由公证机构签封电子病历纸质版本。

封存的纸质病历资料由医疗机构保管。封存后的电子病历可以继续记录和使用。

病历尚未完成,需要封存病历时,可以对已完成病历先行封存,签封其电子病历纸质版本,当医师按照规定完成病历后,再对新完成病历部分进行封存,签封其电子病历纸质版本。

开启封存电子病历纸质版本应当在签封各方在场的情况下实施。

16. 医疗机构应根据原卫生部《病历书写基本规范》、《中医病历书写基本规范》、《电子病历基本规范(试行)》、《中医电子病历基本规范(试行)》以及江苏省卫生和计划生育委员会《病历书写规范》(第2版,2015年)等医疗法规设置电子病历的质量监控要点,开发、使用电子病历质量控制软件,实行病历质量管理信息化。

17. 住院期间的重要诊疗记录[如首次病程记录、手术记录、术后病程记录、转出(入)记录等]应及时续页打印,其他记录可满页打印。

18. 中医电子病历的管理参照国家中医药管理局《中医电子病历基本规范(试行)》执行。

第九章 表格式病历

为了方便临床工作,尽量使病历简洁划一,容易记录及阅读,病历中许多内容可设计成为表格。可以设计为表格的病历资料有:各专科的病历,各种记录,各种检验、检查的申请单和报告单,会诊单,各种评分表,医嘱单以及与医患沟通相关的各种医疗文书。病历表格分为纸质表格和电子病历表格,电子病历表格的设计原则上按纸质表格的要求进行。

第一节 病历表格印制规范

1. 病历表格的设计、印制由医务处(科)或信息科负责,并指定专人负责表格的设计、引进、征求意见、审定、决定印数、清样校对、质量验收及指导使用等工作。各级卫生行政部门和医疗规范所要求的内容应遵照执行,不得擅自更改。

2. 设计病历表格要注意做到通用化、系列化、标准化。

3. 进入病历的医疗表格,必须是铅字印刷或电脑激光照排印制的表格,钢板蜡纸油印或打印的表格不得进入病历(个别需要的手绘表格例外)。

4. 医疗表格采用标准的 A4、16 开本、32 开本或 64 开本(如住院证、处方),病历表格宜用 A4 或者 16 开本,但每家医疗机构须使用统一规格的纸张。

5. 进入病历的医疗表格特称"病历表格",如 16 开本的切纸规格定为 18.5 cm×26.5 cm,以保证装订病历整齐。

6. 表格的页边距左右各 1.0 cm,上 1.5 cm,下 1.0 cm。

7. 每页表格的正面,必须在表头印医院名称(用 3 号楷体)、表格名称(用 2 号黑体字),表格内容文字一般用 5 号宋体,小标题或需特别提示的文字可用 5 号黑体。住院号印在表格右上角。版心下缘正中印"第　页"(见本书提供表格)。非 16 开表格表头文字字号可适当缩小,基本格式不变,要兼顾表格版面美观。

8. 单面书写病历表格用 60 g 以上书写纸;双面书写病历表格用 70 g 以上书写纸印刷;需复写的病历表格、各种检查报告单宜用 60 g 纸印制;病案首页宜用 100 g 以上的双胶纸印制。为环保要求,节约纸张,病案表格提倡双面印制使用。

第二节　检验申请单、报告单印制规范

1. 常用医学检验单分为血液检验、尿液检验、粪便检验、临床化学检验、临床免疫检验、临床微生物检验和其他检验单7大类。

2. 为便于临床医师选用检验单和有利于检验单的分类整理,医学检验单应在上缘加有3 mm的色彩标记带。色彩规定如下:临床血液学检验单为大红色,尿检验单为棕黄色,粪便检验单为深蓝色,临床化学检验单为橘黄色,临床免疫学检验单为深绿色,临床微生物检验单为棕色,其他检验单为无色。如实行报告单门诊自助打印和(或)病区打印的单位,应在原色带的右侧用加粗五号宋体字标示专业和(或)项目组合。

3. 各种医学检验单核心部分(不包括记账联及标本联)12 cm×18 cm。有条件的医院,检验申请单与检验报告单可分别印制。

4. 检验项目序号使用国家统一编码,项目名称用中文或通用的外文缩写(无正式中文译名者可以用外文全称)。

5. 医学检验单中的检验数值应以法定计量单位表示。

6. 印刷纸张质量要求:采用60 g白色单胶纸,纸质颜色前后一致,用墨水书写不扩散、不渗透,遇水浸湿后不易破裂,便于粘贴。

7. 医学检验单提供的式样有两种:一种是申请单与报告单合一的式样,另一种是申请单与报告单分别印制的式样。

第三节　首　页

医疗机构_____（组织机构代码：_____）

住 院 病 案 首 页

医疗付费方式□

健康卡号：　　　　　　　　　　第　　次住院　　　　　　病案号_____

姓名_____　　性别□ 1.男 2.女　出生日期___年___月___日　年龄___国籍_____

（年龄不足1周岁的）年龄___月　　　新生儿出生体重___克　　　新生儿入院体重___克

出生地_____省(区、市)___市___县　籍贯_____省(区、市)___市　民族_____

身份证号_____职业___婚姻□ 1.未婚 2.已婚 3.丧偶 4.离婚 9.其他

现住址_____省(区、市)___市_____县_____电话_____邮编_____

户口地址_____省(区、市)___市_____县_____邮编_____

工作单位及地址_____单位电话_____邮编_____

联系人姓名_____关系___地址_____电话_____

入院途径□ 1.急诊　2.门诊　3.其他医疗机构转入　4.其他

入院时间_____年___月___日___时___入院科别_____病房_____转科科别_____

出院时间_____年___月___日___时___出院科别_____病房_____实际住院_____天

门(急)诊诊断_____疾病编码_____

出院诊断	疾病编码	入院病情	出院诊断	疾病编码	入院病情
主要诊断：			其他诊断：		
其他诊断：					

入院病情：1.有　2.临床未确定　3.情况不明　4.无

损伤、中毒的外部原因_____疾病编码_____

病理诊断：_____疾病编码_____

病理号_____

药物过敏□ 1.无 2.有，过敏药物：　　　　死亡患者尸检□ 1.是　2.否

血型 □ 1.A　2.B　3.O　4.AB　5.不详　6.未查　　Rh □ 1.阴 2.阳 3.不详 4.未查

科主任_____主任(副主任)医师_____主治医师_____住院医师_____

责任护士_____进修医师_____实习医师_____编码员_____

病案质量 □ 1.甲 2.乙 3.丙　质控医师_____质控护士_____质控日期_____年___月___日

— 130 —

手术及操作编码	手术及操作日期	手术级别	手术及操作名称	手术及操作医师			切口愈合等级	麻醉方式	麻醉医师
				术者	Ⅰ助	Ⅱ助			
							/		
							/		
							/		
							/		
							/		
							/		
							/		
							/		

离院方式 □ 1.医嘱离院　2.医嘱转院,拟接收医疗机构名称:＿＿＿＿＿＿＿＿　3.医嘱转社区卫生

服务机构/乡镇卫生院,拟接收医疗机构名称:＿＿＿＿＿＿＿＿＿＿　4.非医嘱离院 5.死亡 9.其他

是否有出院 31 天内再住院计划 □ 1.无　2.有,目的:＿＿＿＿＿＿＿＿

颅脑损伤患者昏迷时间:入院前＿＿＿天＿＿＿小时＿＿＿分钟　　　入院后＿＿＿天＿＿＿小时＿＿＿分钟

住院费用(元):总费用＿＿＿＿＿＿＿＿＿＿(自付金额:＿＿＿＿＿＿＿＿)

1.综合医疗服务类:(1)一般医疗服务费:＿＿＿＿＿(2)一般治疗操作费:＿＿＿＿＿(3)护理费:＿＿＿＿＿

　(4)其他费用:＿＿＿＿＿

2.诊断类:(5)病理诊断费:＿＿＿＿＿(6)实验室诊断费:＿＿＿＿＿(7)影像学诊断费:＿＿＿＿＿

　(8)临床诊断项目费:＿＿＿＿＿

3.治疗类:(9)非手术治疗项目费:＿＿＿＿＿(临床物理治疗费:＿＿＿＿＿)

　(10)手术治疗费:＿＿＿＿＿(麻醉费:＿＿＿＿＿手术费:＿＿＿＿＿)

4.康复类:(11)康复费:＿＿＿＿＿

5.中医类:(12)中医治疗费:＿＿＿＿＿

6.西药类:(13)西药费:＿＿＿＿＿(抗菌药物费用:＿＿＿＿＿)

7.中药类:(14)中成药费:＿＿＿＿＿(15)中草药费:＿＿＿＿＿

8.血液和血液制品类:(16)血费:＿＿＿(17)白蛋白类制品费:＿＿＿＿＿(18)球蛋白类制品费:＿＿＿＿＿

　(19)凝血因子类制品费:＿＿＿＿＿(20)细胞因子类制品费:＿＿＿＿＿

9.耗材类:(21)检查用一次性医用材料费:＿＿＿＿＿(22)治疗用一次性医用材料费:＿＿＿＿＿

　(23)手术用一次性医用材料费:＿＿＿＿＿

10.其他类:(24)其他费:＿＿＿＿＿

主要诊断治疗转归:1.治愈 □　2.好转 □　3.未愈 □

诊断符合情况:1.门诊与出院 □　2.入院与出院 □　3.术前与术后 □

　　　　　4.临床与病理 □　5.放射与病理 □　(0.未做　1.符合　2.不符合　3.不确定)

抢救情况:抢救＿＿＿＿＿次　成功＿＿＿＿＿次

临床路径管理:1.完成 □　2.变异 □　3.退出 □　4.未入 □

说明:(一)医疗付费方式　1.城镇职工基本医疗保险　2.城镇居民基本医疗保险　3.新型农村合作医疗　4.贫困救助　5.商业医疗保险

　　　6.全公费　7.全自费　8.其他社会保险　9.其他

　(二)凡可由医院信息系统提供住院费用清单的,住院病案首页中可不填写"住院费用"。

医疗机构＿＿＿＿＿＿＿＿（组织机构代码：＿＿＿＿＿＿）

医疗付费方式□

中 医 住 院 病 案 首 页

健康卡号：＿＿＿＿＿＿＿＿＿　　　第　　次住院　　　病案号＿＿＿＿＿＿

姓名＿＿＿＿＿＿　性别□ 1.男 2.女　出生日期＿＿＿年＿＿＿月＿＿＿日　年龄＿＿＿国籍＿＿＿＿＿

（年龄不足1周岁的）年龄＿＿＿月　　　新生儿出生体重＿＿＿克　　　新生儿入院体重＿＿＿克

出生地＿＿＿＿＿省（区、市）＿＿＿市＿＿＿县　籍贯＿＿＿省（区、市）＿＿＿市　民族＿＿＿

身份证号＿＿＿＿＿＿＿＿＿职业＿＿＿婚姻□ 1.未婚 2.已婚 3.丧偶 4.离婚 9.其他

现住址＿＿＿＿＿省（区、市）＿＿＿市＿＿＿县　电话＿＿＿＿＿邮编＿＿＿

户口地址＿＿＿＿＿省（区、市）＿＿＿市＿＿＿县＿＿＿邮编＿＿＿

工作单位及地址＿＿＿＿＿＿＿＿＿＿＿＿＿＿单位电话＿＿＿＿＿邮编＿＿＿

联系人姓名＿＿＿关系＿＿＿地址＿＿＿＿＿＿＿＿＿＿＿电话＿＿＿

入院途径□ 1.急诊　2.门诊　3.其他医疗机构转入　9.其他

治疗类别 □ 1.中医（1.1 中医　1.2 民族医）　2.中西医　3.西医

入院时间＿＿＿＿年＿＿月＿＿日＿＿时　入院科别＿＿＿病房＿＿＿转科科别＿＿＿

出院时间＿＿＿＿年＿＿月＿＿日＿＿时　出院科别＿＿＿病房＿＿＿实际住院＿＿＿天

门（急）诊诊断（中医诊断）＿＿＿＿＿＿＿＿＿＿＿疾病编码＿＿＿＿＿

门（急）诊诊断（西医诊断）＿＿＿＿＿＿＿＿＿＿＿疾病编码＿＿＿＿＿

实施临床路径：□ 1. 中医　2. 西医　3. 否　　使用医疗机构中药制剂：□ 1.是　2. 否

使用中医诊疗设备：□ 1.是　2. 否　使用中医诊疗技术：□ 1. 是　2. 否　辨证施护：□ 1.是　2. 否

出院中医诊断	疾病编码	入院病情	出院西医诊断	疾病编码	入院病情
主病			主要诊断：		
主证			其他诊断：		

入院病情：1.有　2.临床未确定　3.情况不明　4.无

损伤、中毒的外部原因＿＿＿＿＿＿＿＿＿＿＿＿＿疾病编码＿＿＿＿＿

病理诊断：＿＿＿＿＿＿＿＿＿＿＿＿＿＿＿＿＿疾病编码＿＿＿＿＿
　　　　　　　　　　　　　　　　　　　　　　病理号＿＿＿＿＿

药物过敏□ 1.无 2.有，过敏药物：＿＿＿＿＿＿＿＿＿死亡患者尸检 □ 1.是　2. 否

血型 □ 1. A　2. B　3. O　4. AB　5.不详　6.未查　　Rh □ 1.阴 2.阳 3.不详 4.未查

科主任＿＿＿＿＿主任（副主任）医师＿＿＿＿＿主治医师＿＿＿＿＿住院医师＿＿＿＿＿

责任护士＿＿＿＿＿进修医师＿＿＿＿＿实习医师＿＿＿＿＿编码员＿＿＿＿＿

病案质量 □ 1.甲 2.乙 3.丙　质控医师＿＿＿＿＿质控护士＿＿＿＿＿质控日期＿＿＿年＿＿月＿＿日

手术及操作 编　码	手术及操作 日　期	手术 级别	手术及操作名称	手术及操作医师			切口愈 合等级	麻醉 方式	麻醉医师
				术者	Ⅰ助	Ⅱ助			
							/		
							/		
							/		
							/		
							/		
							/		
							/		
							/		

离院方式□ 1.医嘱离院　2.医嘱转院,拟接收医疗机构名称:＿＿＿＿＿＿　3.医嘱转社区卫生服

务机构/乡镇卫生院,拟接收医疗机构名称:＿＿＿＿＿＿＿＿＿　4.非医嘱离院 5.死亡 9.其他

是否有出院 31 天内再住院计划 □ 1.无　2.有,目的:＿＿＿＿＿＿＿＿＿＿＿＿＿＿

颅脑损伤患者昏迷时间:入院前＿＿天　小时＿＿分钟　入院后＿＿天　小时＿＿分钟

住院费用(元):总费用＿＿＿＿＿＿＿(自付金额:＿＿＿＿＿＿＿)

1.综合医疗服务类:(1)一般医疗服务费:＿＿＿＿(中医辨证论治费:＿＿＿＿中医辨证论治会诊

　费:＿＿＿＿)(2)一般治疗操作费:＿＿＿＿(3)护理费:＿＿＿＿(4)其他费用:＿＿＿＿＿

2.诊断类:(5)病理诊断费:＿＿＿＿(6)实验室诊断费:＿＿＿＿(7)影像学诊断费:＿＿＿＿

　(8)临床诊断项目费:＿＿＿＿

3.治疗类:(9)非手术治疗项目费:＿＿＿＿(临床物理治疗费:＿＿＿＿)

　(10)手术治疗费:＿＿＿＿(麻醉费:＿＿＿＿手术费:＿＿＿＿)

4.康复类:(11)康复费:＿＿＿＿

5.中医类(中医和民族医医疗服务)(12)中医诊断:＿＿＿＿(13)中医治疗:＿＿＿＿(中医外治:＿＿＿＿

　中医骨伤:＿＿＿＿　针刺与灸法:＿＿＿＿　中医推拿治疗:＿＿＿＿　中医肛肠治疗:＿＿＿＿

　中医特殊治疗:＿＿＿＿)(14)中医其他:＿＿＿＿(中药特殊调配加工:＿＿＿＿辨证施膳:＿＿＿＿)

6.西药类:(15)西药费:＿＿＿＿(抗菌药物费用:＿＿＿＿)

7.中药类:(16)中成药费:＿＿＿＿(医疗机构中药制剂费:＿＿＿＿)(17)中草药费:＿＿＿＿

8.血液和血液制品类:(18)血费:＿＿＿＿(19)白蛋白类制品费:＿＿＿＿(20)球蛋白类制品费:

　＿＿＿＿(21)凝血因子类制品费:＿＿＿＿(22)细胞因子类制品费:＿＿＿＿

9.耗材类:(23)检查用一次性医用材料费:＿＿＿＿(24)治疗用一次性医用材料费:＿＿＿＿

　(25)手术用一次性医用材料费:＿＿＿＿

10.其他类:(26)其他费:＿＿＿＿

主要诊断治疗转归:1.治愈 □　2.好转 □　3.未愈 □　抢救情况:抢救＿＿次　成功＿＿次

诊断符合情况:1.门诊与出院 □　2.入院与出院 □　3.术前与术后 □

　　　　　　4.临床与病理 □　5.放射与病理 □　(0.未做　1.符合　2.不符合　3.不确定)

临床路径管理:1.完成 □　2.变异 □　3.退出 □　4.未入 □

说明:(一)医疗付费方式　1.城镇职工基本医疗保险　2.城镇居民基本医疗保险　3.新型农村合作医疗　4.贫困救助　5.商业医疗保险
　　　　6.全公费　7.全自费　8.其他社会保险　9.其他
　　(二)凡可由医院信息系统提供住院费用清单的,住院病案首页中可不填写"住院费用"。

医 院
住　院　证

姓名_____性别_____年龄_____门诊号_____

地址_____联系电话_____

门(急)诊诊断_____

住院科室_____住院病区_____床号_____

医嘱：

备注：□病重　　　　□病危　　　　□呼吸传染　　　　□接触传染　　　　□肠道传染

入院途径:□急诊　　　□门诊　　　□其他医疗机构转入　　　□其他

联系人姓名_____关系_____联系电话_____

医师签字

日期　　　年　　月　　日

第四节　住院病历和入院记录

医　院

住　院　病　历

姓　名　　　　科　别　　　　病区　　　　床　号　　　　住院号

姓　名	职　业
性　别	工作单位
年　龄	住　址
婚　姻	供史者(与患者关系)
出生地	入院时间
民　族	记录时间

主　诉

现病史

既往史　平素健康状况　良好　　一般　　较差

　　　　曾患疾病和传染病史　无　有

　　　　预防接种史　无　有

　　　　过敏史　　无　有　　过敏原:　　　临床表现:

　　　　外伤史　　无　有

　　　　手术史　　无　有

　　　　输血史　　无　有

系统回顾(有打√无打○　阳性病史应在下面空间填写发病时间和扼要诊疗经过)

　　呼吸系统　慢性咳嗽　咳痰　咯血　呼吸困难　胸痛　　　其他:

　　循环系统　心悸　活动后气促　下肢水肿　心前区痛　血压增高　晕厥

　　消化系统　食欲减退　反酸　嗳气　恶心　呕吐　腹胀　腹痛　便秘　腹泻

　　　　　　　呕血　黑便　便血　黄疸

　　泌尿生殖系统　腰痛　尿频　尿急　尿痛　排尿困难　血尿　尿量异常

　　　　　　　夜尿增多　水肿　阴部瘙痒　阴部溃烂

　　造血系统　乏力　头晕　眼花　牙龈出血　鼻出血　皮下出血　骨痛

　　内分泌与代谢系统　食欲亢进　食欲减退　怕热　多汗　畏寒　多饮　多尿

　　　　　　　双手震颤　性格改变　显著肥胖　明显消瘦　毛发增多　毛发脱落

　　　　　　　色素沉着　性功能改变　闭经

第　　页　　　　　　　　　　　　总　　页

　　　　肌肉骨骼系统　游走性关节痛　关节痛　关节红肿　关节变形

　　　　　　　　肌肉痛　肌肉萎缩

　　　　神经系统　头晕　头痛　眩晕　晕厥　记忆力减退　视力障碍　失眠

　　　　　　　　意识障碍　颤动　抽搐　瘫痪　感觉异常

个人史　出生地　　从事何种工作　　　地方病地区居住情况　　冶游史

　　　嗜烟(无　有)约＿＿年　平均＿＿支/日　戒烟(未　已)　约＿＿年

　　　嗜酒(无　偶有　经常)　约＿＿年　平均＿＿克酒精量/日　其他:

婚育史、月经史　婚姻状况　　　结婚年龄　　　配偶情况　　有　无子女

　　　妊娠＿次　顺产＿胎　流产＿胎　早产＿胎　死产＿胎　难产及病情:

　　　初潮年龄(　岁)　行经期(　天)/月经周期(　天)　末次月经日期　(绝经年龄　岁)

　　　经量（少　一般　多）　痛经（无　有）　经期(规则　不规则)

家族史(注意与患者现病有关的遗传病及传染性疾病)

　　　父:健在　　患病　　已故　死因:

　　　母:健在　　患病　　已故　死因:

　　　兄弟姐妹:　　　　　子女及其他:

体 格 检 查

　　体温　℃　　脉搏　次/分　　呼吸　次/分　　血压　/　mmHg

一般情况　发育:正常　不良　超常　　营养:良好　中等　不良　肥胖　恶病质

　　　　神志:清晰　淡漠　模糊　嗜睡　谵妄　昏迷

　　　　面容:无病容　急性　慢性病容　其他:

　　　　表情:自如　痛苦　忧虑　恐惧　淡漠　兴奋

　　　　体位:自主　被动　强迫(　)　　步态:正常　不正常(　)

　　　　配合检查:合作　欠合作　不合作

皮肤黏膜　色泽:正常　　潮红　　苍白　　发绀　　黄染　　色素沉着

　　　　皮疹:无　有(类型及分布　　　　　　　　　　　　　)

　　　　皮下出血:无　有(类型及分布　　　　　　　　　　)

　　　　毛发分布:正常　多毛　稀疏　脱落(部位　　　　　　)

　　　　温度与湿度:正常　　冷　干　湿　　弹性:正常　　减退

　　　　水肿:无　有(部位及程度　　　　　　　)

　　　　肝掌:无　有　　蜘蛛痣:无　有(部位　　数目　) 其他:

淋 巴 结　全身浅表淋巴结:无肿大　肿大(部位及特征　　　　)

头　部　头颅　大小:正常　大　小　　畸形:无　有(尖颅　方颅　变形颅)

　　　　其他异常:压痛　　包块　　凹陷(部位　　　　　　　　)

　　　眼　眉毛稀疏(无　有)　脱落(无　有)　倒睫(无　有)

　　　　眼睑:正常　水肿　下垂　挛缩　结膜:正常　充血　水肿　出血

　　　　眼球:正常　凸出　凹陷　震颤　运动　障碍(左　　右)

　　　　巩膜:黄染(无　有)　　角膜:正常　异常(左　　右)

第　　页　　　　　　　　　　　　总　　页

瞳孔:等圆　等大　不等　左＿＿＿＿mm　右＿＿＿＿mm

对光反射：正常　迟钝(左　右)　消失(左　右)

其他:

耳　耳廓:正常　畸形　耳前瘘管　其他:(左　右)

外耳道分泌物:无　有(左　右　性质　　)

乳突压痛:无　有(左　右)　　听力粗试障碍:无　有(左　右)

鼻　外形:正常　异常(　　　)　　其他异常:无　有(鼻翼扇动　分泌物)

鼻窦压痛：无　有(部位:　　)

口腔　口唇:红润　发绀　苍白　疱疹　皲裂　　　黏膜:正常　异常(苍白出血点)

腮腺导管开口:正常　异常(肿胀　脓性分泌物)

舌:正常　异常(舌苔　伸舌震颤　伸出居中　向左、向右偏斜)

齿龈:正常　肿胀　溢脓　出血　色素沉着　铅线

齿列:齐　　缺牙　　龋齿　　义齿

扁桃体:无肿大　肿大(左ⅠⅡⅢ　右ⅠⅡⅢ　脓性分泌物)

咽:　　　　　声音:正常　嘶哑

颈　部　抵抗感:无　有　　颈动脉:搏动正常　搏动增强　一侧减弱(左　右)

颈静脉:正常　充盈　怒张　气管:居中　偏移(向左　　向右)

肝颈静脉回流征:(阴性　　阳性)

甲状腺:正常　肿大　度　对称　　侧为主:弥漫性　结节性

质软　质硬

其他异常:无　有(压痛　震颤　血管杂音)

胸　部　胸廓:正常　桶状胸　扁平胸　鸡胸　漏斗胸

膨隆或凹陷(左　右)　心前区膨隆　胸骨压痛　其他:

乳房:正常对称　异常:左　右(男乳女化　包块　压痛　乳头分泌物)

肺　视诊:呼吸运动　正常　异常:左　右(增强　减弱)

肋间隙　正常　增宽　变窄(部位:　　　　　　　)

触诊:语颤(对称　增强　左　右　减弱　左　右)

胸膜摩擦感(无　有　左　右)　　皮下捻发感(无　有　左　右)

叩诊:正常清音　浊音　实音　过清音　鼓音(部位见图)

肺下界:

肩胛下角线:右＿＿＿肋间　　左＿＿＿肋间

移动度:右＿＿＿＿cm　　左＿＿＿＿cm

听诊:呼吸(规整　不规整)

呼吸音(正常　肺泡呼吸音　支气管呼吸音

支气管肺泡呼吸音)

浊音▧　实音▨　鼓音▥

湿啰音▦　干啰音▨

啰音(无　干性　鼾音　哮鸣音　湿啰音　大　中　小水泡音　捻发音　部位)

呼气延长　语音传导(正常　增强　左　右　减弱　左　右)

心　　视诊:心尖搏动(正常　未见　增强　弥散)　心前区隆起　其他部位搏动

心尖搏动位置　正常　移位(距左锁骨中线内外　　cm)

触诊:心尖搏动(正常　强　弱　抬举感)

震颤　无　有(部位　　时期)

右(cm)	肋间	左(cm)
	II	
	III	
	IV	
	V	

左锁骨中线距前正中线cm

叩诊:相对浊音界(见表)

听诊:心率____次/分　心律(规整　不整　绝对不整)

心音 S_1　正常　增强　减弱　分裂

S_2　正常　增强　减弱　分裂　A_2 P_2

S_3　无　有　　　S_4　无　有

额外心音　奔马律(舒张早期　收缩期前　重叠)　开瓣音　其他

杂音　部位　时期　性质　强度　传导

心包摩擦音　无　有(部位　时期)

周围血管:无异常血管征　枪击音　Duroziez双重杂音　水冲脉　毛细血管搏动

脉搏短绌　奇脉　交替脉　其他:

腹 部　视诊:外形　正常　膨隆　蛙腹(腹围　cm)　舟状　尖腹　胃型　肠型

蠕动波　腹式呼吸(存在　消失)　脐(正常　凸出　分泌物)

其他异常:无　有(腹壁静脉曲张　方向　腹纹　手术瘢痕　疝)

触诊:柔软　腹肌紧张(部位)　压痛(无　有)　反跳痛(无　有)

(部位见图)

振水声(无　有)　　液波震颤(无　有)

腹部包块　无　有(部位　大小见图示)

特征描述:

肝:未触及　可触及(肋下　cm　剑突下　cm)

特征描述:

胆囊:未触及　可触及(大小　cm)　压痛　(无　有)

Murphy 征

脾:未触及　可触及(肋下　cm)

特征描述:

×　　△　　∅

压痛　压痛+反跳痛　肿块

肾:未触及　可触及(大小　　硬度　　压痛　　移动度)

输尿管压痛点　无　有(部位　　)

叩诊:肝浊音界(存在　缩小　消失)　肝上界位于右锁骨中线_____肋间

移动性浊音(阴性　阳性)　肾区叩痛　无　有(左　右　)

听诊:肠鸣音(正常　亢进　减弱　消失)　气过水声(无　有)

血管杂音:无　有(部位　　)

肛门直肠　未查　正常　异常:

姓 名	科 别	病 区	床 号	住院号

生殖器　　未查　　正常　　异常：

脊柱四肢　脊柱:正常　畸形(侧　前　后凸)　棘突:压痛　叩痛　部位：

　　　　　活动度:正常　受限

　　　　　四肢:正常　异常　畸形　关节红肿　关节强直　肌肉压痛　肌肉萎缩

　　　　　　　下肢静脉曲张　杵状指趾(部位及特征：　　　　　　　　　　)

神经系统　腹壁反射(正常↓○↑)　　肌张力(正常↑○↓)

　　　　　肌力(　　级)　　肢体瘫痪　　无　　有(　左　右　上　下)

　　　　　肱二头肌反射　　左(正常↓○↑)　　右(正常↓○↑)

　　　　　膝腱反射　　　　左(正常↓○↑)　　右(正常↓○↑)

　　　　　跟腱反射　　　　左(正常↓○↑)　　右(正常↓○↑)

　　　　　(符号　↓表示减弱　○表示消失　↑表示亢进)

专 科 情 况

实 验 室 及 器 械 检 查

病 历 摘 要

修正诊断：　　　　　　　　　　　初步诊断：

　　医师签名：
　　年　月　日　　　　　　　　　医师签名：

　　　　　　　　　　　　　　　　入院诊断：

　　　　　　　　　　　　　　　　主治医师签名：
　　　　　　　　　　　　　　　　　年　月　日

神 经 内 科 入 院 记 录

（第　　次入院）

姓 名	科 别	病 区	床 号	住院号

姓　名	职　业
性　别	工作单位
年　龄	住　址
婚　姻	供史者（与患者关系）
出生地	入院日期
民　族	记录日期

主 诉

现病史

既往史

个人史

婚育史、月经史

家族史

体 格 检 查

体温　　℃　　　脉搏　　次/分　　　呼吸　　次/分　　　血压　　/　　mmHg

一般情况　发育：　　　　营养：　　　　神志：　　　　面容：

　　　　　体位：　　　　步态：　　　　检查合作程度：

皮肤黏膜

淋 巴 结

头 颈 部

胸 部

　　　肺　视诊：

　　　　　触诊：

　　　　　叩诊：

　　　　　听诊：

　　　心　视诊：

　　　　　触诊：

　　　　　叩诊：

　　　　　听诊：

腹　部　视诊：

　　　　　触诊：

　　　　　叩诊：

　　　　　听诊：

肛门直肠

外生殖器

第　　页　　　　　　　　　　　　总　　页

脊柱四肢

神 经 系 统 检 查

意　识　　　　　　　　　　　　　　　　　　GCS评分　　　右左利手

脑神经 Ⅰ. 嗅觉

 Ⅱ. 近视力:右　　左　　　远视力:右　　左　　　视野(粗试)

  眼底:

 Ⅲ.Ⅳ.Ⅵ. 睑下垂:右 左 完全 不完全 无　斜视:右左内外上下同向无　眼球:前凸右左后凹右左无

  瞳孔:大小右_____ mm 左_____ mm　形状、位置:　　　　　　正常

  光反应:直接:右　　左　　　间接:右　　左　　调节反射:右　　左　　正常

  运动:　　　　正常　复视:

 Ⅴ. 感觉:　　　正常　角膜反射:右　　左　　　　　　　　正常

  运动:颞咬肌萎缩　右　左　无　咀嚼肌力:右　　　左　　　正常

  下颌:居中 偏右 偏左 下垂 张口:居中 偏右 偏左 无力 不能 正常 下颌反射:　正常

 Ⅶ. 眼裂:右〈=〉左　鼻唇沟:右 左 相等 浅 正常 口角:右 左 相等 低　　正常

  闭眼、鼓气、露齿、皱额、口哨:右 左　相等 无力 不能 正常 味觉:　　　正常

 Ⅷ. 右:骨传〈=〉气传 左:骨传〈=〉气传 骨传:居中 偏右 偏左 听力:右 左 降 增　正常

 Ⅸ.Ⅹ. 软腭运动:右 左 相等 无力 不能 正常 发音:　吞咽:咽反射:右　　左　　正常

 Ⅺ. 耸肩:右 左 相等 无力 不能 正常　转颈:向右 向左 相等 无力 不能　　正常

 Ⅻ. 伸舌:居中 偏右 偏左 无力 不能 正常 萎缩:右 左 无　舌肌纤动:右 左　无

运动与共济　肌营养:　　　正常 肌张力:　　　正常 叩击性肌强直反应:　　　无

 不自主运动:　　　　　　　　无 肌束震颤:　　　　　　无

 肌力(0~Ⅴ):

	肩		肘		腕		指		髋		膝		踝		趾	
	内收	外展	屈	伸	屈	伸	屈	伸	屈	伸	屈	伸	屈	伸	屈	伸
左																
右																

 肋间肌:右　左　无力 麻痹 正常　膈肌:右　左　麻痹 正常　屏气:　秒 数字:至

 指鼻、指指测验:右　　左　　正常　跟膝胫测验:右　　　左　　　正常

 眼球震颤:右　　左　　无　快复动作:右　　　左　　　正常

 难立征:睁眼　闭眼　无 姿势步态:　　正常　联带运动:　　　正常

反射（阵挛＋＋＋＋　亢进＋＋＋　正常＋＋　减退＋　消失－）

姓 名	科 别	病 区	床 号	住院号

	右 左		右 左		右 左
肱二头( )( )		腹壁 上( )( )		Babinski 征( )( )
肱三头( )( )		中( )( ) 下( )( )		Oppenheim 征( )( )
桡骨膜( )( )		提睾 ( )( )		Gordon 征( )( )
Hoffmann 征( )( )		膝 ( )( )		Rossolimo 征( )( )
掌—颏( )( )		踝 ( )( )		踝膝阵挛( )( )

感觉 体觉障碍： 见下图 正常 皮层觉： 正常

触觉减退 ▨
触觉消失 ▨
触觉过敏
或异样 ▨
痛觉减退 ▨
痛觉消失 ▨
痛觉过敏
或异样 ▨
震动觉减
退或消失 ▨
位置觉减
退或消失 ▨
浅感觉全
部消失 ▨
深浅感觉
全部消失 ▨

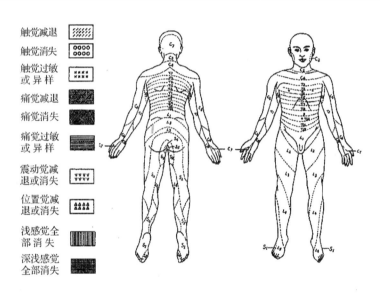

感觉检查结果:浅感觉检查:痛觉 触觉 温度觉

　　　　深感觉检查:运动觉 震动觉

　　　　复合感觉检查:皮肤定位觉 两点辨别觉 图形觉 实体觉

植物神经机能： Horner 征:右 左 无 皮肤营养： 正常

　　　泌汗： 正常 皮肤划痕： 正常

　　　括约肌(大小便)： 正常 其他： 无

脑膜神经根刺激征： 颈强直 Kernig 征 Brudzinski 征 Lasegue 征 无

失语： 运动性 感觉性 混合性 命名性 失读 失写 无

其他：(失用、缄默、木僵、体象障碍。去皮层状态、去大脑强直、智能衰退、精神症状等) 无

第 页 总 页

姓　名　　　科　别　　　病　区　　　床　号　　　住院号

实 验 室 及 器 械 检 查

摘　　要

初步诊断：

医师签名：

入院诊断：

主治医师签名：

年　月　日

医　院

脑 血 管 病 入 院 记 录

姓名　　　科别　　　病区　　　床号　　　住院号

姓　名	职　业
性　别	工作单位
年　龄	住　址
婚　姻	供史者（与患者关系）
出生地	入院日期
民　族	记录日期

主　诉

现病史

平素血压、诱发因素

既往史（有无心血管疾病、代谢性疾患、血液病、有无手术及药物过敏史等）

个人史（烟酒嗜好及程度）

婚育史、月经史

家族史（有无类似疾病）

体 格 检 查

体温　℃　　脉搏　次/分　　呼吸　次/分　　血压　/　mmHg

一般情况　发育：　　　营养：　　　面容：

　　　　　体位：　　　步态：　　　检查合作程度：

皮肤黏膜

淋 巴 结

头 颈 部

胸　　部

　　肺　视诊：

　　　　触诊：

　　　　叩诊：

　　　　听诊：

第　　页　　　　　　　　总　　页

心　视诊:

　　　触诊:

　　　叩诊:

　　　听诊:

腹　　部　视诊:

　　　触诊:

　　　叩诊:

　　　听诊:

肛门直肠

外生殖器

脊柱四肢

神 经 系 统 检 查

检查合作情况:合作　欠合作　不合作

神　　志:清晰　嗜睡　朦胧　躁动　浅昏迷　中昏迷　深昏迷

精神状态:正常　情感反应(　　　)　定时定向(　　　)　计算力(　　　)

　　　　　记忆力(　　　)　幻觉(　　　)　其他(　　　)

语　　言:正常　　　失语(运动性　感觉性　命名性　混合性)　小脑语言

　　　　　其他

姿势及步态:

头　　颅:正常　增大(头围　　　cm)　　头皮异常(　　　)

　　　　　强迫头位(左侧位　右侧位　胸膝卧位)

　　　　　听诊(　　　　)

脑膜刺激征:颈抵抗(　　)　消失(左　右)

颅神经:

　Ⅰ.嗅觉:正常　迟钝(左　右)　消失(左　右)

　Ⅱ.视力:左　　　　右

　　　视野:正常　缺损(双颞侧　同向性　左、右　其他)

　　　眼底:左　　　　　　　右

　　　眼底检查结果:

　Ⅲ、Ⅳ、Ⅵ:眼睑下垂　无　有(左　右)　　眼球突出　无　有(左　右)

　　　眼球陷入　无　有(左　右)

瞳孔	直径(mm)	形状	直接光反射	间接光反射	调节反射
左					
右					

(灵敏　＋＋　　迟钝　＋　　丧失　—　)

眼姿:正常　　斜视　　眼球分离　　同向凝视　无、有（ 左　右 ）

眼震:水平　　垂直　　旋转　　　眼球浮动

眼球运动　　　　　　　复视

Ⅴ. 面部感觉:正常　　异常（左　右　第　支）

角膜反射:正常　　迟钝（左　右）　　消失（左　右）

张口:正常　　偏斜（向　）　咀嚼肌（萎缩　无力　左　右）

Ⅶ. 面瘫:中枢性　无　有（轻　重　左　右）　　面肌抽搐　无　有（左　右）

周围性　无　有（不全　完全　左　右 ）　味觉

Ⅷ. Weber 试验 Rinne 试验　气导＞骨导（左　右）　骨导＞气导（左　右）

前庭功能检查:

Ⅸ、Ⅹ. 发音（正常　嘶哑　构音不良）　　吞咽（正常　发呛　不能）

软腭、悬雍垂（居中　偏左　偏右）

咽反射:正常　　迟钝（左　右）　　消失（左　右）

Ⅺ. 耸肩（　）　转颈无力　无　有（左　右）

Ⅻ. 伸舌偏向（左　右）　　舌肌萎缩（左　右）

舌肌震颤（　　）　　舌肌纤颤（　　　　）

感觉系统:

感觉异常分布图

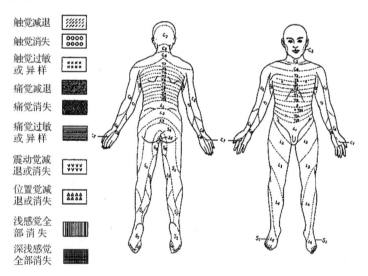

触觉减退

触觉消失

触觉过敏
或异样

痛觉减退

痛觉消失

痛觉过敏
或异样

震动觉减
退或消失

位置觉减
退或消失

浅感觉全
部消失

深浅感觉
全部消失

感觉检查结果（痛、温、触、位置、振动、皮层）

运动系统:　（左利　右利）

肌萎缩

肌力(0～Ⅴ):左上肢　　左下肢　　右上肢　　右下肢

反射:(阵挛＋＋＋＋　　亢进＋＋＋　　正常＋＋　　减退＋　　消失一)

浅反射	腹壁反射:上　中　下	足跖反射	提睾反射	肛门反射
左				
右				

深反射	肱二头肌	肱三头肌	桡骨膜	膝腱	跟腱	阵挛
左						
右						

病理反射	Babinski 征	Chaddock 征	Hoffmann 征	其他
左				
右				

不随意运动:无　种类(　　)　　　　　部位(　　)
共济运动:指鼻试验(　　)　　　　轮替试验(　　)
　　　　跟膝胫试验(　　)　　　Romberg 征:(睁眼　闭眼　阳性　加强)
植物神经系统:汗腺分泌(　　)　　皮肤划痕(　　)
　　　　　其他(　　)
其　　他:

实 验 室 及 器 械 检 查

项目　　　　　检查号　　　　检查日期　　　　　结果
1. X 线平片:
2. 脑超声波:
3. EEG:
4. EKG:
5. CT:
6. MRI:
7. VEP:
8. SEP:
9. ABR:
10. 脑血管造影:
11. ECT:
12. 脑脊液检查:　　　检查日期　　年　　月　　日
　　　压力　　Pa(　mmH$_2$O)　　外观　　　细胞总数　　　白细胞数
　　　糖　　　蛋白　　　氯化物　　　其他
13. 其他:

姓名　　　　科别　　　　　病区　　　　　床号　　　　　住院号

摘　要

（写明发病时间、主要症状、阳性体征、实验室及器械检查所见）

初步诊断：

医师签名：

入院诊断：

主治医师签名：

年　月　日

精 神 科 入 院 记 录
（第　　次入院）

| 姓 名　　　　科 别　　　　　病 区　　　　　床 号　　　　　住院号 |

姓名　　性别　年龄　岁　出生地　　省　市县　民族　文化程度　婚姻　宗教

职业　　　　工作单位　　　　　　　　家庭地址

本市联系人姓名　　　关系　　　联系人地址　　　　　　电话

供史者　　　关系　　　了解病史程度　了解　部分了解　不了解

伴诊者　　　关系　　　　　　　住院形式　自愿　非自愿　强制

危险　　伤害自身　危害他人　　　行为　　　伤害自身　危害他人

入院日期　　　　　　　　　　记录时间

主诉(代)

现病史

既往史　中枢神经系统疾病（　　）　　肝炎（　　）　　肾炎（　　）

　　　　血液病（　　）　　药源性疾病（　　）

　　　　其他

姓名　　　科别　　　　病区　　　　床号　　　　住院号

个人史　第　胎,母孕期　于　年　月"足月"顺产 难产 钳产 胎吸 剖宫产"　月"早产

　　　婴幼期　体格发育 正常 稍差 不良　智力发育 良好 一般 较差　童年不良遭遇

　　　社会适应(学习、工作、人际关系)

_____

_____

　　　兴趣、嗜好

　　　个性特征　主观 急躁 热情 积极性强 自制力差 任性 倔强 大胆 意气用事 易与人吵

　　　　　　　孤僻 胆怯 自卑 多愁善感 缺乏决心 少语 被动 敏感 不好交际 好幻想

　　　　　　　合群 乐观 敏捷 适应性强 开朗 活泼 好交流 不拘小节

　　　　　　　固执 细心 温和 有主见 心平气和 沉着 慎重 自信 耐心好 吃苦耐劳

　　　　　　　多疑敏感 拘泥迂腐 荒诞不经 孤独怪僻 冷酷无情 狂热迷信 鲁莽残忍

婚育史、月经史　　婚姻　　岁(自由、包办)结婚　　配偶:

　　　生育 妊娠　次 分娩　次 现有子　名 女　名,分别为　　　　　　岁

　　　初潮年龄(　岁)　行经期(　天)/月经周期(　天)　末次月经日期 (绝经年龄　岁)

家族史:家庭结构类型 核心型・中间型・大家庭型 —家 □ 同住 □ 成员关系 和睦、一般、不和

_____

_____

_____

家系精神病史(无 Ⅰ Ⅱ Ⅲ)

_____

_____

体　格　检　查

　　　体温　℃　　脉搏　次/分　　呼吸　次/分　　血压　/　mmHg

一般情况　发育:　　　营养:　　　　神志:　　　　　面容:

　　　　　体位:　　　步态:　　　　检查合作程度:

皮肤　　　淋巴结　　　　头部　　齿—┼—　　颈部

胸部　心　　　　　　肺

腹部　　　　　肝　　　　　　脾

肛门及外阴　　　脊柱　　　　　四肢

神经系统

　　　　　　　　第　页　　　　　　　　总　页

精 神 检 查

一般情况　意识:清晰　淡漠　模糊　嗜睡　谵妄　昏迷

仪态:服饰整洁　衣饰华丽　不修边幅　蓬头垢面　姿态怪异

注意力:集中　不集中　涣散　随境转移

接触:好　主动　欠佳　不合作　违拗　无接触
　　　　　被

定向:人(正确 有错 不能)　地(正确 有错 不能)　时(正确 有错 不能)

认识活动　错觉:无、有　　　　感知综合障碍

幻觉:无 听 视 触 味 嗅　内容:

性质:真性　言语性 评论性 机能性 思维鸣响
　　　假

思维联想:正常 奔逸 迟缓 贫乏 阻塞 详赘 散漫 破裂 不连贯

思维从属性:无异常 强迫性 强制性 被夺 被插入 被洞悉

思维逻辑:正常 象征性 语词新作 概念混乱 逻辑倒错 诡辩 矛盾

思维内容:无异常 有原发被害 关系 影响 夸大 嫉妒 钟情 非血统　　妄想·观念
　　　　　　　　继

智能:记忆

理解·判断:

常识:

计算:

情感 自然适切 忧伤低落 迟钝 紧张恐惧 欣快 高涨 不协调 淡漠 倒错 强制哭笑

意志行为 无异常 减退 抑制征(言动迟钝 自伤自杀) 兴奋征(动作多 话多争论 管闲事
冲动破坏) 青春性兴奋(幼稚 愚蠢 怪异性色彩) 紧张征(模仿言语、动作 木僵 蜡姿)
　　　　　　　　　　　　　　　　　　　　　　　刻板

自知力　缺如　不全　完整

姓 名　　　　科 别　　　　病 区　　　　床 号　　　　住院号

重要精神症状描述或问答实录

_____

_____

_____

_____

_____

_____

实 验 室 及 器 械 检 查

影像学

物理诊断学

心理量表测评

实验室检查

其他

摘　　要

第　次发病(或复发)　第　次住院　惹因(或病因)　　　起病　急、亚急、缓

病程　早期症状:无　类神经症　性格改变　行为异常　思维异常　智能减退

病史摘要

_____

_____

检　　查

精神状态

_____

_____

　　　　　　　　初步诊断:

_____

　　　　　　　　　　医师签名:

　　　　　　　　入院诊断:

_____

　　　　　　　　　　主治医师签名:

　　　　　　　　　　　　年　月　日

第　　页　　　　　　　　　　总　　页

— 152 —

颅 脑 外 伤 住 院 病 历

姓 名　　　　科 别　　　　病 区　　　　床 号　　　　住 院 号

姓　名		职　业
性　别		工作单位
年　龄		住　址
婚　姻		供史者(与患者关系)
出生地		入院日期
民　族		记录日期

主 诉

现病史

受伤时间　　　　头部着力部位　　　　头痛　无　有(部位　　程度　　)

呕吐　无　有　　抽搐　无　有　　　　大、小便失禁　无　有

眼、耳、鼻、口腔出血　无　有

受伤经过及伤后处理情况:

受伤原因:坠落　打击　冲撞　挤压　跌伤　穿戳　跳车　车祸　火器　其他

伤后意识:清醒　嗜睡　昏迷(持续时间:　　) 中间清醒期　无　有(持续时间:　　)

　　　　　　再发昏迷　无　有(持续时间:　　)

肢体运动:　　　　　　　　　　　　瞳孔改变:

脉搏　次/分　　　呼吸　次/分　　血压　/　mmHg(　　kPa)

既往史(有无心血管疾患、代谢性疾患、血液病、癫痫、精神病,有无手术及药物过敏史等)

姓 名	科 别	病 区	床 号	住院号

个人史

婚育史、月经史

家族史

体 格 检 查

体温　℃　　脉搏　次/分　　呼吸　次/分　　血压　／　　mmHg

一般情况　发育：　　　营养：　　　面容：　　　体位：

皮肤黏膜

淋 巴 结

头 颈 部

　　头颅：正常

　　　　头皮伤：擦伤　　挫伤　　裂伤　　血肿

　　　　　　缺损

　　　颅骨骨折(仅限开放性颅脑外伤)：

　　　脑组织损伤(仅限开放性颅脑外伤)：

胸 　部

　　肺　视诊：

　　　　触诊：

　　　　叩诊：

　　　　听诊：

　　心　视诊：

　　　　触诊：

　　　　叩诊：

　　　　听诊：

腹 　部　视诊：

　　　　触诊：

　　　　叩诊：

　　　　听诊：

肛门直肠

外生殖器

脊柱四肢

神 经 系 统 检 查

神 　志：清晰　　烦躁　　嗜睡　　浅昏迷　　中昏迷　　深昏迷

GCS评分：　　　　　评级

第　　　页　　　　　　　　　　　　　总　　　页

	睁眼反应	语言反应	肢体运动
6分			按嘱咐动作
5分		回答正确	刺痛定位
4分	自动睁眼	回答错误	刺痛回缩
3分	呼唤睁眼	语无伦次	刺痛屈曲
2分	刺痛睁眼	只能发音	刺痛过伸
1分	不能睁眼	不能言语	不能运动

轻型:13～15分(伤后意识障碍20分钟内)

中型:9～12分(伤后意识障碍20分钟～6小时)

重型:3～8分(伤后昏迷或再发昏迷6小时以上)

精神状态:正常　　　　异常

语　　言:正常　　　　失语(运动性、感觉性、命名性、混合性)

姿势及步态:

检查合作情况:合作　　　　欠合作　　　　不合作

脑膜刺激征:颈抵抗(　　　)　　　　　　Kerning 征(　　　)

颅神经:

　Ⅰ.嗅觉:正常　迟钝(左　右)　　消失(左　右)　　无法检查

　Ⅱ.视力:正常　　减退(左　右)　　失明(左　右)　　无法检查

　　眼底:左　　　　　　右

　Ⅲ、Ⅳ、Ⅵ:眼睑下垂(无,有　左　右)　　眼球突出(无,有　左　右)

　　　　　眼球陷入(无,有　左　右)

瞳孔	直径(mm)	形状	直接光反应	间接光反应	调节反射
左					
右					

　　　　　　　(灵敏＋＋　　　迟钝＋　　　丧失—)

　　眼姿:正常　　斜视　　眼球分离　　同向凝视(左　右)

　　眼震:(无　有)

　　眼球运动:

　Ⅴ.面部感觉:正常　　　异常(左　右　第　支)　　张口偏斜(左　右)

　　角膜反射:正常　　迟钝(左　右)　　　消失(左　右)

　Ⅶ.面瘫:中枢性　无、有(轻　重　左　右)

　　　　周围性　无、有(不全　完全　左　右)

　　　　面肌抽搐　无、有(左　右)

　Ⅷ.Weber 试验(居中　偏左　偏右)

　　Rinne 试验　　气导＞骨导(左　右)　　　骨导＞气导(左　右)

Ⅸ、Ⅹ. 发音(正常　嘶哑　构音不良)　　　吞咽(正常　发呛　不能)

软腭、悬雍垂(居中　偏左　偏右)

咽反射:正常　　迟钝(左　右)　　消失(左　右)

Ⅺ. 耸肩及转颈无力:　无　有(左　右)

Ⅻ. 舌在口中位置(居中　偏左　偏右)　　伸舌(居中　偏左　偏右)

感觉系统:

浅感觉:正常　　异常

深感觉:正常　　异常

运动系统:(左利　右利)

肌萎缩　　　　　　　　　　　　肌张力

肌力(0~Ⅴ):左上肢　　左下肢　　右上肢　　右下肢

反射活动:(阵挛＋＋＋＋　　亢进＋＋＋　　正常＋＋　　减退＋　　消失－)

浅反射	腹壁反射:上　中　下	足跖反射	提睾反射	肛门反射
左				
右				

深反射	肱二头肌	肱三头肌	桡骨膜	膝腱	跟腱	阵挛
左						
右						

病理反射	Babinski 征	Chaddock 征	Hoffmann 征	其他
左				
右				

共济运动:指鼻试验(　　)　　　轮替试验(　　)　　　跟膝胫试验(　　)

Romberg 征:　阴性　　加强(睁眼　闭眼)

实 验 室 及 器 械 检 查

项目　　　　检查号码　　　　检查日期　　　　结果

1. X片:

2. CT:

3. MRI:

4. EEG:

5. 脑超声：

6. 脑脊液检查：

　　　　外观　　　　　　　压力　　　　mmH₂O

　　　　细胞数　　　　　　红细胞数

7. 其他：

摘　　要

初步诊断：

医师签名：

入院诊断：

主治医师签名：

　　　　　　　　　　　　　　　　年　　月　　日

神经外科(肿瘤)入院记录

姓　名	科　别	病　区	床　号	住院号

姓　名		职　业	
性　别		工作单位	
年　龄		住　址	
婚　姻		供史者(与患者关系)	
出生地		入院日期	
民　族		记录日期	

主　诉

现病史

既往史

个人史

婚育史、月经史

家族史

体　格　检　查

体温　　℃　　　脉搏　　次/分　　　呼吸　　次/分　　　血压　　/　　mmHg

一般情况　发育:　　　　营养:　　　　面容:　　　　体位:

皮肤黏膜

淋 巴 结

头 颈 部

胸　部

肺　视诊:

　　触诊:

　　叩诊:

　　听诊:

心　视诊:

　　触诊:

　　叩诊:

　　听诊:

腹　部　视诊:

　　触诊:

　　叩诊:

　　听诊:

第　　页　　　　　　　　　　　　　　　　总　　页

肛门直肠

外生殖器

脊柱四肢

神 经 系 统 检 查

检查合作情况:合作　欠合作　不合作

神　　志:清晰　烦躁　嗜睡　浅昏迷　中昏迷　深昏迷

精神状态:正常　情感反应(　　　　)　　　定时定向(　　　　)　　　计算力(　　　　)

　　　　　记忆力(　　　)　幻觉(　　　)　其他(　　　)

语　　言:正常　失语（运动性、感觉性、命名性、混合性）小脑语言

　　　　　其他

姿态及步态:

头　　颅:正常　增大(头围　　　cm)　头皮异常(　　　　)

　　　　　强迫头位(左侧卧　右侧卧　膝胸卧位)　破壶声(　　　　)

　　　　　听诊:

脑膜刺激征:颈抵抗(　　　　)　　　　　Kerning 征(　　　　)

颅神经:

　Ⅰ.嗅觉:正常　迟钝（左　右）消失（左　右）

　Ⅱ.视力:左　　　　　右

　　　视野:正常　缺损(双颞侧　同向性　左、右　其他)

　　　眼底:左　　　　右

　　　眼底检查结果:

　Ⅲ.Ⅳ.Ⅵ:眼睑下垂　无　有(左　右)　　眼球凸出　无　有(左　右)

　　　　　眼球陷入　无　有(左　右)

瞳孔	直径(mm)	形状	直接光反射	间接光反射	调节反射
左					
右					

（灵敏＋＋　　迟钝＋　　丧失○）

眼姿:正常　斜视　眼球分离　同向凝视　无　有(　左　右)

眼球震颤:水平　垂直　旋转　眼球浮动

眼球运动　　　　　　　　复视

　Ⅴ.面部感觉：正常　异常(左　右　第　支)

　　　角膜反射：正常　迟钝(左　右)　消失(左　右)

　　　张口:正常　偏斜(向　　)　咀嚼肌　萎缩　无力(左　右)

　Ⅶ.面瘫:中枢性　无　有(轻　重　左　右)　面肌抽搐　无　有(左　右)

　　　　　周围性　无　有(不全　完全　左　右)　味觉

Ⅷ. Weber 试验（居中　偏左　偏右）

　　Rinne 试验　　气导＞骨导（左　右）　　　骨导＞气导（左　右）

　　前庭功能检查：

Ⅸ. Ⅹ. 发音（正常　嘶哑　构音不良）　　吞咽（正常　发呛　不能）

　　软腭、悬雍垂（居中 偏左 偏右）　咽反射：正常　迟钝（左 右）　消失（左 右）

Ⅺ. 耸肩（　　）胸锁乳突肌萎缩　无　有（左　右）转颈无力　无　有（左　右）

Ⅻ. 舌在口中位置（　　）伸舌偏向（居中　左　右）舌肌萎缩　无　有（左　右）

　　舌肌震颤（　　　）　　舌肌纤颤（　　　　）

感觉系统：

感觉异常分布图

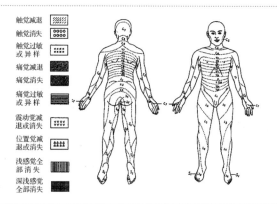

触觉减退
触觉消失
触觉过敏
或异样
痛觉减退
痛觉消失
痛觉过敏
或异样
震动觉减
退或消失
位置觉减
退或消失
浅感觉全
部消失
深浅感觉
全部消失

　　肌力（0～Ⅴ）：左上肢　　　左下肢　　　右上肢　　　右下肢

反射：（阵挛＋＋＋＋　亢进＋＋＋　正常＋＋　减退＋　消失－）

浅反射	腹壁反射:上 中 下	足跖反射	提睾反射	肛门反射
左				
右				

深反射	肱二头肌	肱三头肌	桡骨膜	膝腱	跟腱	阵挛
左						
右						

病理反射	Babinski 征	Chaddock 征	Hoffmann 征	其他
左				
右				

不随意运动：无　种类（　　　）　　部位（　　　）

共济运动：　指鼻试验（　　　）　　轮替试验（　　　　）

　　　　　　跟膝试验（　　　）　　Romberg 征（睁眼　闭眼　加强）

植物神经系统:汗腺分泌（　　　）　　皮肤划痕（　　　）　　其　　他（　　　　）

其他：

实 验 室 及 器 械 检 查

项目　　　　　　检查号码　　　　　　检查日期　　　　　　结果

1. X 线平片：

2. 脑超声波：

3. 脑血管造影：

4. CT 扫描：

5. MRI：

6. EEG：

7. VEP：

8. SEP：

9. ABS：

10. ECT：

11. 其他：

摘　　　　要

初步诊断：

医师签名：

入院诊断：

主治医师签名：

年　　月　　日

第　　页　　　　　　　　　　　　　　　　总　　页

医 院
烧 伤 科 入 院 记 录

姓 名　　　科 别　　　病 区　　　床 号　　　住院号

姓　名		职　业
性　别		工作单位
年　龄		住　址
婚　姻		供史者(与患者关系)
出生地		入院日期
民　族		记录日期

主　诉

现病史　烧伤原因

　　　　烧伤日期　年　月　日　时　烧伤距入院时间　天　小时

　　　　(包括住院前处理)

既往史

个人史

婚育史、月经史

家族史

体 格 检 查

体温　℃　脉搏　次/分　呼吸　次/分　血压　/　mmHg

一般情况　发育：　　　营养：　　　神志：　　　　　面容：

　　　　　体位：　　　步态：　　　检查合作程度：

皮肤黏膜

淋 巴 结

头 颈 部

胸　部

　　　肺　视诊：

　　　　　触诊：

　　　　　叩诊：

　　　　　听诊：

　　　心　视诊：

　　　　　触诊：

　　　　　叩诊：

　　　　　听诊：

腹　部　视诊：

　　　　　触诊：

　　　　　叩诊：

　　　　　听诊：

肛门直肠

外生殖器

脊柱四肢

神经系统

特别部位:呼吸道损伤　可疑　　无　　有　　合并损伤

　　　　　眼　　耳　　口　　其他

第　　页　　　　　　　　　　　总　　页

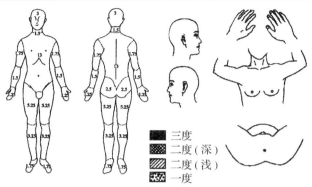

■ 三度
▨ 二度（深）
▨ 二度（浅）
▨ 一度

新九分法体表面积计算

部　　位		面　　积　%		
头　部	发　部	3%	单侧面积	单侧之半
	面　部	3%		
	颈　部	3%		
双上肢	双上臂	7%	3.5%	1.75%
	双前臂	6%	3%	1.5%
	双　手	5%	2.5%	1.25%
躯　干	前　面	13%		
	后　面	13%		
	会　阴	1%		
臀部及双下肢	双　臀	5%	2.5%	
	双大腿	21%	10.5%	5.25%
	双小腿	13%	6.5%	3.25%
	双　足	7%	3.5%	1.75%

12岁以下儿童面积计算：
　　头颈部＝9＋（12－年龄）
　　下　肢＝41－（12－年龄）
　　余同上表

部　位		二　度	三　度
头　面		%	%
颈　部		%	%
躯　干	前	%	%
	后	%	%
会　阴		%	%
上　肢	上臂	%	%
	前臂	%	%
	手	%	%
下　肢	大腿	%	%
	小腿	%	%
	足	%	%

初步诊断:烧伤总面积　　　%

　　　　　　浅二度　　　%

　　　　　　深二度　　　%

　　　　　　三　度　　　%

医师签名:

入院诊断:

主治医师签名:

　　年　　月　　日

第　　　页　　　　　　　　　　总　　　页

163

医 院

妇 科 入 院 记 录

姓 名　　　　科 别　　　　病 区　　　　床 号　　　　住院号

姓　名		职　业
性　别		工作单位
年　龄		住　址
婚　姻		供史者(与患者关系)
出生地		入院日期
民　族		记录日期

主　诉

现病史

既往史

个人史　血吸虫疫水接触史:无　有

嗜　烟:无　有(量　支/日)

嗜　酒:无　有(量　两/日)

冶游史:无　有　　　　吸毒史:无　有

婚育史、月经史

月经史:初潮年龄:　岁　(经/周期)　/　　绝经年龄:　岁

月经量:少　中　多　　　　痛经:无　有

末次月经:　年　月　日　　　前次月经:　年　月　日

白带量:正常　增多　性状:脓性　血性　豆渣状　异味:无　有

婚姻史:结婚年龄:　岁

丈夫健康状况:　　　再婚:无　有(　岁)

性生活情况:

第　　页　　　　　　　总　　页

姓 名　　　　科 别　　　　病 区　　　　床 号　　　　住院号

妊娠及分娩史:婚后　　年未孕　　流产(人工　自然)后　　年未孕		
足月产　次　　早产　次　　流产　次　　现存子　　女		
异常妊娠:　　　　　　结局:		
避孕:无　　IUD　　避孕药　　工具　　绝育		

家族史

体 格 检 查

　　体温　℃　　脉搏　次/分　　呼吸　次/分　　血压　　/　　mmHg

一般情况	发育:　　　　营养:　　　　神志:　　　　面容:		
	体位:　　　　步态:　　　　检查合作程度:		

皮肤黏膜

淋 巴 结

头 颈 部

胸 部	乳房:发育正常　未发育　　　乳房肿块:无　有
肺	视诊:
	触诊:
	叩诊:
	听诊:
心	视诊:
	触诊:
	叩诊:
	听诊:
腹 部	视诊:
	触诊:
	叩诊:
	听诊:
	手术瘢痕:无　有　部位:
	肿块:

肛门直肠

脊柱四肢

神经系统

妇 科 检 查

外阴:发育:正常　未发育　　　　　皮肤黏膜色泽:正常　潮红　皮疹	
其他:	
阴道:黏膜:正常　异常　　　伸展:良好　差　　分泌物:无　有(　　度)	
前壁膨出:无　有(　　度)　　　后壁膨出:无　有(　　度)	
宫颈:光滑　肥大　糜烂(　　度,单纯型　颗粒型　乳突型)	
赘生物:无　有　　　　　　　囊肿:无　有	

第　　页　　　　　　　　　　　　总　　页

姓 名　　　　　科 别　　　　　病 区　　　　　床 号　　　　　住院号

接触性出血:无　有　　　　　　　举痛:无　有

宫体:(前　中　后)位　　　大小:正常　增大(如孕　月)　质地:

　　形状:规则　不规则　　活动度:良好　差　　　　压痛:无　有

　　骶韧带结节:无　有　　　　　　　肿块:无　有

附件:肿块:无　有　　　　　左/右侧　　　大小:

　　活动度:好　中　差　　　　　质地:囊性　半实性　实质性

　　压痛:无　有　　　　　　　　光滑:是　否

　　与子宫界限:清晰　不清　完全粘连

实 验 室 及 器 械 检 查

妇科 B 超检查结果:

病理检验结果:

初步诊断:

医师签名:

入院诊断:

主治医师签名:

年　　月　　日

医 院

产 科 入 院 记 录

姓 名 　　　科 别 　　　病 区 　　　床 号 　　　住院号

姓　名	职　业
性　别	工作单位
年　龄	住　址
婚　姻	供史者(与产妇关系)
出生地	入院日期
民　族	记录日期

主　诉

现病史

既往史　心、肺、肾疾病:无　有(病名: 　　　　　　　　　　　　　　　)

　　　　药物过敏史:无　有(药名: 　　　　　　　　　　　　　　　)

　　　　手术史:无　有(术式: 　　　　　　　　　　　　　　　)

　　　　预防接种史:无　有

　　　　传染病史:无　有

　　　　癫痫病史:无　有

个人史　烟、酒、毒麻药嗜好:无　有　　　冶游史:无　有　　　疫水接触史:无　有

婚育、月经史

　　　　月经史:初潮年龄　岁　　　　　　行经天数　天

　　　　　　　　　　　　　　　　　　　　月经天数　天

　　　　　　月经量:少　中　多　　　　痛经:无　轻　中　重

　　　　　　白带量:少　中　多　　　　性状: 　　　　异味:

　　　　婚姻史:结婚年龄: 　　岁　　　近亲婚配:　否　是

　　　　丈夫姓名: 　　　　　年龄: 　　　　职业:

　　　　健康状况:

姓名　　　　科别　　　　病区　　　　床号　　　　住院号

| 妊娠及生产史:足月产　　次　　　早产　　次　　　流产　　次 |
| 现存　子　女　　　　　末次生(流)产时间: |
| 异常孕产情况: |

家族史

体　格　检　查

体温　℃　　　脉搏　次/分　　呼吸　次/分　　血压　　/　　mmHg

身高　cm　　体重　kg　　水肿　无　有

一般情况　发育:　　　营养:　　　神志:　　　面容:

　　　　　体位:　　　步态:　　　检查合作程度:

皮肤黏膜

淋 巴 结

头 颈 部

胸　　部　胸廓:

　　　　　乳房:

　　　肺　视诊:

　　　　　触诊:

　　　　　叩诊:

　　　　　听诊:

　　　心　视诊:

　　　　　触诊:

　　　　　叩诊:

　　　　　听诊:

腹　　部　视诊:

　　　　　触诊:

　　　　　叩诊:

　　　　　听诊:

肛　　门　痔核:无　有

外　　阴　瘢痕:无　有

　　　　　水肿:无　有

　　　　　静脉曲张:无　有

脊柱四肢

神经系统

产　科　检　查

宫高:　cm　腹围:　cm　估计胎儿大小:　　g　胎方位:

胎心:　次/分　胎心位置:　　强度:　　先露:　　位置:

衔接:　　　胎膜:　　　宫颈质地:软　中　硬

宫颈位置:　前　中　后　　宫颈长度:　cm　宫颈扩张:　　宫缩:

第　页　　　　　　　总　页

姓 名	科 别	病 区	床 号	住院号

骨盆测量:髂前上棘间径：　　　cm　　　髂嵴间径：　　　cm

骶耻外径：　　　cm　　　坐骨结节间径：　　　cm

高危因素记录:无　有

建围产大卡:是　否(院内　院外)

实 验 室 及 器 械 检 查

初步诊断：

医师签名：

入院诊断：

主治医师签名：

年　月　日

医 院
计 划 生 育 入 院 记 录

姓 名　　　　科 别　　　　病 区　　　　床 号　　　　住院号

姓　名	职　业
性　别	工作单位
年　龄	住　址
婚　姻	供史者(与就诊者关系)
出生地	入院日期
民　族	记录日期

主　诉

现病史

既往史

个人史

婚育史、月经史

　　月经史:初潮　岁　经期　天　周期　天　经量　　　　　痛经:无　有

　　　　末次月经:　年　月　日　　前次月经:　年　月　日

　　婚姻史:未婚　结婚年龄:　岁　再婚:无　有(　岁)　丈夫健康状况:

　　　　避孕方法:　　性行为史:无　有　性病史:无　有

　　生育史:足月　次　剖宫产　次　早产　次　引产　次

　　　　流产:自然流产　次　人工流产　次　不良孕产史

　　　　末次妊娠时间:　　　　　　　现存　子　女

家族史

体 格 检 查

　　体温　℃　　脉搏　次/分　　呼吸　次/分　　血压　/　mmHg

一般情况　发育:　　　营养:　　　神志:　　　面容:

　　　　体位:　　　步态:　　　检查合作程度:

皮肤黏膜

淋 巴 结

头 颈 部

胸　部　胸廓:

第　页　　　　　　　　　　　　　　　　总　页

	乳房:
肺	视诊:
	触诊:
	叩诊:
	听诊:
心	视诊:
	触诊:
	叩诊:
	听诊:
腹　部	视诊:
	触诊:
	叩诊:
	听诊:

肛门直肠

脊柱四肢

神经系统

妇 科 检 查

外阴:

阴道:

宫颈:

子宫:

附件:

实 验 室 及 器 械 检 查

初步诊断:

医师签名:

入院诊断:

主治医师签名:

年　月　日

第　　　页　　　　　　　　　　总　　　页

医 院
儿 科 入 院 记 录

姓 名	科 别	病 区	床 号	住院号

姓　名 　　　　　　　　　　　家长姓名

性　别 　　　　　　　　　　　家长工作单位

年　龄 　　　　　　　　　　　家庭住址

出生地 　　　　　　　　　　　供史者(与患儿关系)

民　族 　　　　　　　　　　　入院日期

联系电话 　　　　　　　　　　记录日期

主　诉

现病史

既往史

个人史

家族史

体 格 检 查

体温　℃　　脉搏　次/分　　呼吸　次/分　　血压　/　　mmHg　　体重　kg

一般情况:体位:自动　半卧　其他(　　)　　　　　　发育:正常　迟缓　超常

　　　　　神志:清晰 嗜睡 朦胧 昏睡 昏迷 谵妄 惊厥 精神:灵活　安静　萎靡　烦躁

　　　　　营养:良好　中等　不良　　　　　　　　全身中毒症状:无 轻 中 重

　　　　　呼吸:规则 浅表 深长 急促 不整 三凹征　　　面色:正常 青紫 苍白 发灰 潮红

　　　　　唇:正常 发绀 樱红 苍白 皲裂 疱疹　　失水貌:无 有　　贫血征:无 有(程度)

皮肤、黏膜:色泽:正常 青紫 黄染 苍白　　　　弹性:正常 稍差 极差　　　粗糙:无 有

　　　　　皮下脂肪:适中 丰满 菲薄　　　　四肢末端厥冷:无　有

　　　　　皮疹:无　有(类型及分布　　)　　皮下出血:无　有(类型及分布　　　)

　　　　　水肿:无　有(部位　性质及程度　　　　　　　　　　　　　)

第　　页　　　　　　　　　　　　　　　总　　页

姓 名　　　　科 别　　　　病 区　　　　床 号　　　　住院号

浅表淋巴结：

头面部：头形：正常　方颅　　　头发：正常　稀疏　枕秃　　　颅骨软化：无　有

前囟：已闭　平坦　凹陷　隆起　大小（　　cm×　　cm）

颅缝：已闭　未闭　裂开　　　　结膜：正常　充血　出血

巩膜黄染：无　有（轻　中　重）　角膜：清晰　干燥　混浊　软化　云翳

瞳孔：等大（　cm）　等圆　不等大（左　cm右　cm）　不等圆　散大

对光反应：存在　迟钝　消失　　耳廓：正常　畸形（　　）

外耳道：正常　　　　　　分泌物：无　有（脓性　血性）（左　右）

疖肿：无　有（左　右）　　鼻扇：无　有

牙齿：萌出（　枚）　未萌出　龋齿　牙龈：正常　充血　肿胀　溃疡　出血　溢脓

舌：正常　发绀　杨梅舌　地图舌　溃疡　　　　舌系带：正常　溃疡　过短

口腔黏膜：光滑　溃疡　疱疹　麻疹黏膜斑　鹅口疮

腭：正常　腭裂　上皮珠　瘀点　溃疡　　　　咽：正常　充血　疱疹　溃疡

扁桃体：正常　肿大（Ⅰ°　Ⅱ°　Ⅲ°）　　充血　脓性分泌物（左　右）

颈部：软　抵抗　强直　气管：居中　偏移（向左　向右）　颈静脉怒张：无　有

甲状腺情况：正常　肿大　压痛　结节　血管杂音

胸部：胸廓：正常　不对称　鸡胸　桶状胸　漏斗胸　肋串珠：无　有　赫氏沟：无　有

语颤：对称　增强（左　右）　减弱（左　右）

肺部叩诊：正常　清音　浊音　过清音（部位　　　　　　　　）

肺部听诊：

心前区隆起：无　有　　心尖搏动位置：　　　　震颤：无　有

心界大小：正常　增大（左　右　cm）　心率：　次/分　心律：规整　不整（　）

心音：正常　增强　减弱　低钝　　杂音：无　有（部位　　性质　　强度　　）

腹部：外形：平坦　膨隆　凹陷　胃肠蠕动波　皮疹　色素　条纹　瘢痕　　腹壁静脉曲张

触诊：柔软　紧张　　压痛：无　有（部位　　）　反跳痛：无　有

移动性浊音：无　有　包块：无　有（部位　　大小　　触痛　　）

肝脏：右肋下（　　cm）　剑下（　　cm）　质地（软　中等　硬）

脾脏：肋下（　　cm）　　质地（软　中等　硬）

叩诊：鼓音　无　有

移动性浊音：无　有　　听诊：肠鸣音：正常　增强　减弱　消失

肛门及外生殖器：

姓名	科别	病区	床号	住院号

脊柱及四肢:正常 畸形(　　　) 　　　　骨骺端肥大:无 有

杵状指(趾):无 有 　　　　关节红肿:无 有(部位　　)

压痛:无 有(部位　　　　) 　　强直:无 有(部位　　　)

水肿:无 有(部位　　　) 　　肌肉萎缩:无 有(部位　　　)

活动度:自如 受限(　　　)

神经反射:Kernig 征:阴性 阳性　Babinski 征:阴性 阳性　Brudzinski 征:阴性 阳性

膝反射:存在 活跃 减弱 消失 　　肌张力:正常 增强 减弱

实 验 室 及 器 械 检 查

初步诊断:

医师签名:

入院诊断:

主治医师签名:

年　月　日

新 生 儿 入 院 记 录

| 姓 名 | 科 别 | 病 区 | 床 号 | 住院号 |

姓　名	家长姓名	与患儿关系
性　别	家长工作单位	
年　龄　天　小时	供史者(与患儿关系)	
出生地	家庭地址	
民　族	入院日期	
联系电话	记录日期	

主 诉

现病史

....

....

....

....

....

....

....

....

既往史　生后患病史:无　有

　　　　传染病接触史:无　有　　　　挑马牙:无　有　　　　擦口腔:无　有

个人史　1.出生史:第　胎，第　产　胎龄　周　　(单 双 多)胎

　　　　早产原因:否　是　原因:

　　　　出生时间：　年　月　日　时　分　　　　出生体重：　g

　　　　生产方式及原因:自娩 胎吸 产钳 剖宫产　　原因:

　　　　出生地点：　　　　　　　　　　接生者：

　　　　胎膜早破:无　有　　　　　　宫内窘迫:无　有

　　　　Apgar 评分:1分钟　分　　5分钟　分　　10分钟　分

　　　　复苏情况:气囊给氧 气管插管 心脏按压　抢救药物:纳洛酮 肾上腺素 其他

　　　　羊水:量:正常 过多 过少　　性质:清 混浊（Ⅰ° Ⅱ° Ⅲ°）胎粪

　　　　羊水吸入:无　有　　胎粪吸入:无　有　　脐带:

　　　　黄疸:无　有　出现时间　天　消退时间　天　退而复现:无　有

第　　页　　　　　　　　　总　　页

2.喂养史:喂养开始时间:生后第　天　小时　　方式:母乳　配方奶　其他

每次量:按需　ml　间隔时间:　小时

小便排出时间:　小时　　胎粪排出时间:　小时　　呕吐:无　有

3.预防接种史:卡介苗:已种　未种　　乙肝疫苗:已种　未种　其他

家族史　父:姓名　　年龄　岁　职业　　血型　　健康状况

母:姓名　　年龄　岁　职业　　血型　　健康状况

父母近亲结婚:　　　母亲既往妊娠史:　　　流产早产原因:

本次妊娠经过及健康状况:　　　药物过敏史:

毒物、宠物及传染病接触史:

家族性遗传性传染性疾病及其他:

体 格 检 查

体温　℃　　脉搏　次/分　　呼吸　次/分　　血压　/　mmHg

体重　g　　身长　cm　　头围　cm　　胸围　cm

一般情况　外貌:足月　早产　过期产　营养:　　　神志:清醒　淡漠　昏迷

反应:好　差　　哭声:响　低　无　　面色:红润　青紫　苍白

呼吸:平稳　急促　不规则　暂停　呻吟

皮肤黏膜　色泽:红润 青紫 苍白　弹性:好　差　皮下脂肪:好　差

皮疹:无　有　　　　　黄疸程度:

硬肿:无　有　面积:　%　(部位　　　)

水肿:无　有　　部位:　　　脱水征:无　有

浅表淋巴结　肿大:无　有(部位:　　　　　　　)

头部　颅　前囟:　cm×　cm(平坦　隆起　凹陷)　产瘤:

血肿:　无　有　部位及大小:左侧　cm×　cm　右侧　cm×　cm

骨缝裂开:无　有

眼　眼球凝视:无　有　　震颤:无　有　　瞳孔:等大　不等大

光反应:无　有　　　巩膜黄染:无　有

结膜出血:无　有　　　分泌物:无　有

耳　畸形:无　有　耳廓:　分泌物:无　有(性质:脓性　血性)

鼻　畸形:无　有　　　鼻翼扇动:无　有

鼻腔分泌物:无　有(性质:脓性　血性)

| 口 | 发绀:无　有 | | 口吐泡沫:无　有 | 咽: |

口　　发绀:无　有　　　　　口吐泡沫:无　有　　　咽:

　　　鹅口疮:无　有　　　　牙关紧闭:无　有

颈部　抵抗:无　有　　　　气管:居中　偏移(左　右)　　　颈静脉怒张:无　有

胸部　胸廓:畸形:无　有　　　　　　乳晕:　　cm

　　肺:视:呼吸运动:对称　不对称　　　吸气三凹征:无　有

　　　触:呼吸运动:无　有　　　　　　　哭声语颤:对称　不对称

　　　叩:清音　浊音　过清音(部位:　　　　　)

　　　听:呼吸音:清晰　粗糙　啰音:无　有(部位:　　　　　)

　　心:视:心前区隆起:无　有　　心尖搏动:　　　　(部位　　　　　)

　　　触:震颤:无　有　　　　　心尖搏动:

　　　叩:心左界:　　　　　　　　心右界:

　　　听:心率:　次/分　　　心律:

　　　　心音:正常　增强　减弱(部位:　　)

　　　　杂音:无　有(部位:　　性质:　　　响度:　　　)

腹部　视:外形:平坦　凹陷　隆起　　胃型:无　有　肠型:无　有

　　脐疝:无　有　　　　脐带:

　　脐轮红:无　有　　　　脐轮肿:无　有

　　脐分泌物:无　有(性质:脓性　血性　臭味　)

　　触:　　　　　　　　　　包块:

　　肝脏:右肋下　　cm　　剑突下　　cm　　质地:软　中等　硬

　　脾脏:右肋下　　cm　　质地:软　中等　硬

　　叩:移动性浊音:无　有

　　听:肠鸣音:　次/分　　正常　亢进　减弱　消失

脊柱、四肢:畸形:无　有　　　　关节活动:

　　肌张力:　　　　　　　　足底纹理:

外生殖器:女　大阴唇遮盖小阴唇:　　阴道分泌物:

　　畸形:

肛门:　　畸形:

神经反射:觅食反射:　　　　　　吸吮反射:

　　握持反射:　　　　　　　拥抱反射:

姓 名　　　科 别　　　病 区　　　床 号　　　住院号

实 验 室 及 器 械 检 查

....
....
....
....
....
....

病 历 摘 要

....
....
....
....
....
....

初步诊断：

....
....
....
....
....

医师签名：

入院诊断：

....
....
....
....
....
....

主治医师签名：

年　月　日

眼 科 入 院 记 录

姓名	科别	病区	床号	住院号

姓　名		职　业	
性　别		工作单位	
年　龄		住　址	
婚　姻		供史者(与患者关系)	
出生地		入院日期	
民　族		记录日期	

主　诉

现病史

既往史

个人史

婚育史、月经史

家族史

体 格 检 查

体温 ℃	脉搏 次/分	呼吸 次/分	血压 / mmHg

一般情况　发育：　　　营养：　　　神志：　　　面容：
　　　　　体位：　　　步态：　　　检查合作程度：

皮肤黏膜

淋 巴 结

头 颈 部

胸　部

肺　视诊：
　　触诊：
　　叩诊：
　　听诊：

心　视诊：
　　触诊：
　　叩诊：
　　听诊：

腹　部　视诊：
　　　　触诊：
　　　　叩诊：
　　　　听诊：

肛门直肠

外生殖器

脊柱四肢

神经系统

第　　页　　　　　　　　　总　　页

眼　科　情　况

项目　　眼别	右	左
视　　力	远　　矫正　　近　　矫正	远　　矫正　　近　　矫正
光辨向、色觉	⋇　　　　红±　绿±	⋇　　　　红±　绿±
眼　　睑	正常　充血　下垂	正常　充血　下垂
泪　　器	通畅　阻塞　溢脓　泪小点	通畅　阻塞　溢脓　泪小点
结膜　睑	正常　充血	正常　充血
结膜　球	正常　充血	正常　充血
巩　　膜	正常　充血　黄染	正常　充血　黄染
角　　膜	透明　混浊　F1(　)Kp(　)	透明　混浊　F1(　)Kp(　)
前　　房	正常　周深(　)　Tyn(　)	正常　周深(　)　Tyn(　)
瞳　　孔	形状(　)对光反射(　)直径(　)	形状(　)对光反射(　)直径(　)
虹　　膜	正常　充血　新生血管　萎缩	正常　充血　新生血管　萎缩
晶　　体		
玻 璃 体	透明　混浊	透明　混浊
眼　　压	Tn　T－　T＋　测量法(mmHg)	Tn　T－　T＋　测量法(mmHg)
眼　　肌	眼位　运动	眼位　运动
眼　　球	正常　突出　凹陷	正常　突出　凹陷
眼　　底		
屈　　光		
眼　　底 荧光血管造影		
其　　他		

实验室及辅助检查

....

初步诊断：

医师签名：

入院诊断：

主治医师签名：

年　　月　　日

医院
耳鼻喉科入院记录

姓 名		科 别		病 区		床 号		住院号	

姓　名		职　业	
性　别		工作单位	
年　龄		住　址	
婚　姻		供史者(与患者关系)	
出生地		入院日期	
民　族		记录日期	

主 诉

现病史

既往史

个人史

婚育、月经史

家族史

体 格 检 查

体温　℃　　脉搏　次/分　　呼吸　次/分　　血压　　/　　mmHg

一般情况　发育：　　　　营养：　　　　神志：　　　　面容：

　　　　　体位：　　　　步态：　　　　检查合作程度：

皮肤黏膜

淋 巴 结

头 颈 部

胸 部

姓 名 　　　科 别 　　　病 区 　　　床 号 　　　住院号

	肺	视诊:
		触诊:
		叩诊:
		听诊:
	心	视诊:
		触诊:
		叩诊:
		听诊:
腹 部		视诊:
		触诊:
		叩诊:
		听诊:

肛门直肠

外生殖器

脊柱四肢

神经系统

专 科 检 查

耳　耳廓畸形 无 有　外耳道畅 是 否　鼓膜完整 是 否　鼓室 正常 异常 未窥及
　　乳突压痛 无 有

咽　扁桃体红肿 否 是　鼻咽部光滑 是 否　咽后壁光滑 是 否

喉　会厌肿胀 否 是　杓会厌襞肿胀 否 是 室带新生物 无 有　声带新生物 无 有
　　喉室饱满 是 否

鼻　鼻甲肿胀 无 有　鼻道畅 是 否　鼻中隔偏曲 是 否　鼻窦压痛 无 有

其他

实 验 室 及 器 械 检 查

初步诊断:

医师签名:

入院诊断:

主治医师签名:

年 月 日

医 院
耳 科 入 院 记 录

姓 名　　　　科 别　　　　病 区　　　　床 号　　　　住院号

姓　名	职　业
性　别	工作单位
年　龄	住　址
婚　姻	供史者(与患者关系)
出生地	入院日期
民　族	记录日期

主　诉

现病史

既往史

个人史

婚育史、月经史

家族史

体 格 检 查

体温　　℃　　脉搏　　次/分　　呼吸　　次/分　　血压　　/　　mmHg

一般情况　发育：　　　　营养：　　　　神志：　　　　面容：

体位：　　　　步态：　　　　检查合作程度：

第　　页　　　　　　　　　　　　总　　页

— 183 —

皮肤黏膜

淋 巴 结

头 颈 部

胸　　部

　　　　肺　视诊：

　　　　　　触诊：

　　　　　　叩诊：

　　　　　　听诊：

　　　　心　视诊：

　　　　　　触诊：

　　　　　　叩诊：

　　　　　　听诊：

腹　　部　视诊：

　　　　　　触诊：

　　　　　　叩诊：

　　　　　　听诊：

肛门直肠

外生殖器

脊柱四肢

神经系统

专 科 检 查

鼻　鼻甲肿胀 无 有　　鼻道畅 是 否　　鼻中隔偏曲 是 否　　鼻窦压痛 无 有

咽　扁桃体红肿 否 是　　鼻咽部光滑 是 否　　咽后壁光滑 是 否

喉　会厌肿胀 否 是 杓会厌襞肿胀 否 是 室带新生物 无 有 声带新生物 无 有

　　喉室饱满 是 否

耳　耳廓　左侧:畸形 无 有 部位　　　分度　　　皮肤红肿 无 有

　　　　　　瘘管 无 有 其他

　　　　右侧:畸形 无 有 部位　　　分度　　　皮肤红肿 无 有

　　　　　　瘘管 无 有 其他

　　外耳道 左侧:狭窄 无 有 闭锁 无 有 皮肤黏膜 充血 无 有 肿胀 无 有

　　　　　　分泌物

　　　　　　新生物

　　　　　　其他

　　　　右侧:狭窄 无 有 闭锁 无 有 皮肤黏膜 充血 无 有 肿胀 无 有

　　　　　　分泌物

　　　　　　新生物

　　　　　　其他

姓 名　　　　　科 别　　　　　病 区　　　　　床 号　　　　　住院号

鼓膜	色泽	左 正常　充血　浑浊　蓝鼓膜　未窥及
		右 正常　充血　浑浊　蓝鼓膜　未窥及
	钙化	左 无　紧张部　松弛部　紧张部及松弛部　未窥及
		右 无　紧张部　松弛部　紧张部及松弛部　未窥及
	穿孔	左 无　紧张部　松弛部　紧张部及松弛部　未窥及
		右 无　紧张部　松弛部　紧张部及松弛部　未窥及
	萎缩	无　左　右　双侧　未窥及　　内陷　无　左　右　双侧　未窥及
鼓室	分泌物	左 无　黏液性　浆液性　脓性　血性　未窥及
		右 无　黏液性　浆液性　脓性　血性　未窥及
	胆脂瘤	无　左　右　双侧　未窥及　　新生物　无　左　右　双侧　未窥及
乳突	皮肤	左 正常　肿胀　充血　压痛　右 正常　肿胀　充血　压痛
	瘘道	无　左　右　双侧　　　　　　新生物　无　左　右　双侧
耳后沟	有	左侧消失　右侧消失　双侧消失
咽鼓管口	通畅	是　左侧不通　右侧不通　双侧不通　未窥及
其他		
听力学检查		
面瘫	左	无　周围性完全性　周围性不全性　中枢性完全性　中枢性不全性
	右	无　周围性完全性　周围性不全性　中枢性完全性　中枢性不全性

实 验 室 及 器 械 检 查

　　　　　　　　　　　　　　　　初步诊断：

　　　　　　　　　　　　　　　　医师签名：

　　　　　　　　　　　　　　入院诊断：

　　　　　　　　　　　　　　　　主治医师签名：

　　　　　　　　　　　　　　　　　年　月　日

第　页　　　　　　　　总　页

鼻 科 入 院 记 录

姓名   科别   病区   床号   住院号

姓　名	职　业
性　别	工作单位
年　龄	住　址
婚　姻	供史者(与患者关系)
出生地	入院日期
民　族	记录日期

主　诉

现病史

既往史

个人史

婚育史、月经史

家族史

体 格 检 查

体温　　℃   脉搏　　次/分   呼吸　　次/分   血压　　/　　mmHg

一般情况   发育：   营养：   神志：   面容：

体位：   步态：   检查合作程度：

皮肤黏膜

淋 巴 结

头 颈 部

胸　部

肺　视诊：

触诊：

叩诊：

听诊：

心　视诊：

触诊：

叩诊：

听诊：

腹　部　视诊：

触诊：

叩诊：

听诊：

肛门直肠

第　　页   总　　页

姓 名	科 别	病 区	床 号	住院号

外生殖器

脊柱四肢

神经系统

专 科 检 查

耳　耳廓畸形　无　有　外耳道畅　是　否　鼓膜完整　是　否　鼓室　正常　异常　未窥及

　　乳突压痛　无　有

咽　扁桃体红肿　否　是　鼻咽部光滑　是　否　咽后壁光滑　是　否

喉　会厌肿胀　否　是　杓会厌襞肿胀　否　是　室带新生物　无　有　声带新生物　无　有

鼻　外鼻　畸形　无　有　红肿　无　有

　　鼻前庭　狭窄　左无　有　　右无　有

　　　　　　皮肤　左　正常　红肿　疖肿　糜烂　皲裂　结痂

　　　　　　　　　右　正常　红肿　疖肿　糜烂　皲裂　结痂

　　鼻腔　黏膜　左　红润　充血　苍白　水肿　　　右　红润　充血　苍白　水肿

　　鼻甲　充血　左无　有　　　右无　有

　　　　　肿大　左无　有　　　右无　有

　　　　　萎缩　左无　有　　　右无　有

　　鼻甲息肉样变　左无　有　　　右无　有

　　嗅裂　分泌物　无　左　右　双侧　未窥及　性质　　　　息肉　无　左　右　双侧　未窥及

　　　　　新生物　无　左　右　双侧　未窥及　描写

　　鼻中道　分泌物　无　左　右　双侧　未窥及　性质　　　息肉　无　左　右　双侧　未窥及

　　　　　　新生物　无　左　右　双侧　未窥及　描写

　　鼻中隔　偏曲　　　　　　　　穿孔

　　　　　　新生物　　　　　　　出血

　　鼻窦　局部隆起　　　　　　压痛

　　其他

实 验 室 及 器 械 检 查

初步诊断：

医师签名：

入院诊断：

主治医师签名：

年　　月　　日

咽 科 入 院 记 录

姓名		科别		病区		床号		住院号

姓　名	职　业
性　别	工作单位
年　龄	住　址
婚　姻	供史者(与患者关系)
出生地	入院日期
民　族	记录日期

主　诉

现病史

既往史

个人史

婚育史、月经史

家族史

体 格 检 查

体温　℃　　脉搏　次/分　　呼吸　次/分　　血压　/　　mmHg

一般情况　发育：　　营养：　　神志：　　面容：

体位：　　步态：　　检查合作程度：

皮肤黏膜

淋 巴 结

头 颈 部

胸　部

肺　视诊：

第　　页　　　　　　　　　　总　　页

	触诊:
	叩诊:
	听诊:
心	视诊:
	触诊:
	叩诊:
	听诊:
腹　部	视诊:
	触诊:
	叩诊:
	听诊:

肛门直肠

外生殖器

脊柱四肢

神经系统

专 科 检 查

耳　耳廓畸形 无 有　外耳道畅 是 否　鼓膜完整 是 否　鼓室 正常 异常 未窥及

　　乳突压痛 无 有

鼻　鼻甲肿胀 无 有　鼻道畅 是 否　鼻中隔偏曲 是 否　鼻窦压痛 无 有

喉　喉体 皮肤　　　　　　　外形　　　　　　　摩擦音 正常 异常 消失

　　会厌 舌面　正常 充血 水肿 溃疡 新生物

　　　　 喉面　正常 充血 水肿 溃疡 新生物

　　杓会厌皱襞

　　室带 左 正常 充血 水肿 增厚 新生物

　　　　 右 正常 充血 水肿 增厚 新生物

　　喉带 左　　　　　　　　　右

　　声带 左 正常 充血 水肿 肥厚 声带沟 溃疡 小结 息肉 新生物

　　　　 右 正常 充血 水肿 肥厚 声带沟 溃疡 小结 息肉 新生物

　　运动 左

　　　　 右

　　杓状软骨运动 左　　　　　　　　右

　　　　 黏膜

　　其他

咽　黏膜

　　软腭 正常 水肿 肥厚 麻痹 下塌 溃疡

　　硬腭　　　　　　　悬雍垂 正常 缺失 偏斜 肥厚 过长

姓 名　　　　科 别　　　　病 区　　　　床 号　　　　住院号

腭扁桃体　左　大小　正常　Ⅰ°Ⅱ°Ⅲ°　色泽

　　　　　　隐窝　正常　脓栓　溃疡　伪膜　新生物

　　　　右　大小　正常　Ⅰ°Ⅱ°Ⅲ°　色泽

　　　　　　隐窝　正常　脓栓　溃疡　伪膜　新生物

咽后壁　正常　充血　溃疡　干燥　附痂　淋巴滤泡增生

舌根及口底

其他

鼻咽黏膜　左　正常　充血　糜烂　溃疡　新生物

　　　　右　正常　充血　糜烂　溃疡　新生物

鼻咽腔　左　正常　闭锁　狭窄　右　正常　闭锁　狭窄

增殖体

增殖体占据后鼻孔　无增生　>2/3　2/3　>1/2　1/2　<1/2

咽鼓管　左　正常　开放　阻塞　右　正常　开放　阻塞

咽隐窝　左　正常　变浅　消失　右　正常　变浅　消失

咽鼓管圆枕　左　　　　　　　　　右

喉咽　后壁

梨状窝　左　　积液　　　　　　异物

　　　　右　　积液　　　　　　异物

新生物　　　　　　　　　环后隙

其他

实 验 室 及 器 械 检 查

初步诊断：

医师签名：

入院诊断：

主治医师签名：

年　月　日

喉 科 入 院 记 录

姓 名　　　　　科 别　　　　　病 区　　　　　床 号　　　　　住院号

姓　名		职　业
性　别		工作单位
年　龄		住　址
婚　姻		供史者(与患者关系)
出生地		入院日期
民　族		记录日期

主　诉

现病史

既往史

个人史

婚育史、月经史

家族史

体 格 检 查

体温　　℃　　脉搏　　次/分　　呼吸　　次/分　　血压　　/　　mmHg

一般情况　发育：　　　　营养：　　　　神志：　　　　面容：
　　　　　　体位：　　　　步态：　　　　检查合作程度：

皮肤黏膜

淋 巴 结

头 颈 部

胸　　部

第　　页　　　　　　　　　　　　　　总　　页

肺	视诊：	
	触诊：	
	叩诊：	
	听诊：	
心	视诊：	
	触诊：	
	叩诊：	
	听诊：	
腹　部	视诊：	
	触诊：	
	叩诊：	
	听诊：	

肛门直肠

外生殖器

脊柱四肢

神经系统

专 科 检 查

耳　耳廓畸形 无　有　外耳道畅 是　否　鼓膜完整 是　否　鼓室　正常　异常　未窥及

　　乳突压痛 无　有

咽　黏膜

　　软腭　正常　水肿　肥厚　麻痹　下塌　溃疡

　　硬腭　　　　　　　　　　　　　　悬雍垂　正常　缺失　偏斜　肥厚　过长

　　腭扁桃体 左　大小　正常　Ⅰ°Ⅱ°Ⅲ°　色泽

　　　　　　　　隐窝　正常　脓栓　溃疡　伪膜　新生物

　　　　　　右　大小　正常　Ⅰ°Ⅱ°Ⅲ°　色泽

　　　　　　　　隐窝　正常　脓栓　溃疡　伪膜　新生物

　　咽后壁　正常　充血　溃疡　干燥　附痂　淋巴滤泡增生

　　舌根及口底

　　其他

鼻　鼻甲肿胀 无　有　鼻道畅 是　否　鼻中隔偏曲 是　否　鼻窦压痛　无　有

喉　喉体　皮肤　　　　　　外形　　　　　　摩擦音　正常　异常　消失

　　会厌　舌面　正常　充血　水肿　溃疡　新生物

　　　　　喉面　正常　充血　水肿　溃疡　新生物

　　杓会厌皱襞

　　室带　左　正常　充血　水肿　增厚　新生物

　　　　　右　正常　充血　水肿　增厚　新生物

第　　页　　　　　　　　　　总　　页

姓 名		科 别		病 区		床 号		住院号	

喉带	左					右			
声带	左	正常	充血	水肿	肥厚	声带沟	溃疡	小结	息肉	新生物
	右	正常	充血	水肿	肥厚	声带沟	溃疡	小结	息肉	新生物
运动	左								
	右								
杓状软骨运动	左					右			
	黏膜								
其他									

实 验 室 及 器 械 检 查

初步诊断:

医师签名:

入院诊断:

主治医师签名:

年　月　日

口腔颌面外科(正颌)入院记录

姓名	科别	病区	床号	住院号

姓　名	职　业
性　别	工作单位
年　龄	住　址
婚　姻	供史者(与患者关系)
出生地	入院日期
民　族	记录日期

主　诉

现病史

既往史

个人史

婚育史、月经史

家族史(有无类似畸形)

体 格 检 查

体温　℃　　　脉搏　次/分　　　呼吸　次/分　　　血压　／　mmHg

一般情况:发育　(正常　中等　不良)　营养　(良好　中等　不良)　皮肤　神志

头部:　　头形　　　毛发　　　眼　　　耳　　　鼻　　　咽

颈部:　　气管　　　甲状腺　　　颈静脉

胸部:胸廓　　　　　肺

　　心　　　心率　　　次/分　　　心律　　　杂音

腹部:肝　　　脾　　　　　　　　其他:

肛门外生殖器:　　　　脊柱四肢:　　　　神经反射:

专 科 检 查

口外情况

颌面部对称:基本对称　左偏　右偏

颏点:正中　左偏(_____ mm)　右偏(_____ mm)

面上、中、下 1/3 长度:_____ cm,_____ cm,_____ cm

上唇长度:_____ mm

静态露齿:_____ mm,微笑露齿:_____ mm

第　　页　　　　　　　　总　　页

侧面观:直面型　凸面型　凹面型

鼻歪斜:无　有(左　右)　鼻唇角:_____。

颏部形态:前突　后缩　适中

颞下颌关节:弹响:无　有(左侧,右侧),_____

　　　　　　疼痛:无　有(左侧,右侧)

　　　　　　开口度:_____cm,开口型:

口内情况

　　上下牙列式:

　　上牙中线:正中　左偏(_____mm)　右偏(_____mm)

　　下牙中线:正中　左偏(_____mm)　右偏(_____mm)

　　前牙:(反)覆𬌗:_____mm,(反)覆盖:_____mm,对刃,开𬌗:_____mm

　　左侧后牙关系:Ⅰ　Ⅱ　Ⅲ;右侧后牙关系:Ⅰ　Ⅱ　Ⅲ

　　后牙　反𬌗(左　右)　锁𬌗　(左　右)　无

　　𬌗平面:基本水平,左高右低(_____mm),左低右高(_____mm)

X线投影测量

　　SNA:____°,SNB:____°,ANB:____°,U1-NA:____°,L1-NB:____°,𬌗平面角:____°

实 验 室 及 器 械 检 查

病 历 摘 要

初步诊断:

医师签名:

入院诊断:

主治医师签名:

年　　月　　日

口腔颌面外科(肿瘤)入院记录

姓名	科别	病区	床号	住院号

姓　名		职　业	
性　别		工作单位	
年　龄		住　址	
婚　姻		供史者(与患者关系)	
出生地		入院日期	
民　族		记录日期	

主诉

现病史

既往史

个人史(特殊饮食习惯:辣、烫、槟榔)

婚育史、月经史

家族史

体　格　检　查

体温　　℃　　　脉搏　　次/分　　　呼吸　　次/分　　　　血压　　/　　mmHg

一般情况:发育(正常　中等　不良)　营养(良好　中等　不良)　神志　皮肤

头部:　　头形　　　毛发　　　眼　　　耳　　　鼻　　　咽

颈部:气管　　　甲状腺　　　　颈静脉

胸部:胸廓　　　肺

　　心　　　心率　　　次/分　　　心律　　　杂音

腹部:肝　　　脾　　　其他:

肛门外生殖器:　　　　脊柱四肢:　　　　　神经反射:

第　　页　　　　　　　　　　　　　总　　页

专 科 检 查

口外情况

　　临床病损部位:

　　肿瘤部位:

　　生长方式:溃疡　　浸润　　外生型

　　肿瘤波及范围:

　　肿瘤大小:　　　长　　cm×宽　　cm×高　　cm

　　肿瘤质地:硬　中　软　　　　界限:清　不清　　　　触痛:无　有

　　活动度:活动　差　固定

　　与皮肤关系:粘连　　不粘连　　破溃

　　颈淋巴结部位:颏下　下颌下　颈深上　颈深中　颈深下　颈后

　　　　　　　　　大小　　　　质地　　　　数目　　　　活动度

　　神经功能障碍:

　　张口度:　　　cm

口内情况

　　肿瘤部位:① 舌② 口底③ 牙槽嵴黏膜④ 磨牙后垫⑤ 颊⑥ 龈⑦ 腭⑧ 口咽
　　　　　　 ⑨ 鼻咽⑩ 唇⑪ 其他(标明具体位置)

　　生长方式:溃疡　　浸润　　外生型

　　肿瘤波及范围:

　　肿瘤大小:　　　长　　cm×宽　　cm×高　　cm

　　肿瘤质地:硬　中　软　　　界限:清　不清　　　触痛:有　无

　　活动度:活动　差　固定

　　舌运动:不受限　　受限

　　咬合关系:

　　牙列情况:病变区牙齿有无移位、松动、脱落

　　　　　　　缺失——┼——　　　残根、冠——┼——　　　不良修复体——┼——

　　口腔卫生情况:良好　一般　差

　　癌前病变:白斑　红斑　扁平苔藓　色素斑　痣　乳头状瘤

其他

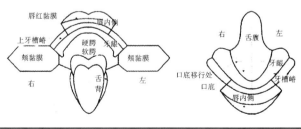

姓 名　　　科 别　　　病 区　　　床 号　　　住院号

实 验 室 及 器 械 检 查

病　历　摘　要

初步诊断：

医师签名：

入院诊断：

主治医师签名：

年　月　日

第　　页　　　　总　　页

口腔颌面外科(炎症)入院记录

姓名　　　科别　　　病区　　　床号　　　住院号

姓　名		职　业	
性　别		工作单位	
年　龄		住　址	
婚　姻		供史者(与患者关系)	
出生地		入院日期	
民　族		记录日期	

主　诉

现病史

(抗感染使用药物情况)

既往史

个人史

婚育史、月经史

家族史

体　格　检　查

体温　℃　　脉搏　次/分　　呼吸　次/分　　血压　/　mmHg

一般情况:发育　(正常　中等　不良)营养　(良好　中等　不良)神志　皮肤

头部:　头形　　毛发　　眼　　耳　　鼻　　咽

颈部:气管　　甲状腺　　颈静脉

胸部:胸廓　　肺

心　心率　次/分　心律　杂音

腹部:肝　　脾　　其他:

肛门外生殖器:　　脊柱四肢:　　神经反射:

第　页　　　　　　　　　　总　页

专 科 检 查

口外情况

　　炎症部位、波及范围:

　　面部:对称　不对称

　　上颌部肿胀:无　　有(左　右)

　　下颌部肿胀:无　　有(左　右)

　　皮肤瘘管:无　　有(部位:　　　　　　)

　　红、肿、热、痛:明显　　不明显　　　　波动感:无　　有

　　凹陷性水肿:无　　有　　　　　　　　穿刺脓肿:无　　有

　　淋巴结:

口内情况

　　张口度　　　cm　　　病灶牙——┼——或感染来源　　　叩痛　　　动度

　　龈红肿:无　　有　　盲袋深度　mm　盲袋溢脓:无　　有　　波动感:无　　有

　　穿刺脓液:无　　有　　瘘管:无　　有(部位:　　　　　　　　　　　　)

　　腮腺导管口:正常　　红肿(左　　右)

　　　　　　分泌物:无　　有(清　脓　黏稠)

　　口腔卫生情况:良好　一般　差

　　其他:

姓 名　　　科 别　　　病 区　　　床 号　　　住院号

实 验 室 及 辅 助 检 查

病 历 摘 要

初步诊断：

医师签名：

入院诊断：

主治医师签名：

年　　月　　日

第　　页　　　　　　　　总　　页

口腔颌面外科(损伤)入院记录

姓名	科别	病区	床号	住院号

姓　名	职　业
性　别	工作单位
年　龄	住　址
婚　姻	供史者(与患者关系)
出生地	入院日期
民　族	记录日期

主　诉

现病史

既往史

个人史

婚育史、个人史

家族史

体　格　检　查

体温　℃　　　脉搏　次/分　　　呼吸　次/分　　　血压　　/　　mmHg

一般情况:发育　正常　中等　不良　营养　良好　中等　不良　皮肤　神志

头部:　　头形　　　毛发　　　眼　　　耳　　　鼻　　　咽

颈部:气管　　　甲状腺　　　颈静脉

胸部:胸廓　　　肺

　心　　　心率　　　次/分　　　心律　　　杂音

腹部:肝　　　脾　　　其他:

肛门外生殖器:　　　　脊柱四肢:　　　　神经反射:

专 科 检 查

损伤部位:唇、颊、鼻、腮腺、腭、舌、口底、上颌骨、下颌骨、颧骨、颧弓、其他

损伤性质:擦伤、挫伤、挫裂伤、刺伤、撕伤、切割伤、其他   伤口污染程度:严重 不严重

异物存留:无   有   不详   组织缺损:无   有(部位: 面积: cm²)

出血或血肿:无   有 (待查)   感染:无   有   肿胀:无   有

瘀斑:无   有   畸形:无   有   压痛:无   有

麻木:无   有   流涎:无   有   面瘫:无   有

呼吸道:通畅   不通畅   脑脊液漏:无   有 (鼻漏   耳漏)

复视:无   有 张口度:正常   受限(cm) 骨髁状突活动度减弱(左   右) 功能障碍:无   有

骨折:开放性   闭合性

　部位: 骨折块移位:无   有

　骨擦音:无   有   异常动度:无   有   咬合关系:正常   错乱

　(左   右后牙早接触,前牙开𬌗)

牙齿损伤:无   有 ―┼―   脱位―┼―   牙折―┼―

其他: 骨缘台阶感   无   有(部位:)

合并其他部位伤阳性特征:

图 示 损 伤 部 位 及 范 围

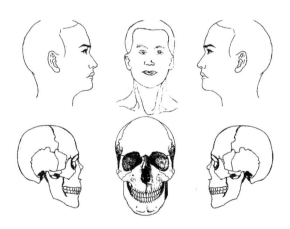

姓 名　　　　科 别　　　　病 区　　　　床 号　　　　住院号

实 验 室 及 辅 助 检 查

病 历 摘 要

初步诊断：

医师签名：

入院诊断：

主治医师签名：

年　月　日

口腔颌面外科(唇腭裂)入院记录

姓名　　　　科别　　　　病区　　　　床号　　　　住院号

姓　名		职　业	
性　别		工作单位	
年　龄		住　址	
婚　姻		供史者(与患者关系)	
出生地		入院日期	
民　族		记录日期	

主　诉

现病史

既往史

个人史

月经史、婚育史

家族史(母亲妊娠情况)

体 格 检 查

体温　℃　　　脉搏　次/分　　　呼吸　次/分　　　血压　　/　　mmHg

一般情况:发育:正常　中等　不良　　营养:良好　中等　不良　　神志　　皮肤

头部:　头形　　　毛发　　　眼　　　耳　　　鼻　　　咽

颈部:气管　　　甲状腺　　　颈静脉

胸部:胸廓　　　肺

　　　心　心率　次/分　心律　杂音

腹部:肝　　　脾　　　其他:

肛门外生殖器:　　　脊柱四肢:　　　神经反射:

第　　　页　　　　　　　　　总　　　页

专 科 检 查

唇　部:唇裂类型(左　右　双侧)　左　Ⅰ°,Ⅱ°,Ⅲ°

右　Ⅰ°,Ⅱ°,Ⅲ°

双侧唇裂　前唇长　mm　宽　mm　　前颌骨突出:正常　轻　重

口角至唇峰距离　左侧　mm　右侧　mm

鼻　部:鼻翼:正常　塌陷(左　右)　　鼻尖:正常　塌陷　　鼻背:正常　塌陷

鼻小柱:正常　偏斜　过短　　鼻唇角:＞90°　≤90°　鼻底线:正常　塌陷

鼻孔:左侧　mm　右侧　mm　鼻中隔:居中　偏斜

牙槽突:牙槽突裂:左　右　双侧　　左侧裂宽　mm　　右侧裂宽　mm

腭　部:腭裂类型　　　　　　裂隙宽度　mm　　软腭长度　mm

软腭动度:好　差　　　　　腭凹位置距悬雍垂根部　mm

腭垂发育:对称　不对称　　腭盖:正常　低平　高拱

犁骨附着:无　有(左　右)　前颌骨前突程度:正常　严重　不严重

咽　腔:咽侧壁动度:好　中　差　　咽后壁动度:好　中　差

腭咽距离　mm　增殖体:肿大　不肿大　淋巴滤泡:肿大　不肿大

扁桃体　左　Ⅰ°,Ⅱ°,Ⅲ°　　　　咽后壁:不充血　充血

右　Ⅰ°,Ⅱ°,Ⅲ°

牙齿与牙殆:—┼—　缺齿、多生牙、融合牙、异位牙、大小异常

牙弓:正常　不对称　缩窄

咬殆关系:正常、错殆、前牙反殆、后牙反殆

系　带:舌系带附着:正常　过短

发音情况:腭裂语音:不严重　严重　不能评估

图示畸形类型:

实验室及器械检查

病历摘要

初步诊断：

医师签名：

入院诊断：

主治医师签名：

年　　月　　日

医 院

肿瘤内科(＿＿＿肿瘤)入院记录
(第　　次入院)

姓 名	科 别	病 区	床 号	住院号

姓　名	职　业
性　别	工作单位
年　龄	住　址
婚　姻	供史者(与患者关系)
出生地	入院日期
民　族	记录日期

主　诉

现病史

既往史

个人史

婚育史、月经史

家族史

体 格 检 查

体温　　℃　　脉搏　　次/分　　呼吸　　次/分　　血压　　/　　mmHg

身高　　cm　体重　　kg　体表面积　　m²　体能状况评分(KPS)

一般情况　发育：　　　　营养：　　　　神志：　　　　面容：

　　　　　体位：　　　　步态：　　　　检查合作程度：

皮肤黏膜

淋 巴 结

头 颈 部

第　　页　　　　　　　　　　　　　　总　　页

胸　　部		
肺	视诊：	
	触诊：	
	叩诊：	
	听诊：	
心	视诊：	
	触诊：	
	叩诊：	
	听诊：	
腹　　部	视诊：	
	触诊：	
	叩诊：	
	听诊：	
肛门直肠		
外生殖器		
脊柱四肢		
神经系统		

肿 瘤 专 科 检 查

原发部位(T)	
肿瘤形态、质地、大小及活动度	
淋巴结转移情况(N)	
淋巴结质地、大小及活动度	
转移或累及部位　无　有：	
癌痛评估:疼痛部位	
疼痛性质	
疼痛强度	
疼痛时间	
疼痛加重因素	
疼痛缓解因素	
其他	

姓 名　　　　科 别　　　　病 区　　　　床 号　　　　住院号

实 验 室 及 器 械 检 查

血 常 规(日期：　　　)

生化常规(日期：　　　)

心 电 图(日期：　　　)

X 线检查(日期：　　　)

B 超检查(日期：　　　)：

CT 检查(日期：　　　)：

MRI 检查(日期：　　　)：

ECT 检查(日期：　　　)：

肿瘤标记物(日期：　　　)：

病理学检查(日期：　　　)：

细胞学检查(日期：　　　)：

其他项目(日期：　　)：

初步诊断：

医师签名：

入院诊断：

主治医师签名：

年　　月　　日

疼痛科入院记录

（第　　　次入院）

姓 名	科 别	病 区	床 号	住院号

姓　名		职　业	
性　别		工作单位	
年　龄		住　址	
婚　姻		供史者(与患者关系)	
出生地		入院日期	
民　族		记录日期	

主　诉

现病史

既往史

个人史

婚育史、月经史

家族史

体 格 检 查

体温　　℃　　脉搏　　次/分　　呼吸　　次/分　　血压　　/　　mmHg

一般情况　发育：　　　　　营养：　　　　　神志：　　　　　面容：

　　　　　体位：　　　　　步态：　　　　　检查合作程度：

皮肤黏膜

淋 巴 结

头　部

颈　部

胸　部

　肺　视诊：

　　　触诊：

　　　叩诊：

　　　听诊：

　心　视诊：

　　　触诊：

　　　叩诊：

　　　听诊：

腹　　部	视诊：
	触诊：
	叩诊：
	听诊：

肛门直肠

外生殖器

脊柱四肢

神经系统

专　科　情　况

疼痛评估

　疼痛部位：

　疼痛性质：

　疼痛强度：

　疼痛时间：

　疼痛加重因素：

　疼痛缓解因素：

　其他：

专科检查

在下图标示疼痛部位及范围：

实 验 室 及 器 械 检 查

重要的化验、X 线、心电图、B 超、CT 及其他有关检查

初步诊断：

医师签名：

入院诊断：

主治医师签名：

年　　月　　日

介 入 科 入 院 记 录

姓 名	科 别	病 区	床 号	住院号

姓　名	职　业
性　别	工作单位
年　龄	住　址
婚　姻	供史者(与患者关系)
出生地	入院日期
民　族	记录日期

主　诉

现病史

既往史

个人史

婚育史、月经史

家族史

体　格　检　查

体温　　℃　　　脉搏　　次/分　　　呼吸　　次/分　　　血压　　/　　　mmHg

一般情况　发育：　　　营养：　　　神志：　　　面容：

　　　　　　体位：　　　步态：　　　检查合作程度：

皮肤黏膜

淋 巴 结

头 颈 部

胸　部

　　肺　视诊：

　　　　触诊：

　　　　叩诊：

　　　　听诊：

第　　　页　　　　　　　　　　　　总　　　页

心	视诊:
	触诊:
	叩诊:
	听诊:
腹　部	视诊:
	触诊:
	叩诊:
	听诊:

肛门直肠

外生殖器

脊柱四肢

神经系统

专 科 情 况

实 验 室 及 器 械 检 查

初步诊断:

医师签名:

入院诊断:

主治医师签名:

年　　月　　日

皮 肤 科 入 院 记 录

姓 名　　　科 别　　　　病 区　　　　床 号　　　　住院号

姓　名		职　业
性　别		工作单位
年　龄		住　址
婚　姻		供史者(与患者关系)
出生地		入院日期
民　族		记录日期

主　诉

现病史(诱因、病期、疾病严重程度、伴随症状、发病情况、治疗经过)

既往史　既往史类似病史:无　有　　药物过敏史:无　有(药物名称:　　　　　)

　　　　其他过敏史:无　有　　　过敏物质名称:花草 皮毛 食物 化妆品 洗涤剂

　　　　其他:

　　　　外伤、手术史:

　　　　其他系统病史:糖尿病:无　有　　肝炎:无　有　　过敏性鼻炎:无　有

　　　　　　　　　　　支气管哮喘:无　有　　　其他:

个人史　出生地或居留地:　　　　　　血吸虫病疫水接触史:无　有

　　　　到过其他地方病或传染病流行地区及其接触情况:无　有

　　　　生活习惯及嗜好:烟:无　有　　酒:无　有　　常用药品:

　　　　麻醉药品/毒品:　　　　　　用量:　　　　　年限:

　　　　职业、工作条件:工业毒物:无　有　粉尘:无　有　放射性物质接触史:无　有

　　　　冶游史:婚外性行为:无　有　　　　性传播疾病:无　有

婚育史、月经史　婚姻状况　　结婚年龄　　　配偶情况　　　有　无子女

　　　　妊娠__次　顺产__胎　流产__胎　早产__胎　死产__胎　难产及病情:

　　　　初潮年龄(　岁)　行经期(　天)/月经周期(　天)　末次月经日期　(绝经年龄　岁)

　　　　经量 (少　一般　多)　　痛经 (无　有)　　经期(规则　不规则)

第　　页　　　　　　　　　　　　总　　页

家族史:近亲及远亲中有无与本病相关的疾病:无　有

　　　　疾病名称(过敏性鼻炎　支气管哮喘　其他:　　　　　　　　　　　　　)

　　　　与患者称谓关系:

　　　　父母是否近亲结婚:是　否　有无遗传疾病:无　有　病名:

体 格 检 查

体温　　℃　　脉搏　　次/分　　呼吸　　次/分　　血压　/　　mmHg

一般情况　发育:　　　　营养:　　　　神志:　　　　面容:

　　　　　体位:　　　　步态:　　　　检查合作程度:

皮肤黏膜

淋 巴 结

头 颈 部

皮疹　无　有　(粉刺　丘疹　脓疮　红斑　毛细血管扩张)

胸 　 部

　　肺　视诊:

　　　　触诊:

　　　　叩诊:

　　　　听诊:

　　心　视诊:

　　　　触诊:

　　　　叩诊:

　　　　听诊:

腹 　 部　视诊:

　　　　触诊:

　　　　叩诊:

　　　　听诊:

肛门直肠

外生殖器

脊柱四肢

神经系统

专 科 检 查

部位:按解剖部位描述(皮损的性质、形态、数目、色泽、表面情况、分布、面积、排列、溃疡、

　　感觉情况等)

第　　页　　　　　　　　　　总　　页

姓 名　　　科 别　　　病 区　　　床 号　　　住院号

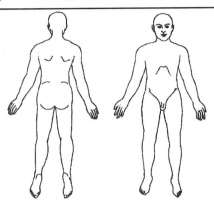

实 验 室 及 器 械 检 查

血常规:红细胞:　　　血红蛋白:　　　白细胞:　　　血小板:

尿常规:　　　　　尿糖:　　　　尿蛋白:　　　镜检:

胸透:正常　异常

其他检查:

摘　　要

初步诊断:

医师签名:

入院诊断:

主治医师签名:

年　　月　　日

肺 结 核 病 入 院 记 录

姓 名　　　　科 别　　　　病 区　　　　床 号　　　　住院号

姓　名	职　业	
性　别	工作单位	
年　龄	住　址	
婚　姻	供史者(与患者关系)	
出生地	入院日期	
民　族	记录日期	

主　诉

现病史

(结核病病史)

过去药物治疗	药　名	日剂量	是否规则	总时间	药物反应

既往史　平素健康状况:良好　　　一般　　较差

　　　　曾患疾病和传染病史

　　　　预防接种史

　　　　过敏史:无　有　　　　　过敏原:　　　　临床表现:

　　　　外伤、手术史

　　　　输血史

个人史　出生地　从事何种工作　地方病地区居住情况　冶游史　嗜烟　（无　有）

　　　　约___年,平均___支/日。戒烟（未　已）约___年　嗜酒（无　偶有）

　　　　经常　约___年,平均___两/日　其他:

婚育史、月经史　婚姻状况　　　结婚年龄　　　配偶情况　　有　无子女

　　妊娠__次　顺产__胎　流产__胎　早产__胎　死产__胎　难产及病情：

　　初潮年龄（ 岁）　行经期（ 天）/月经周期（ 天）　末次月经日期　（绝经年龄 岁）

　　经量:少　一般　多　痛经:无　有　　经期:规则　不规则

家族史（注意与患者现病有关的遗传病及传染性疾病）

　　　父:健在　　患病　　　　　　　已故　　死因

　　　母:健在　　患病　　　　　　　已故　　死因

　　　兄弟姐妹：　　　　　　子女及其他：

体 格 检 查

　　体温　℃　　脉搏　次/分　　呼吸　次/分　　血压　　/　　mmHg

一般情况　发育:正常　不良　超常　　　　　营养:良好　中等　不良　恶病质

　　　　　面容:无病容　急性　慢性病容　其他:

　　　　　表情:自如　痛苦　忧虑　恐惧　淡漠　兴奋

　　　　　体位:自主　被动　强迫（ ）　　步态:正常　　不正常（ ）

　　　　　神志:清晰　嗜睡　模糊　昏睡　昏迷　谵妄

　　　　　配合检查:合作　欠合作　不合作

皮肤黏膜　色泽:正常　潮红　苍白　发绀　黄染　色素沉着

　　　　　皮疹:无　有　　　　　　　　（类型及分布　　　　　　 ）

　　　　　皮下出血:无　有　　　　　　（类型及分布　　　　　　 ）

　　　　　毛发分布:正常　多毛　稀疏　脱落　　　（部位　　　　 ）

　　　　　温度与湿度:正常　冷　干　湿　　弹性:正常　　减退

　　　　　水肿:无　有　　（部位及程度　　　　　　　　）

　　　　　肝掌:无　有　蜘蛛痣:无　有　（部位　　数目 ）其他:

淋 巴 结　全身浅表淋巴结:无肿大　肿大　（部位及特征　　　　　）

头　部　头颅　大小:正常　大　小　畸形:无　有　（尖颅　方颅　变形颅）

　　　　　其他异常:压痛　　包块　凹陷　（部位　　　　　　　　　）

　　　眼　眉毛稀疏:无　有　脱落:无　有　倒睫:无　有

　　　　　眼睑:正常　水肿　下垂　挛缩　结膜:正常　充血　水肿　出血

　　　　　眼球:正常　凸出　凹陷　震颤　运动　障碍(左　　右　　)

　　　　　巩膜:无黄染　有黄染　角膜:正常　异常(左　　右　　)

　　　　　瞳孔:等圆　等大　不等　左_____mm　右_____mm

　　　　　　　 对光反射　正常　迟钝(左　右　)　消失(左　右　)

　　　　　近视力:视力表　阅读能力(左　右　)

　　　　　其他:

　　　耳　耳廓:正常　畸形　耳前瘘管　其他:左　　右

　　　　　外耳道分泌物:无　有　（左　右　性质　）

　　　　　乳突压痛:无　有　（左　右　)听力粗试障碍:无　有　（左　右　 ）

　　　鼻　外形:正常　异常（ ）其他异常:无　有　（鼻翼扇动　分泌物）

　　　　　　鼻窦压痛　　无　有(部位：　　　　　　　　　)

　　　　　　口唇：红润　发绀　苍白　疱疹　皲裂　黏膜：正常　异常(苍白出血点)

　　　　　　腮腺导管开口：正常　异常　(肿胀　分泌物　)

　　　　　　舌：正常　异常　(舌苔　伸舌震颤　伸出居中　向左、向右偏斜　)

　　　　　　齿龈：正常　肿胀　溢脓　出血　色素沉着　铅线

　　　　　　齿列：齐　　缺齿十　　龋齿十　　义齿十

　　　　　　扁桃体：无肿大　肿大(左Ⅰ°Ⅱ°Ⅲ°　右Ⅰ°Ⅱ°Ⅲ°　脓性分泌物)

　　　　　　咽：　　　声音：正常　　嘶哑

颈　　部　抵抗感：无　有　气管：正中　偏移(向左　　向右　　　)

　　　　　　颈静脉：正常　充盈　怒张　　肝颈静脉回流征：阴性　　阳性

　　　　　　颈动脉搏动：正常　增强　减弱(左　右　)

　　　　　　甲状腺：正常　肿大　度　对称　侧为主：弥漫性　结节性：

　　　　　　　　　质软　质硬　压痛　震颤　血管杂音

胸　　部　胸廓：正常　桶状胸　扁平胸　鸡胸　漏斗胸

　　　　　　膨隆或凹陷(左　右　)　心前区膨隆　　胸骨叩痛

　　　　　　乳房：正常对称　异常：左　右(男乳女化　包块　压痛　乳头分泌物)

　　肺　视诊：呼吸运动　正常　异常：左　右(增强　减弱)

　　　　　　肋间隙　正常　增宽　变窄(部位：　　　　　)

　　　　触诊：语颤　正常　异常：左　右(增强　减弱)

　　　　　　胸膜摩擦感　无　有(部位：　　)

　　　　　　皮下捻发感　无　有(部位：　　)

　　　　叩诊：正常清音　异常叩诊音　浊音

　　　　　　实音(部位见图)过清音　鼓音

　　　　　　肺下界：肩胛线：右_____肋间

　　　　　　　　　　左_____肋间

　　　　　　　　　移动度：右_____cm

　　　　　　　　　　　　左_____cm

浊音▨实音▨鼓音▨
湿啰音▨干啰音▨

　　　　听诊：呼吸　规整　不规整

　　　　　　呼吸音　正常　异常(性质、部位描写：　　　　　)

　　　　　　啰音　无　有　干性：鼾音　哮鸣音

　　　　　　　　　　　湿性：粗　中　细湿啰音　捻发音(部位见图)

　　　　　　语音传导　正常　异常：增强　减弱(部位：　)

　　　　　　胸膜摩擦音　无　有(部位：　)

　　心　视诊：心前区隆起　无

　　　　　　心尖搏动位置　正常　移位(距左锁骨中线内外　　cm)

　　　　　　心尖搏动　正常　未见　增强　弥散

　　　　　　心前区异常搏动　无　有(部位：　)

　　　　触诊：心尖搏动　正常　增强　抬举感　触不清

第　　页　　　　　　　　　总　　页

震颤　无　有(部位　时期　)

心包摩擦感　无　有

　　叩诊:相对浊音界:正常　缩小　扩大　左　右　(实测数据填于表内)

心脏相对浊音界

右侧(cm)	肋间	左侧(cm)	右侧(cm)	肋间	左侧(cm)
	Ⅱ Ⅲ			Ⅳ Ⅴ	

注:左锁骨中线距正中线　cm

　　听诊:心率　次/分　心律(齐　不齐　绝对不齐)

　　　　心音 S₁ 正常　增强　减弱　分裂

　　　　　　　S₂ 正常　增强　减弱　分裂

　　　　　　　S₃ 无　有　S₄ 无　有　A₂ P₂

　　　　额外心音　无　奔马律(舒张早期　收缩期前　重叠　)

　　　　　　开瓣音　其他

　　　　杂音　无　有(部位　时期　强度　性质　传导　)

　　　　心包摩擦音(无　有)

周围血管　无异常血管征　枪击音　Duroziez 双重杂音　水冲脉

　　　　毛细血管搏动　脉搏短绌　奇脉　交替脉　其他

腹　　部　　视诊:外形　正常　膨隆　蛙腹(腹围 ㎝)　舟状腹　尖腹　胃型　肠型　蠕动波

　　　　　　腹式呼吸(存在　消失)　脐(正常　凸出　分泌物)

　　　　　　腹壁静脉曲张　血流方向　腹纹　手术瘢痕　疝

　　　　　　其他异常:无　有

　　　　触诊:柔软　腹肌紧张　无　有(部位:　)　压痛　无　有(部位:　)

　　　　　　反跳痛　无　有(部位:　)(部位见图)

　　　　　　液波震颤　无　有　　振水声　无　有

　　　　　　腹部包块　无　有(部位　大小见图示)

　　　　　　特征描述:

　　　　　　肝:未触及　可触及:大小肋下　cm 剑突下　cm

　　　　　　特征描述:

　　　　　　胆囊:未触及　可触及:大小　cm　压痛　无　有

　　　　　　Murphy 征

　　　　　　脾:未触及　可触及:肋下　cm

　　　　　　特征描述:

　　　　　　肾:未触及　可触及:大小　硬度　压痛　移动度

　　　　　　输尿管压痛点　无　有(部位:　)

✕　　　　△　　　　⊘
压痛　　压痛+反跳痛　肿块

第　　页　　　　　　　　总　　页

姓名 　　　科别 　　　病区 　　　床号 　　　住院号

	叩诊:肝浊音界　存在　缩小　消失　　肝上界位于右锁骨中线____肋间
	移动性浊音　阴性　阳性　　肾区叩痛　无　有(左　右)
	听诊:肠鸣音　正常　亢进　减弱　消失　　气过水声　无　有
	血管杂音　无　有(部位　　　　)
生殖器	未查　　正常　　异常:
肛门直肠	未查　　正常　　异常:
脊柱四肢	脊柱:正常　畸形(侧　前　后凸)　　棘突:压痛　叩痛　部位
	活动度:正常　受限
	四肢:正常　异常　畸形　关节红肿　关节强直　肌肉压痛　肌肉萎缩
	下肢静脉曲张　杵状指趾(部位及特征:　　　　　　　　)
神经系统	腹壁反射(正常　↓　○　↑)　　肌张力(正常　↑　○　↓)
	肌力(　　级)　肢体瘫痪　　无　　有(　左　右　上　下)
	肱二头肌反射　左(正常　↓　○　↑)　右(正常　↓　○　↑)
	膝腱反射　左(正常　↓　○　↑)　右(正常　↓　○　↑)
	跟腱反射　左(正常　↓　○　↑)　右(正常　↓　○　↑)
	(符号　↓表示减弱　○表示消失　↑表示亢进)

实验室及器械检查

病历摘要

初步诊断:

医师签名:

入院诊断:

主治医师签名:

　　　　年　　月　　日

第　　　页　　　　　　　　　　　　总　　　页

急 性 中 毒 入 院 记 录

姓 名　　　科 别　　　病 区　　　床 号　　　住院号

姓　名		职　业	
性　别		工作单位	
年　龄		住　址	
婚　姻		供史者(与患者关系)	
出生地		入院日期	
民　族		记录日期	

主　诉

现病史　因　　　　　于　月　日　时　分自服　误服　接触药物(　　)

　　　剂量约　　　ml(g)　到医院抢救时间　　　月　日　时　　分

　　　症状出现时间:服后、接触后　时　分

　　　恶心:无　有　　呕吐:无　有　共计　　次　　呕吐物性质为

　　　量约:　　ml　　　　　　气味:无　有

　　　腹痛:无　有　部位　　性质　　程度

　　　腹泻:无　有　共　　次　　量约　　ml　　性质

　　　胸痛:无　有　胸闷:无　有　气急:无　有　咳嗽:无　有　呼吸困难:无　有

　　　心慌:无　有　头痛:无　有　头昏:无　有　谵妄:无　有　　昏迷:无　有

　　　痉挛:无　有　流涎:无　有　流泪:无　有　出汗:无　有　烦躁不安:无　有

　　　肌肉震颤:无　有　　　　视力模糊:无　有　　　　发绀:无　有

　　　抽搐:无　有　次　部位　　　　大小便失禁:无　有

　　　入院前抢救情况:服后、接触后　时　分用　　洗胃　洗出物性状

　　　总量　ml　未洗胃　用　　药物解毒　剂量

　　　用药途径:

既往史

个人史

　　　职业史:工种　　毒物接触史:无　有　名称　　接触时间

婚育史、月经史

家族史

姓名　　　　科别　　　　病区　　　　床号　　　　住院号

体 格 检 查

体温　℃　　脉搏　次/分　　呼吸　次/分　　血压　　/　　mmHg

| 一般情况 | 发育： | 营养： | 神志： | 面容： |

体位：　　　　步态：　　　检查合作程度：

皮肤黏膜

淋 巴 结

头 颈 部

胸　　部

　　　肺　视诊：

　　　　　触诊：

　　　　　叩诊：

　　　　　听诊：

　　　心　视诊：

　　　　　触诊：

　　　　　叩诊：

　　　　　听诊：

腹　　部　视诊：

　　　　　触诊：

　　　　　叩诊：

　　　　　听诊：

肛门直肠

外生殖器

脊柱四肢

神经系统

实 验 室 及 器 械 检 查

初步诊断：

医师签名：

入院诊断：

主治医师签名：

年　　月　　日

第　　页　　　　　　　　　　　　总　　页

甲状腺癌131碘治疗入院记录

姓 名　　　　科 别　　　　病 区　　　　床 号　　　　住院号

姓　名		职　业	
性　别		工作单位	
年　龄		住　址	
婚　姻		供史者(与患者关系)	
出生地		入院日期	
民　族		记录日期	

主诉

现病史

　　患者病程___(年/月),于___年___月因(左　右颈部___部位)出现(肿块___)
在_____医院接受(肿块切除术　甲状腺根治术　颈淋巴清除术)治疗。术
后病理诊断结果:(滤泡型　乳头型　髓样癌未分化型)甲状腺癌,(无　合并)
_____转移。(无　有)再次手术(　年　月　日)_____。本次入院要
求通过131I治疗(清除残留甲状腺　确定转移情况　清除转移灶)。
　　患者自觉一般情况(可　较差　差)。食欲(增　无变化　差);体重
(增加　减少　无变化);乏力(无　有)。全身疼痛(无　有),部位(___),性质(隐
钝　刺　胀　剧___痛),呈(偶发　阵发　持续　逐渐加重),(无　有)___放
射痛。面部(无　有)水肿。颈部(无　有)紧张感、梗阻感、吞咽困难、伤口痛
及___;声音(无　有)嘶哑。(无　有)胸闷、胸痛、气急、咳嗽、咳痰、咯血、心悸。
(无　有)恶心、呕吐、腹痛、腹泻、便秘、便血。(无　有)尿痛、血尿。
(无　有)___肢水肿、麻木、举、走、外展、曲、伸困难。其他(无　有_____)。
入院前(未服过　已停服)(甲状腺素片　优甲乐　T₃片)___天,现停服___天。
其他用药:无　有_____　　　　其他治疗:无　有_____

既往史

　　近3个月(是　否)食用了海带、紫菜、咸海鱼以及中药(海藻　昆布),量
(少　中等　多量)。近一年内(是　否)用过含碘制剂或碘造影剂(时间_____);
平时(是　否)食用含碘盐。
近一年内(是　否)用过皮质激素制剂(名称_____,时间_____)。
手术外伤史:(无　有_____)。
药物过敏史:(无　有)青霉素(_____)过敏史。
传染疾病史:(无　有)_____肝炎___年,目前(已愈___年　未愈)
　　　　　　(无　有)_____结核___年,目前(已愈___年　未愈)
　　　　　　(无　有)_____病___年,目前(已愈___年　未愈)

慢性病史:(无　有)高血压病、心脏病＿＿＿、糖尿病＿＿＿、肾病、支气管炎、肺气肿、

贫血、白细胞或(和)血小板减少症、＿＿＿胃病,其他＿＿＿病,＿＿＿年,目前

(已愈＿＿＿年　未愈)

其他肿瘤病史:(无　有)＿＿＿癌＿＿＿年,目前(已愈＿＿＿年　未愈)

个人史

出生地＿＿＿＿＿＿＿＿＿。长期居住在(沿海　内陆　山区)(缺碘　富碘)。

(未　有)从事(放射性　有毒　有害)工作。吸烟史(无　有)＿＿＿年,平均＿＿＿支/天;

饮酒史(无　有)＿＿＿年。其他＿＿＿＿＿＿＿＿＿。

婚姻史和居住情况:(未婚　已婚　离异　丧偶)。(无　有)子＿＿＿女＿＿＿。家居及日

常工作区内(无　有)(孕妇　婴儿),家居(无　有)独间。

家族史　(无　有)＿＿＿＿＿遗传病家族史,患者与本例关系＿＿＿＿＿＿＿＿＿。

　　　　(无　有)＿＿＿＿＿甲状腺病家族史,患者与本例关系＿＿＿＿＿＿＿＿＿。

体 格 检 查

体温　℃　　脉搏　次/分　　呼吸　次/分　　　血压　　/　　mmHg

一般情况:神志(清　不清)　营养(良好 中等 差)　体位(自主　被动)　步态(正常 异常)

　　　　对答(切题　不切题)　　体检(合作　不合作)

全身浅淋巴结(无　有)(单个　多个)异常肿大

头面部:(无　轻　中度)水肿,毛发(无脱落　脱落明显＿＿＿＿＿＿),眼球活动(自如　差),

皮肤巩膜黄染(无　有),双侧瞳孔(等大　不等大　变形),对光反射(存在　消失),耳鼻

脓性分泌物(无　有)、伸舌(居中　偏斜)。咽部红肿(无　有),扁桃体肿大(无　有),

齿龈炎(无　有)。龋齿(无　有),口腔黏膜水肿(无　有)和溃疡(无　有)。耳旁结节

(无　有)。面部(无　有)压痛点。其他(无　有)。

颈部:气管(居中　向＿＿＿倾斜),手术瘢痕(整洁　红肿),伤口周围(无　有)组织肿胀,

(无　有)(血　脓)性分泌物。气管切口(无　有)金属气道,气道口(干燥　有＿＿＿性分泌

物)。颈前区血管杂音(无　有)。

专 科 情 况

颈部残留甲状腺组织(未　可)触及(左　右);大小＿＿＿cm,质地(软　中等　硬),与周

围组织(不粘连　粘连),(原　新)颈部肿块(无　有＿＿＿＿＿＿＿＿＿＿)

实 验 室 检 查 和 特 殊 检 查

血常规(　月　日):WBC＿＿＿×10⁹/L;RBC＿＿＿×10⁹/L;Hb＿＿＿g/L;PLT＿＿＿×10⁹/L;

第　　页　　　　　　　　　　　　　　　　　总　　页

尿常规(月 日):蛋白尿(无 有);血尿(无 有);其他:

甲状腺功能:(月 日):T_3　　nmol/L;T_4　　nmol/L;FT_3　　pmol/L;FT_4　　pmol/L;

　　　　　　　　TSH　　ml/L;TG　　mg/L;TGAb　　%;TPOAb　　%。

肝功能(月 日):

肾功能(月 日):

心电图(月 日):

B超:未检　部位　　结论:

　　检查时间:　月 日　检查医院(本院　　　　医院)　检查号:

X线/CT:未检　部位　　结论:

　　检查时间:　月 日　检查医院(本院　　　　医院)　检查号:

MRI:未检　部位　　结论:

　　检查时间:　月 日　检查医院(本院　　　　医院)　检查号:

^{131}I全身扫描:未检　部位　　结论:

　　检查时间:　月 日　检查医院(本院　　　　医院)　检查号:

其他:

病史小结:

　　1.患者(男 女) 岁,因(左 右颈部　　部位)出现(肿块　　),行(肿块切除术　甲状腺根治术　颈淋巴清除术　　　　术)后　年 /月。病理诊断(滤泡型 乳头型 髓样未分化型)甲状腺癌,(无 合并)　　转移。

　　2.患者(不 合并)有　　　　病。以前(未 已经)(在门诊 外院)接受^{131}I治疗　次,共　　mCi。

　　3.入院前(未服过 已服)(甲状腺素片 优甲乐 T_3 片)____天,现停服____天。

　　4.患者一般情况(好 可 差 危)。

　　5.入院体检(无 有)异常体征。

　　6.异常实验室检查(无 有)。

　　7.异常特殊检查(无 有)。

诊断:1.甲状腺癌

　　2.

　　　　　　　　　　　　　　　　　医师签名:
　　　　　　　　　　　　　　　　　　年　 月　 日

甲状腺机能亢进¹³¹碘治疗入院记录

姓 名	科 别	病 区	床 号	住院号

姓 名		职 业	
性 别		工作单位	
年 龄		住 址	
婚 姻		供史者(与患者关系)	
出生地		入院日期	
民 族		记录日期	

主 诉

现病史

既往史

个人史

婚育史、月经史

家庭史及遗传病史

治疗时症状:

焦虑、易怒(有　无)　　　体重下降(有　无)　　肌无力(有　无)

怕热、多汗(有　无)　　　周期性麻痹(有　无)　　性功能(有　无)

失眠(有　无)　　皮肤湿热(有　无)　　绝经时间(　年　　月　　　日)

心慌、胸闷(有　无)　　突眼(有　无)　　末次月经(　年　　月　　日)

食欲亢进(有　无)　　大便(____次/天)　　生育(____子____女)

体 格 检 查

体温　℃　　脉搏　次/分　　呼吸　次/分　　血压　/　mmHg

一般情况:神志(清　不清)　营养(良好　中等　差)　体位(自主　被动)　步态(正常　异常)

对答(切题　不切题)　体检(合作　不合作)　突眼(有　无)　眼征(有　无)

甲状腺(有　无)　肿大(Ⅰ°　Ⅱ°　Ⅲ°)　质地(软　中等　韧　硬)　表面(光滑　不平)

甲状腺结节(有　无)(左　右)(单发　多发)　甲状腺杂音(有　无)

心律不齐(有　无)　心脏杂音(有　无)　心脏扩大(有　无)

手抖(有　无)

肝脏:

脾脏:

胫前黏液水肿(有　无)

实 验 室 及 器 械 检 查

血常规(____年____月____日):白细胞总数:____×10^9/L,中性粒细胞:____%,

第　　　页　　　　　　　　　　　　　　　　　总　　页

姓 名　　　　科 别　　　　病 区　　　　　床 号　　　　　住院号

中性粒细胞计数：____×10⁹/L,红细胞数：____×10¹²/L,血红蛋白____g/L,
　血小板计数____×10⁹/L

尿常规(____年____月____日):蛋白尿(无　有);血尿(无　有);其他:尿碘____μg/L。

甲状腺功能(____年____月____日):T₃____mmol/L　T₄____mmol/L　FT₃____pmol/L
　FT₄____pmol/L　TSH____mIU/L　TGAb____IU/mL　TPOAb____IU/mL
　TRAb____IU/L

肝功能(____年____月____日):ALT____mmol/L　TBIL____μmol/L

肾功能(____年____月____日):BUN____mmol/L　Cr____μmol/L

电解质(____年____月____日):钾____mmol/L　钠____mmol/L　钙____mmol/L
　磷____mmol/L　空腹血糖:____mmol/L

血 HCG(<55 岁女性患者)(____年____月____日):

心电图(____年____月____日):

超声心动图(____年____月____日):

颈部超声(____年____月____日)　检查医院(____医院)　检查号:
　部位:　　　　　结论:

⁹⁹Tcᵐ O₄⁻ 显像(____年____月____日)　检查医院(____医院)　检查号:
　部位:　　　　　结论:

甲状腺摄¹³¹碘率(____年____月____日)　检查医院(____医院)　检查号:
　部位:　　　　　结论:

2h:____%　4h:____%　24h:____%

其他:尿碘____μg/L

甲状腺计算重量(显像法　超声法):____g

诊断:1. 甲状腺机能亢进;
　　　2.
　　　3.
　　　4.

诊疗计划:

1. 低碘饮食,注意休息。

2. 避免疲劳和感冒,防止甲亢危象发生。

3. ¹³¹碘计算剂量　　mCi。

4. 末次治疗¹³¹碘用量　　mCi。

5. 辅助治疗:β受体阻滞剂、ATD。

6. 碘治疗期间,加强防护隔离。

　　　　　　　　　　　　　　　医师签名:

　　　　　　　　　　　　　　　　年　　月　　日

第　　页　　　　　　　　　　总　　页

糖 尿 病 入 院 记 录

姓 名　　　　科 别　　　　　病 区　　　　　床 号　　　　　住院号

姓　名	职　业
性　别	工作单位
年　龄	住　址
婚　姻	供史者(与患者关系)
出生地	入院日期
民　族	记录日期

主　诉

现病史(空格内填写具体数,反斜杠前后用√选择具体单位或项目)

　　多食、多饮、多尿:无　有(　　　月/年)

　　超重/肥胖:无　有(　　　月/年)。体重减轻:无　有(　　　月/年,最高体重　　　kg,
　　现在体重　　　kg)。最大腰围　　　　　cm,现在腰围　　　　　cm。

　　发现血糖增高:　　　月/年,最高空腹血糖　　　mmol/L,现在空腹血糖　　　mmol/L。

　　餐后血糖增高:否　是(最高餐后血糖　　　mmol/L,现在餐后血糖　　　mmol/L)

　　头晕、头昏:无　有(　　　　月/年)。

　　视物模糊、视力下降:无　有(　　　　月/年)。

　　胸闷、胸痛:无　有(　　　　月/年)。

　　反复腹胀、腹泻、便秘:无　有(　　　　月/年)。

　　四肢麻木、疼痛、蚁走感:无　有(　　　　月/年)。

　　间歇跛行:无　有(　　　月/年,目前可连续行走　　　　m)。

　　夜尿增多、下肢水肿:无　有(　　　　月/年)。

　　患本病以来性生活频率比以往:相同/减少/增多;目前每月性生活　　　次,患本病
　　之前每月性生活　　　次;目前性生活质量:满意/尚可/不满意。

　　测血糖:每年/月/周　　　次;测血压:每年/月/周　　　次;测血脂:每年　　　次。

糖尿病及相关疾病治疗经过

既往史

　　肝脏病史:无　有(　　　年,目前肝功能:良好/轻度异常/较差;原发病:脂肪肝/慢
　　性肝炎/肝硬化/其他)。

　　胰腺病史:无　有(病史　　　年,原发病:　　　　　　　　　　　　　　)。

第　　　页　　　　　　　　　　　　　总　　　页

胆囊疾病史:无　有(病史　　　年,原发病:　　　　　　　　　　　　　　)。

高血压病史:无　有(病史　　年,最高血压　　/　mmHg,目前血压　　/
　　　mmHg,最近服用降压药:　　　　　　　　　　　　　　)。

其他内分泌病史:

传染病史:

手术史:

药物过敏史:

输血史:

预防接种史:

个人史(饮酒两·年:折算成50°酒,平均每天饮酒两数×年数)

受教育程度:文盲　小学　初中　高中　大专　本科以上;

家庭经济情况:一般　中等　良好。职业:

喜油腻:否　是;喜零食:否　是;喜甜饮料:否　是。

嗜酒:否　是(饮酒量　两·年)。吸烟:否　是(吸烟　包·年,现在每日吸烟量　支)。

经常中等以上运动:否　是(每周中等以上运动　　　min)。

婚姻史　结婚年龄___岁　配偶情况:

月经及生育史

初潮年龄(　岁)　行经期(　天)/月经周期(　)天　末次月经日期　(绝经年龄　岁)

月经量:少　一般　多　　痛经　无　有　　经期　规则　不规则

妊娠　　次　顺产　胎　流产　胎　早产　胎　死产　胎　难产及病情:

出生胎儿最大体重　　　克;

妊娠期高血糖:无　有;　妊娠期高血压:无　有;　妊娠期肥胖:无　有;

妊娠期下肢水肿:无　有。

家族史(注意与患者现病有关的遗传病及传染性疾病)

糖尿病家族史:无　有(父亲、母亲、兄弟、姐妹、子女);

肥胖家族史:无　有(父亲、母亲、兄弟、姐妹、子女);

高血压家族史:无　有(父亲、母亲、兄弟、姐妹、子女);

高血脂家族史:无　有(父亲、母亲、兄弟、姐妹、子女)。

其他疾病家族史:

父:健在　　患病　　　　　　　已故　　死因

母:健在　　患病　　　　　　　已故　　死因

体 格 检 查

体温　℃　　脉搏　次/分　　呼吸　次/分　　血压　/　mmHg

体表测量项目　身高　cm、腰围　cm、体重　kg、体重指数　腰围身高比

姓 名		科 别	病 区		床 号		住院号	

一般情况	发育:正常　不良　超常　　　　营养:良好　中等　不良　恶病质
	神志:清晰　嗜睡　模糊　昏睡　昏迷　谵妄
	面容:正常　急性　慢性病容　其他:
	表情:自如　痛苦　忧虑　恐惧　淡漠　兴奋
	体位:自主　被动　强迫(　　)　　步态:正常　不正常(　　)
	配合检查:合作　欠合作　不合作
皮肤黏膜	色泽:正常　潮红　苍白　发绀　黄染　色素沉着(分布:　　　　　　)
	皮疹:无　有(类型及分布　　　　　　　　　　　　　　)
	皮下出血:无　有(类型及分布　　　　　　　　　　　　)
	毛发分布:正常　多毛　稀疏　脱落(部位　　　　　　　　)
	温度与湿度:正常　冷　干　湿　弹性:正常　　减退
	水肿:无　有(部位及程度　　　　　　　　)
淋 巴 结	全身浅表淋巴结:无肿大　有肿大(部位及特征　　　　　　　　　)
头　　部	头颅:大小(正常　大　小)　畸形:无　有(尖颅　方颅　变形颅)
	其他异常:压痛　包块　凹陷(部位　　　　　　　　　)
眼	眼睑:正常　水肿　下垂　挛缩　倒睫　结膜:正常　充血　水肿　出血
	眼球:正常　凸出　凹陷　震颤　运动障碍(左　右)　斜视
	巩膜:无黄染　有黄染　角膜:正常　混浊(左　右)　溃疡(左　右)
	瞳孔:等圆　等大　不等　左_____ mm　右_____ mm
	对光反射:正常　迟钝(左　右)　消失(左　右)
	集合反射:正常　迟钝　消失
	其他:
耳	耳廓:正常　畸形　耳前瘘管　其他:(左　　右)
	外耳道分泌物:无　有(左　右　性质　　)
	乳突压痛:无　有(左　右)　听力粗试障碍:无　有(左　右)
鼻	外形:正常　异常(　)　其他异常:无　有(鼻翼扇动　鼻塞)
口腔	分泌物:无　有(性质　　)　鼻窦压痛:无　有(部位　　　)
	口唇:红润　发绀　苍白　疱疹　皲裂　黏膜:正常　发疹　出血点　溃疡
	腮腺导管开口:正常　异常(肿胀　脓性分泌物)
	舌:正常　异常(舌苔　伸舌震颤　伸出居中　向左　向右偏斜)　其他
	齿龈:正常　肿胀　溢脓　出血　色素沉着　铅线
	齿列:齐　　缺牙　龋齿　义齿
	扁桃体:无肿大　肿大(左ⅠⅡⅢ　右ⅠⅡⅢ　脓性分泌物　其他　　　)
	咽:充血、淋巴滤泡增生(无、有)　声音:正常　嘶哑　失音
颈　部	抵抗感(无　有)　颈动脉:搏动正常　搏动增强　搏动减弱(左　右)　杂音(无　有)

颈静脉:正常　充盈　怒张　气管:居中　偏移(向左　　向右)

　　　　肝颈静脉回流征:阴性　阳性

甲状腺:正常　肿大　度　对称　侧为主　弥漫性　结节性　质软　质硬

其他异常:无　有(压痛　震颤　血管杂音)

胸 部　胸廓:正常　异常(桶状胸　扁平胸　鸡胸　漏斗胸)

　　　　膨隆或凹陷:无　有(左　右)　心前区膨隆(无　有)　胸骨叩痛(无　轻度　显著)

　　　　乳房:正常　对称　增大(左　右)

　　　　乳房包块:无　有(左　右　　　　点钟方位,直径约　　cm包块,

　　　　　　　　　　质地:Ⅰ°　Ⅱ°　Ⅲ°,活动度:好　中　差)

　　　　压痛:无　有　　乳房分泌物:无　有　　男乳女化:无　有

　　　　呼吸节律规整:是　否　胸壁静脉曲张:无　有(　　　　　　　　　　)

肺　　视诊:呼吸运动:正常　增强　减弱(左　右)

　　　　肋间隙:正常　增宽　变窄(部位　　　　)

　　　　触诊:语颤:对称　增强　减弱(左　右)

　　　　胸膜摩擦感:无　有(左　右)

　　　　叩诊:正常清音　浊音　实音　过清音　鼓音(部位见图)

　　　　　　肺下界:_____cm

　　　　　　肩胛下角线:右____肋间　左____肋间

　　　　　　移动度:右_____cm　左_____cm

　　　　听诊:呼吸(规整　不规整)

　　　　呼吸音(正常　肺泡呼吸音　支气管呼吸音　支气管肺泡呼吸音)

　　　　啰音:无　干啰音　湿啰音(粗　中　细　捻发音　部位　　　　)

　　　　语音传导:正常　增强　减弱(左　右)

　　　　胸膜摩擦音:无　有　部位

浊音▨　实音▩　鼓音▦
湿啰音▦　干啰音▧

心　　视诊:心尖搏动(正常　未见　增强　弥散)　心前区隆起(无　有)　其他部位搏动(无　有)

　　　　心尖搏动位置:正常　移位(距左锁骨中线内外　　cm)

　　　　触诊:心尖搏动(正常　强　弱)

　　　　震颤:无　有(部位　时期　)

　　　　叩诊:相对浊音界(见表)

　　　　听诊:心率_____次/分　心律(规整　不整　绝对不整)

　　　　心音　正常　增强　减弱

　　　　　奔马律(舒张早期　收缩期前　重叠)

　　　　　杂音　部位　　时期　　性质　　强度　　传导

　　　　心包摩擦音:无　有(部位　性质　时期　)

周围血管　　无异常血管征　枪击音　　毛细血管搏动征

右(cm)	肋间	左(cm)
	Ⅱ	
	Ⅲ	
	Ⅳ	
	Ⅴ	

左锁骨中线距前正中线cm

　　　　　　　脉搏　正常　水冲脉　无脉　奇脉　交替脉　　　其他

腹　部　视诊:外形　正常　膨隆　蛙腹(腹围　cm)　脐(正常　凸出　分泌物)

　　　　　　其他异常:无　有(腹壁静脉曲张　方向　腹纹　手术瘢痕　疝　　　)

　　　　触诊:柔软　腹肌紧张(部位　)　　压痛(无　有)　　反跳痛(无　有)

　　　　　(部位见图)

　　　　　振水声(无　有)　液波震颤(无　有)

　　　　　腹部包块　无　有(部位　大小见图示)

　　　　　特征描述:

　　　　　肝:未触及　可触及(大小　cm　剑突下　cm

　　　　　　特征描述:　　　　　　　　　　　　　　)

　　　　　　胆囊:未触及　可触及(大小　cm　压痛　无　有

　　　　　　　Murphy 征　　　　　　　　　　　)

　　　　　脾:未触及　可触及(肋下　cm

　　　　　　特征描述:　　　　　　　　　　　　　　　　)

　　　　　　肾:　未触及　可触及(大小　硬度　压痛　移动度　　　　　)

　　　　　　　输尿管压痛点:无　有(部位:　　　　　)

　　　　叩诊:肝浊音界(存在　缩小　消失)　肝上界位于右锁骨中线_____肋间

　　　　　肝区叩击痛(无　有)

　　　　　　移动性浊音(阴性　阳性)　肾区叩痛:无　有(左　右)

　　　　听诊:肠鸣音(正常　亢进　减弱　消失)　　血管杂音:无　有(部位　　　)

肛门直肠　未查　正常　异常:

生 殖 器　未查　正常　异常:

脊柱四肢　脊柱:正常　畸形(侧　前　后凸)

　　　　四肢:正常　异常　畸形　关节:正常　红肿　强直　肌肉压痛　肌肉萎缩

　　　　下肢色素沉着:无　有　下肢水肿:无　有(左　右　)

　　　　胫后动脉搏动:正常　减弱(左　右)

　　　　足背动脉搏动:正常　减弱(左　右)

　　　　下肢皮肤温度:左右等温　　左温右冷　　右温左冷

　　　　Charcot 关节病:无　有(部位　　　　　　　)

　　　　下肢溃疡:无　有(部位　　　　)　　　坏疽　无　有(部位　　　)

神经系统　肌力:正常　减弱(左侧　右侧　　　级)

　　　　下肢痛觉:正常　异常(减弱　过敏,部位　　　　　)

　　　　膝反射:正常　异常(左:减弱　亢进;右:减弱　亢进)

　　　　尼龙丝试验:结果见附图

姓 名　　　　科 别　　　　病 区　　　　床 号　　　　住院号

实验室及器械检查

病 历 摘 要

修正诊断：　　　　　　　　　初步诊断：

医师签名：
　年　月　日　　　　　　　　医师签名：
　　　　　　　　　　　　　　入院诊断：

　　　　　　　　　　　　　　主治医师签名：
　　　　　　　　　　　　　　　年　月　日

医 院

慢性肾衰竭血液净化入院记录

姓 名 　　　科 别 　　　病 区 　　　　床 号 　　　　住院号

姓　名	职　业
性　别	工作单位
年　龄	住　址
婚　姻	供史者(与患者关系)
出生地	入院日期
民　族	记录日期

主 诉

现病史

　1. 导致慢性肾衰竭的基本疾病

慢性肾小球肾炎:无　有　病理类型　　　糖尿病:无　有 1/2 型

高血压肾动脉硬化:　无　有　　　慢性间质性肾炎:无　有　　　药物:

多囊肾:无　有　痛风肾:无　有　慢性肾盂肾炎:无　有　SLE:无　有　病理类型

梗阻性肾病:无　有　　　梗阻原因　　　紫癜性肾炎:无　有　　　病理

急进性肾炎:无　有　　病理　　　其他:

以上疾病病程:　年　月　　　发生日期:　年　月

重要病因补充:

　2. 诱因　无　有(感染　脱水　创伤　肾毒性药物　手术　休克　其他　　　)

　3. 尿毒症症状及持续时间

消化系统:纳差:无　有　恶心:无　有　呕吐:无　有　呃逆:无　有　口臭:无　有

　　　　　口苦:无　有　腹泻:无　有　　　其他:　　　病程　年　月

血液系统:鼻出血:无　有　牙龈出血:无　有　呕血:无　有　黑便:无　有　血尿:无　有

　　　　　皮肤淤斑:无　有　颅内出血:无　有　贫血:无　有　　　其他:

　　　　　病程:　　年　月

神经系统:头痛:无　有　失眠:无　有　嗜睡:无　有　淡漠:无　有　兴奋:无　有

　　　　　烦躁:无　有　昏迷:无　有　抽搐:无　有　偏瘫:无　有　失语:无　有

　　　　　手麻:无　有　手颤动:无　有　尿潴留:无　有　其他:

　　　　　病程:　　年　月

第　　页　　　　　　总　　页

心血系统:血压最低　　mmHg　持续时间:　其他:

　　　　血压最高　　mmHg　持续时间:　对降压药反应　良　差

　　　　气促:无　有　端坐:无　有　夜间呼吸困难:无　有　咯血:无　有

　　　　持续时间:　　　其他:

　　　　发作次数:　每次持续时间:　病程:　　年　月　日

皮肤、肌肉、骨骼系统:骨痛:无　有　部位　关节痛:无　有　部位:　肌痉挛:无　有

　　　　低钙抽搐:无　有　　皮肤瘙痒:无　有　病程:　年　月

目前尿量:　　ml/日　　夜尿:　次/夜　持续时间:　年　月

4. 本次透析开始前治疗经过

药物:降压药:ACEI　剂量　时间　钙通道阻滞剂:　剂量　时间

　　利尿剂:　剂量　时间　β阻滞剂:　剂量　时间

　　ARB:　剂量　时间　其他降压药:　剂量　时间

　　降血脂药:　剂量　时间

　　活性维生素D:骨化三醇　剂量　时间　α-骨化醇:　剂量　时间

　　　钙剂名称:　剂量　时间　其他:　剂量　时间

　　EPO名称:　剂量　时间　铁剂名称:剂量　时间

　　中草药:丸剂名称:　剂量　时间　其他用药:名称　剂量　时间

　　α酮酸:　剂量　时间　其他用药:　名称　剂量　时间

既往肾替代方案:

　　首次血透:　年　月　日　方案:次/月　持续时间:　年　月　日

　　透析膜材料:　　膜过敏反应:　无　有(　　　　　　　　　)

　　开始腹透:　年　月　日　持续时间

　　其他:口服胃肠透析　持续时间　透析方式:

既往史

　　乙型肝炎:无　有　丙型肝炎:无　有　其他　病程　结核:无　有

　　伤寒:无　有　疟疾:无　有

个人史

婚育史、月经史

家族史

　　多囊肾:无　有　糖尿病:无　有　高血压　肾炎　其他

姓 名　　　　科 别　　　　病 区　　　　床 号　　　　住院号

体 格 检 查

| 体温　℃　　脉搏　次/分　　呼吸　次/分　　血压　/　mmHg |

一般情况　发育：　　　　营养：　　　　神志：　　　　面容：

　　　　　体位：　　　步态：　　　检查合作程度：

皮肤黏膜

淋 巴 结

头 颈 部

胸　　部

　　　　肺　视诊：

　　　　　　触诊：

　　　　　　叩诊：

　　　　　　听诊：

　　　　心　视诊：

　　　　　　触诊：

　　　　　　叩诊：

　　　　　　听诊：

腹　　部　视诊：

　　　　　触诊：

　　　　　叩诊：

　　　　　听诊：

肛门直肠

外生殖器

脊柱四肢

神经系统

目 前 血 管 通 路

内瘘　移植血管　外瘘：无　有　手术时间：　　年　　月　　日　手术次数：

留置导管：股静脉　颈内静脉　永久性颈内静脉　插管时间：

实 验 室 及 器 械 检 查

血常规：日期　　年　月　日　HCT　%　　Hb　g/L　　RBC　$\times 10^{12}$/L

　　　WBC　$\times 10^9$/L　　　　　　PT　$\times 10^9$/L

尿常规：日期　　　年　　月　　日　Pro　RBC　WBC　比重

大便常规：日期　　　年　　月　　日　隐血　阴　阳

凝血检测：日期　　　年　　月　　日　试管法凝血时间：　分　ACT　秒

　　　KPTT　秒　　　　　　其他

免疫球蛋白：日期　　　年　　月　　日　血 IgG　g/L　IgA　mg/L

　　　IgM　g/L　C_3　mg/L　C_4　mg/L　CH_{50}　u/ml　CIC

第　　页　　　　　　　　总　　页

— 238 —

姓名　　　　科 别　　　　病 区　　　　床 号　　　　住院号

肾功能:日期　　年　月　日　Ccr　　ml/min　　BUN　　mmol/L　　Cr　　μmol/L

　　　U_A　μmol/L　　血 β_2－MG　mg/L　　尿 β_2－MG　mg/L　　尿 α_2－MG　g/L

　　　其他检查:血 iPTH　　pg/ml

电解质:血 K

　　　血 P

铁代谢:日期　　　年　　月　　日　　SI　　μmol/L　　SF　　μg/L

　　　TIBC　　μmol/L　　　转铁蛋白　　　μmol/L

肝功能:日期　　年　月　日　　ALT　U/L　　AST　U/L　　总胆红素　　μmol/L

　　　直接胆红素　　μmol/L　TP　g/L　ALB　g/L　Chol　mmol/L　TG　　mmol/L

　　　血前清蛋白　　mg/L

肝炎病毒:日期　　年　　月　　日　甲　乙　丙　丁　戊　阳性指标

血气分析:日期　　年　　月　　日　　pH　　PCO$_2$　　　mmHg(kPa)

　　　PaO$_2$　mmHg(kPa)　　BE　　mmol/L　　HCO$_3^-$　mmol/L　　SaO$_2$　　％

C 反应蛋白:　　mg/L　　日期　　年　　月　　日

其他检查:血 iPTH　pg/ml

HIV:日期　　年　　月　　日　　结果:

心电图:日期　　年　　月　　日　　结果:

超声心动图:日期　　年　　月　　日　　结果:

胸片:日期　　年　　月　　日　　结果:

B 超:日期　　年　　月　　日　　　结果:

其他:

初步诊断:

医师签名:

入院诊断:

主治医师签名:

　　　　年　　月　　日

医 院
康复医学科(脑损伤)入院记录

姓 名　　　科 别　　　病 区　　　床 号　　　住院号

姓　名		职　业	
性　别		工作单位	
年　龄		住　址	
婚　姻		供史者(与患者关系)	
出生地		入院日期	
民　族		记录日期	

主 诉

现病史

既往史

个人史

婚育史、月经史(女性)

家族史

体 格 检 查

体温　℃　　脉搏　次/分　　呼吸　次/分　　血压　/　mmHg

一般情况　发育：　　　营养：　　　神志：　　　精神：

　　　　　体位：　　　移动：　　　检查合作程度：

皮肤黏膜

淋巴结

头面部

颈　部

胸　部

　肺

　心

腹　部

脊柱四肢

肛门及外生殖器

专 科 检 查

神　　志:清晰　嗜睡　朦胧　躁动　浅昏迷　中昏迷　深昏迷

精神状态:良好　欠佳　萎靡　情感反应(　)　幻觉(　)　其他(　)

检查合作情况:合作　欠合作　不合作

第　　页　　　　　　　　　　　　总　　页

认知功能:正常　注意力(　)　　记忆力(　)　　　定时定向(　)　计算力(　)

　　　　　　视空间能力(　)　　执行功能(　)　偏侧忽略(　)　Pusher 征(　)

语　言:正常　自发言语(　)　复述(　)　听理解(　)　视理解(　)

　　　　命名(　)　阅读(　)　书写(　)　抄写(　)　构音(　)

颅神经检查:眼球运动(　)　瞳孔(　)　光反射(　)　视野(　)

　　　　　鼻唇沟(　)　　伸舌(　)　咽反射(　)　洼田饮水试验(　)

　　　　　耸肩(　)

平衡功能:坐位平衡(　)　立位平衡(　)　Berg 平衡测试(　)

移动方式

步态分析

综合运动能力

被动关节活动范围

肩关节:正常　半脱位　肩痛　肩手综合征

肌张力(改良 Ashworth)

肌力(MMT)

感觉

腱反射

阵挛(Tardieu 分级)

病理征

共济运动

Barthel 指数(　)　　MMSE(　)　MoCA(　)　　HAMA(　)　　HAMD(　)

ICF 通用版

脑卒中简要 ICF 核心组合

脑外伤简要 ICF 核心组合

实验室及器械检查

(头颅影像学)

　　　　　　　　　　　　　　初步诊断:1. 病因病理诊断

　　　　　　　　　　　　　　　　　　主要功能障碍

　　　　　　　　　　　　　　　　　　次要功能障碍

　　　　　　　　　　　　　　　　　　并发症

　　　　　　　　　　　　　　　　2. 合并症

　　　　　　　　　　　　　　　　　医师:

　　　　　　　　　　　　入院诊断:

　　　　　　　　　　　　　　　　主治医师:

　　　　　　　　　　　　　　　　年　　　月　　　日

医　院

康复医学科(脊髓损伤)入院记录

姓　名　　　　科　别　　　　病　区　　　　床　号　　　　住院号

姓　名	职　业
性　别	工作单位
年　龄	住　址
婚　姻	供史者(与患者关系)
出生地	入院日期
民　族	记录日期

主　诉

现病史

既往史

个人史

婚育史、月经史(女性)

家族史

体 格 检 查

体温　　℃　　脉搏　　次/分　　呼吸　　次/分　　血压　/　　mmHg

一般情况　发育：　　　营养：　　　神志：　　　精神：

　　　　　　体位：　　　移动：　　　检查合作程度：

皮肤黏膜

淋 巴 结

头 面 部

颈　部

胸　部

　肺

　心

腹　部

肛门及外生殖器

专 科 检 查

神　　志:清晰　嗜睡　朦胧　躁动　浅昏迷　中昏迷　深昏迷

精神状态:良好　欠佳　萎靡　情感反应(　)　幻觉(　)　其他(　)

检查合作情况:合作　　欠合作　　不合作

脊　　柱

球－肛门反射:存在　　消失

骶部感觉:轻触觉:存在　　消失

　　　　　针刺觉:存在　　消失

骶部运动:存在　　消失

运动平面:

感觉平面:

平衡功能:坐位平衡(　　)　　立位平衡(　　)　　Berg 平衡测试(　　)

移动方式

被动关节活动范围

肌张力(改良 Ashworth)

肌力(MMT)

感觉:轻触觉

　　　针刺觉

腱反射

阵挛

病理征

共济运动

Barthel 指数(　　)　　HAMA(　　)　　HAMD(　　)

ICF 通用版

脊髓损伤简要 ICF 核心组合

实验室及器械检查

(脊椎 MRI、肌电图)

初步诊断:1. 脊髓损伤(损伤平面,ASIA 分级)

　　　　　　主要功能障碍

　　　　　　次要功能障碍

　　　　　　并发症

　　　　2. 合并症

　　　　　　　　　　　　　　　　　医师:

　　　　　　　　　　　　　　　主治医师:

　　　　　　　　　　　　　　年　　月　　日

康复医学科(小儿脑瘫)入院记录

姓 名	科 别	病 区	床 号	住院号

姓 名	家长姓名
性 别	家长工作单位
年 龄	家庭住址
出生地	供史者(与患儿关系)
民 族	入院日期
联系电话	记录日期

主 诉

现病史

既往史

个人史(出生史,发育史,喂养史,预防接种史)

家族史

体 格 检 查

体温 ℃ 脉搏 次/分 呼吸 次/分 体重 kg

一般情况 发育: 营养: 神志: 精神:
　　　　 体位: 移动: 检查合作程度:

皮肤黏膜

淋 巴 结

头 面 部

颈 部

胸 部

　　肺

　　心

腹 部

脊柱四肢

肛门及外生殖器

专 科 检 查

神 志:清晰 嗜睡 朦胧 浅昏迷 中昏迷 深昏迷 谵妄 惊厥

精神状态:灵活 安静 萎靡 烦躁

检查合作情况:合作 欠合作 不合作

平衡功能:坐位平衡(　) 立位平衡(　)

移动方式

步态分析

肌张力:内收角(　)　　腘窝角(　)

　　　　Tardieu 分级

肌力(MMT)

感觉

腱反射

原始反射:侧弯反射(　)　掌颌反射(　)　手握持反射(　)　跨步反射(　)

　　　　阳性支持反应(　)

脑瘫儿童综合功能评定

脑瘫儿童 ADL 评定

脑瘫儿童粗大运动功能测试(GMFM)

儿童感觉统合能力发展评定

ICF 通用版

脑瘫简要 ICF 核心组合

实验室及器械检查

(头颅影像学)

　　　　　　　　　　初步诊断:1. 脑性瘫痪

　　　　　　　　　　　　　　主要功能障碍

　　　　　　　　　　　　　　次要功能障碍

　　　　　　　　　　　　　　并发症

　　　　　　　　　　　　2. 合并症

　　　　　　　　　　　　　　　　医师:

　　　　　　　　　入院诊断:

　　　　　　　　　　　　　　主治医师:

　　　　　　　　　　　　　　年　　月　　日

第五节 专科(病)门诊病历

医院
不孕不育症女方病历

日期　　　　　　　病历号

女方姓名　　年龄　职业　文化程度　民族　身份证件号码:

丈夫姓名　　年龄　职业　文化程度　民族　身份证件号码:

通讯地址　　　　　　　　　邮政编码

联系电话

主　诉

现病史

....

....

....

....

....

....

既往病史　肝炎:无　有,　　　结核:无　有,　　　肾病疾病:无　有,

心血管疾病:无　有,　泌尿系感染:无　有,　　性传播疾病史:无　有,

阑尾炎:无　有,　　盆腔炎:无　有_____,

手术史　无　有_____,其他:_____

个人史　吸烟:无　有____支/天,　　　酗酒:无　有　　　吸毒:无　有,

习惯用药:无　有_____,药物过敏史:无　有_____,

重大精神刺激史:无　有

健康状况:过去_____现在_____出生缺陷:无　有_____。

月经史　初潮__岁,经期/周期__/__,经量:正常　多　少　痛经:有　无

婚育史　近亲结婚:否　是;再婚:否　是,妊娠:否　是,末次妊娠时间__年__月;

孕产__,人工流产__次,自然流产__次,药流__次,引产__次,早产__次,

宫外孕:左__次,右__次_____

足月产____次,现有子女____人,领养子女:否　是_____名。

家族史　遗传病史:无　有

不孕不育病史:无　有

第　　页　　　　　　　　　　　总　　页

	一般情况：　体温　　℃，　脉搏　　次/分，　呼吸　　次/分,血压　　mmHg
	身高　　cm，　　　体重　　　　kg，　　体重指数

体格检查

营养：正常　异常＿＿＿＿＿＿＿＿＿＿＿＿＿＿＿＿＿＿＿＿＿＿＿＿＿

发育：正常　异常＿＿＿＿＿＿＿＿＿＿＿＿＿＿＿＿＿＿＿＿＿＿＿＿＿

精神：正常　异常＿＿＿＿＿＿＿＿＿＿＿＿＿＿＿＿＿＿＿＿＿＿＿＿＿

毛发：正常　异常＿＿＿＿＿＿＿＿＿＿＿＿＿＿＿＿＿＿＿＿＿＿＿＿＿

皮肤黏膜：正常　异常＿＿＿＿＿＿＿＿＿＿＿＿＿＿＿＿＿＿＿＿＿＿＿

淋巴结：正常　异常＿＿＿＿＿＿＿＿＿＿＿＿＿＿＿＿＿＿＿＿＿＿＿＿

乳房：正常　异常＿＿＿＿＿＿＿＿＿＿＿＿＿＿溢乳：有　无

心：正常　异常＿＿＿＿＿＿＿＿＿＿＿＿＿＿＿＿＿＿＿＿＿＿＿＿＿＿

肺：正常　异常＿＿＿＿＿＿＿＿＿＿＿＿＿＿＿＿＿＿＿＿＿＿＿＿＿＿

肝：正常　异常＿＿＿＿＿＿＿＿＿＿＿＿＿＿＿＿＿＿＿＿＿＿＿＿＿＿

脾：正常　异常＿＿＿＿＿＿＿＿＿＿＿＿＿＿＿＿＿＿＿＿＿＿＿＿＿＿

肾：正常　异常＿＿＿＿＿＿＿＿＿＿＿＿＿＿＿＿＿＿＿＿＿＿＿＿＿＿

脊柱四肢：正常　异常＿＿＿＿＿＿＿＿＿＿＿＿＿＿＿＿＿＿＿＿＿＿＿

其他：

妇科检查

外阴：正常　异常

阴道：正常　异常

宫颈：光滑　糜烂（轻　中　重）纳氏囊肿（无　有）肥大（有　无）

子宫：前位　后位　平位　　大小：正常　异常＿＿＿＿＿＿＿＿＿

　　　质地：软　中　硬　活动度：活动　受限　固定　压痛：有　无

附件：左侧：正常　异常＿＿＿＿＿＿右侧：正常　异常＿＿＿＿＿＿

滴虫：有　无　霉菌：有　无　清洁度：Ⅰ度　Ⅱ度　Ⅲ度

其他：

助孕前常规检查

血常规	血红蛋白	g/L	红细胞计数	$\times 10^{12}/L$
	白细胞计数	$\times 10^9/L$	血细胞容积	%
	血小板	$\times 10^9/L$	血沉	mm/H

尿常规

| 血型 | | 型 | Rh 因子 | |

| 凝血功能 | | PT | KPTT | |

基础内分泌	FSH	mIU/ml	E_2	Pmol/L	P	nmol/L
	PRL	ng/ml	LH	mIU/ml	T	nmol/L

| 甲状腺功能 | FT3 | FT4 | TSH | TG－Ab | TPOA |

TORCH	弓形虫	巨细胞病毒	风疹病毒
	单纯疱疹病毒	衣原体	

乙肝	HBsAg	HBsAb	HBeAg
	HBeAb	HBcAb	HBcAb－IgM

| HCV | HCVAb |

| HIV | HIVAb |

梅毒抗体

| 抗精子抗体 | 血清： | 宫颈黏液： |

| 肝功 | GPT | U/L | GOT | U/L |

| 肾功 | 血肌酐 | $\mu mol/L$ | 血尿素氮 | mmol/L |

染色体

宫颈细胞学涂片

宫颈涂片

子宫内膜病理

宫腔镜

腹腔镜

子宫输卵管造影	子宫形态	
	左侧输卵管	右侧输卵管

心电图

妇科 B 超

治疗前自然周期排卵监测:

日期

月经周期

卵泡直径　　　　　　　　　窦卵泡数目:左　　　　右

子宫内膜

病　史　小　结

诊断:

诊疗计划:

医师签名:

年　　月　　日

病程记录:要特别注意,实施人类辅助生殖技术过程中发生的各种操作、手术和实验室操作、知情同意、疑难病例讨论、病情变化和治疗过程等必须要有详细记录,必要时要有专页记录。此外,还应填写男方病历。

第　　　页　　　　　　　　　　　总　　　页

— 249 —

不 孕 不 育 症 男 方 病 历

日期　　　　　　　病历号

男方姓名　　年龄　职业　　文化程度　民族　身份证件号码:

妻子姓名　　年龄　职业　　文化程度　　民族　身份证件号码:

通讯地址　　　　　　　邮政编码

联系电话　　　　　　　初诊时间　　年　　月　　日

主　诉

现病史

既往病史

　　肝炎:无　有,　　　　　　　　　　结核: 无　有,

　　心血管疾病:无　有,　　　　　性传播疾病史: 无　有,

　　泌尿生殖病史:无　有＿＿＿＿＿＿＿＿＿, 其他:＿＿＿＿＿＿＿

个人史

　　吸烟:无　有　　支/天,　　　酗酒:无　有, 吸毒:无　有,

　　习惯用药:无　有＿＿＿＿,药物过敏史:无　有＿＿＿＿＿＿＿,

　　重大精神刺激史:无　有

　　健康状况:过去＿＿＿＿　现在＿＿＿＿出生缺陷:无　有＿＿＿＿＿。

婚姻史:近亲结婚:是　否;再婚:否　是;

家族史

　　遗传病史:无　有(详述＿＿＿＿＿＿＿＿＿＿＿＿＿＿＿＿＿)

　　不孕不育病史:无　有(详述＿＿＿＿＿＿＿＿＿＿＿＿＿＿)

一般体格检查

　　身高　　cm　　体重　　kg　　血压　　mmHg

第　　页　　　　　　　　　　总　　页

生殖系统专科检查

第二性征	胡须:有　无　喉结:正常　异常____　　阴毛:正常　异常____ 男性体征:正常　异常　雄激素缺乏　男性乳房女性化:无_____

	阴茎长度:　　cm　　　　尿道外口_____
	睾　丸:体积:左　　　ml　　质地:左 正常　异常_____
	右　　　ml　　　　　右 正常　异常_____
生殖系统检查	附　睾:左　　正常　异常_____
	右　　正常　异常_____
	输精管:左　　正常　异常_____
	右　　正常　异常_____
	精索静脉:左 正常　异常_____
	右 正常　异常_____
	其他

精液常规分析	日期　年　月　日　禁欲天数　天　　　黏稠度　　　液化时间　min 凝集　　色　　　量 ml　　　　pH　　　白细胞　　×10⁶/ml 密度____×10⁶/ml(离心沉淀_____)　　正常形态率　% 活动力 A 级　%,B 级　%,C 级　%,D 级　%　　存活率　% MAR 或 IBT 正常　异常 AsAb 精浆　　血清　　　　DFI　　%

密度____$\times 10^6$/ml (离心沉淀_____)　　正常形态率　%

MAR 或 IBT 正常　异常 AsAb 精浆　　血清　　　　DFI　　%

传染病检查	HBsAg　　　　HBsAb　　　　HBeAg　　　　淋球菌 HBeAb　　　　HBcAb　　　梅毒抗体:　　　支原体 HCVAb　　　HIVAb:　GPT　　　U/L　　衣原体

遗传学检查	染色体　　　　AZF　　　血型　　RH 因子

生殖激素测定 FSH　mIU/ml　LH　　mIU/ml　T　　　PRL　　　E2

附睾睾丸活检

诊断:

　　　　　　　　　　　　　　　　　　　　医师签名:

　　　　　　　　　　　　　　　　　　年　　月　　日

牙体牙髓科门诊病历

姓　名	职　业
性　别	工作单位
出生年月	住　址
婚　姻	药物过敏史
民　族	就诊日期

主　诉

口腔病史

　　患病时间和主要症状,病情发展和演变,他院诊治经过和效果

　　着重记录疼痛的部位、时间、发作方式和频率、程度和性质,诱发、加重或缓解疼痛的原因

　　简述与本次疾病相关的既往史、家族史(没有特别时,此项可省略)

临床检查

　　(主诉牙)视诊:

　　　　探诊:

　　　　叩诊:

　　　　冷热诊:

　　选择性记录嗅诊、咬诊、触诊、松动度检查及牙髓电活力测验等阳性结果及有助于鉴别诊断

　　的阴性体征

　　其他牙齿、牙周、黏膜、牙列及颌面部阳性所见

　　牙位记录可选用:符号法或 FDI 法

X 线片检查描述:

(初步)诊断:

治疗建议:治疗计划(可包括知情同意记录)

处理:治疗过程记录

　　(如果开具处方,要记录药名、剂量、用法)

医嘱:

医师签名

口腔颌面外科门诊病历

门诊号

姓　名		职　业	
性　别		工作单位	
出生年月		住　址	
婚　姻		药物过敏史	
民　族		就诊日期	

主　诉

现病史

既往史

临床检查

1. 口外

　（1）面部：

　（2）腮腺区：

　（3）颞下颌关节：

　（4）颌下区：

　（5）颈部：

2. 口内

　（1）牙列式：

　（2）牙齿及咬合情况：

　（3）颌骨：

　（4）口腔前庭：

　（5）固有口腔：

　（6）咽及扁桃体：

辅助检查

　1. X线片

　2. B超

第　　页　　　　　　　　　　　　总　　页

3. CT 及 MR

4. 病理

5. 其他

(初步)诊断

治疗计划

处理

医嘱

医师签名：

口腔修复科门诊病历

门诊号

姓 名		职 业	
性 别		工作单位	
出生年月		住 址	
婚 姻		药物过敏史	
民 族		就诊日期	

主 诉

现病史

既往史

临床检查:1. 颌面、颞下颌关节:

2. 缺齿区检查:(牙槽嵴状况、黏膜状况)

3. 基牙检查:(牙体缺损情况、松动度、叩诊、牙龈及牙周状况)

4. 余留牙检查:

5. 咬合检查:(咬合关系、紧咬牙、夜磨牙、偏侧咀嚼)

6. 其他:

X线片检查描述

(初步)诊断

治疗建议(可能的治疗方案)

治疗设计(具体实施的治疗方案)

处理

医嘱

医师签名:

第 页 总 页

口腔医院
口 腔 正 畸 科 门 诊 病 历

门诊号

矫治起止日期___年___月___日起,___年___月___日止 治疗时间___病历号___

姓名_____性别_____年龄_____岁 出生年月_____年_____月 出生地_____

民族_____职业_____婚姻_____身高_____cm 体重_____kg 联系人_____

住址_____邮政编码_____

电话(单位)_____(家庭)_____(手机)_____

就诊态度:自己要求 无所谓 不愿矫治 对治疗的期望:一般 较高 很高

1. 主诉

2. 病史

　　全身疾患:_____正畸治疗史:_____

　　过敏史:否认 有(_____过敏)鼻咽部疾病:慢性扁桃体炎,慢性鼻炎 喂养:母乳、人工、混合

　　不良习惯:吮指、咬上唇、咬下唇、咬物、吮颊、吐舌、舔牙、口呼吸、偏侧咀嚼、下颌前伸、异常吞咽

　　不良习惯起止时间:_____颌面部外伤史:_____

3. 家族史:_____家属是否有正畸治疗史:_____

4. 临床检查:

　　(1) 精神状态:_____ 发音:正常、不正常 心理状态:合作、不合作、苛求

　　(2) 口腔卫生:好 中 差 龈炎:无 有(前牙 后牙) 牙结石:无 有(前牙:I°II°III°)

　　(3) 牙殆情况

乳牙殆情况:早失————龋齿————滞留

恒牙殆情况:早失————龋齿————隐裂牙

松动度:————牙龈萎缩状况:————牙周袋:————其他:

　　(4) 齿槽突:上牙弓:丰满,欠丰满,凹陷 下牙弓:丰满,欠丰满,凹陷

5. 面部检查

　　(1) 正面观

　　① 面型:平均 长面型 短面型

第 页 　　　　　 总 页

② 面部对称性:对称 左侧丰满 右侧丰满 颏中线:对称,不对称(左偏___mm 右偏___mm)

上牙列中线:对称,不对称(偏左 右___mm) 下牙中线:对称,不对称(偏左 右___mm)

咬合平面:水平 左高右低 左低右高 口角:水平 左高右低 左低右高

③ 面中1/3凸度:正常 凹陷 过突

④ 口唇 开唇露齿:无 有(轻 中 重) 颏唇沟:无 有明显 上唇:正常 过长 短缩 下唇:正常 翻卷

(2) 侧面观 面型:直 凸 凹 颌骨:上颌:正常 前突 后缩 下颌:正常 前突 后缩

(3) 软组织:正常 异常(舌体 舌系带 黏膜 软腭 扁桃体)

6. 关节检查开口型(↓ ↙ ↘) 开口度___指 弹响(无,有) 疼痛(无,有)

ICP 位与 RCP 位:一致 不一致

7. 特殊检查

(1) 化验结果(报告日期:_____):正常 异常(详见检验报告)

(2) 全景片:_____

(3) 头颅侧位定位片:无、有(分析见附页)(4) 手腕片:无、有_____ (5) 根尖片:1 | 1 无有_____

(4) 生长期: 高峰前期 高峰期 高峰后期 停滞期

8. 诊断:病因:遗传 环境,机制:

分类:

矫治设计:

医师签名:

治疗时间:

治疗费用:_____元 平时复诊□ 周末复诊□

说明:1. 此费用仅为正畸治疗费用。

2. 不包括挂号费和您选用的矫治器、保持器及其他辅助材料的费用。

3. 不包括您在其他科室做相关检查和治疗的费用,如验血、拍片、拔牙、镶牙、手术等。

上述矫治设计方案、疗程及费用,医生已经向我解释清楚,我已详细阅读并充分理解我的矫治方案、疗程、费用、复诊时间、可能的治疗效果及风险等,同意接受正畸治疗。

患者/家长签名(未满18岁患者由家长签名):

年 月 日

第 页 总 页

模型测量(选用)

殆类型:乳、替、恒

牙列式: ———————————————┼———————————————

殆关系:① 中性　② 中性偏近中　③ 近中尖对尖　④ 完全近中

　　　　⑤ 近中超过一个牙尖　⑥ 中性偏远中　⑦ 远中尖对尖　⑧ 完全远中

6		6		3		3		V		V
6		6		3		3		V		V

前牙覆殆:正常　　　深覆殆:Ⅰ°　Ⅱ°　Ⅲ°　　　　下切牙咬到腭侧牙龈:十一反覆殆

前牙覆盖:正常　　　深覆盖:Ⅰ°　Ⅱ°　Ⅲ°＿＿mm　（反殆填写:反覆盖＿＿mm）

开殆:无,有(Ⅰ°　Ⅱ°　Ⅲ°)

牙列拥挤:上牙弓:无,有(Ⅰ°Ⅱ°Ⅲ°)＿＿mm　　（有间隙填写:上牙弓间隙＿＿mm）

　　　　　下牙弓:无,有(Ⅰ°Ⅱ°Ⅲ°)＿＿mm　　（有间隙填写:下牙弓间隙＿＿mm）

错殆牙齿:

反　殆	——┼——	唇颊向	——┼——	低　位	——┼——

　　　（反殆填写:下颌可退:可,否)

开　殆	——┼——	舌腭向	——┼——	高　位	——┼——
对　殆	——┼——	拥　挤	——┼——	倾　斜	——┼——
锁　殆 （正、反）	——┼——	间　隙	——┼——	多生牙	——┼——
发育不良	——┼——	扭　转	——┼——	先天缺失	——┼——
其　他	——┼——		——┼——		——┼——

牙弓:

　　　对称性:上牙弓:对称,不对称　　　　下牙弓:对称,不对称

　　　牙弓形态:上颌:卵圆、尖圆、方圆　　　下颌:卵圆、尖圆、方圆

　　　纵殆曲线　上(正常,平坦,过陡,反向)　下(正常,平坦,过陡,反向)

　　　Spee 氏曲线深度＿＿＿＿＿mm　　　Bolton 比:前牙＿＿＿＿全牙＿＿＿＿

第　　　页　　　　　　　　　　　　总　　　页

X 线头影测量分析(选用)

摄片日期＿＿＿＿＿　　是否电脑片:是　否　(若是电脑片头影测量结果见电脑测量档案)

	测量均值及标准差		测量值	
	替牙期	恒牙期	年　月　日	年　月　日
SNA	82.3±32.5	82.8±4.0		
SNB	77.6±2.9	80.1±3.9		
ANB	4.7±1.4	2.7±2.0		
NP-FH	83.1±3.0	85.4±3.7		
NA-PA	10.3±3.2	6.0±4.4		
⊥-NA	22.4±5.2	22.8±5.7		
⊥-NA(mm)	3.1±1.6	5.1±2.4		
⊤-NB	32.7±5.0	30.3±5.8		
⊤-NB(mm)	6.6±1.5	6.7±2.1		
⊥-⊤	122.0±6.0	125.4±7.9		
⊥-SN	104.8±5.3	105.7±6.3		
Mp-SN	35.8±3.6	32.5±5.2		
FH-MP	31.8±4.4	31.3±5.6		
⊤-MP	94.7±5.2	92.6±7.0		
Yaxis	65.5±2.9	66.3±7.1		
Po-NB(mm)	0.2±1.3	1.0±1.5		
FMA	31.3±5.0			
FMIA	54.8±6.1			
IMPA	93.9±6.2			
UL-EP	2±1.7	−1.4±1.9		
LL-EP	3±1.8	0.6±1.9		
Z-Angle	78	80		
N'Pg'-FH	90～92			
N'-Sn'-Pg'	165.17±4.26	165.74±4.04		

模型及 X 线片测量结果分析

＿＿＿＿＿＿＿＿＿＿＿＿＿＿＿＿＿＿＿＿＿＿＿＿＿＿＿＿＿＿

＿＿＿＿＿＿＿＿＿＿＿＿＿＿＿＿＿＿＿＿＿＿＿＿＿＿＿＿＿＿

＿＿＿＿＿＿＿＿＿＿＿＿＿＿＿＿＿＿＿＿＿＿＿＿＿＿＿＿＿＿

＿＿＿＿＿＿＿＿＿＿＿＿＿＿＿＿＿＿＿＿＿＿＿＿＿＿＿＿＿＿

＿＿＿＿＿＿＿＿＿＿＿＿＿＿＿＿＿＿＿＿＿＿＿＿＿＿＿＿＿＿

＿＿＿＿＿＿＿＿＿＿＿＿＿＿＿＿＿＿＿＿＿＿＿＿＿＿＿＿＿＿

第六节 其他各项记录

医院
24 小时内入、出院记录

姓 名　　　　科 别　　　　病 区　　　　床 号　　　　住院号

姓　名		职　业	
性　别		工作单位	
年　龄		住　址	
婚　姻		供史者(与患者关系)	
出生地		入院时间	
民　族		记录日期	

主　诉

入院情况

入院诊断

诊疗经过

姓 名	科 别	病 区	床 号	住院号

出院情况

出院诊断

出院医嘱

X光片号：

CT号：

MRI号：

病理号：

医师签名：

门诊病历已交病人或家属,签收人：

主治医师：

医　院
24 小时内入院死亡记录

姓 名		科 别		病 区		床 号		住院号

姓　名		职　业	
性　别		工作单位	
年　龄		住　址	
婚　姻		供史者(与患者关系)	
出生地		入院日期	
民　族		记录日期	

主　　诉

入院情况

入院诊断

诊疗经过(抢救经过)

死亡原因

死亡诊断

医师签名：

尸体病理解剖：否　是　家属签字：

主治医师：

第　页

总　页

医 院
急诊观察病历

观察室号

| 姓 名 | 科 别 | 病 区 | 床 号 | 住院号 |

姓 名　　　性 别　　　年 龄　　　职 业　　　民 族

住 址　　　　　　　　　联系电话　　　出生地

入观察室时间　年　月　日　时　分　　记录时间　年　月　日　时　分

主诉

病史

体格检查

辅助检查

初步诊断

医师签名：

主治医师签名：

医 院
急诊观察病人出观察室记录

观察室号

姓 名	科 别	病 区	床 号	住院号

姓 名	性 别	年 龄	科 别	床 号

入观察室日期　　年　月　日　时　分　　出观察室日期　　年　月　日　时　分

入观察室诊断　　　　　　　　　　　　　出观察室诊断

手术名称　　　　　　　　　　　　　　　伤口愈合

入观察室时情况(简要病史、阳性体征)及处理过程:

辅助检查结果(包括日期、项目、号码等):

出观察室时情况(治愈、好转、未愈、住院、转院、非医嘱出院):

出观察室医嘱:

主治医师:　　　　　　　　　　　住院医师:

医 院
出 院 记 录

姓 名   科 别   病 区   床 号   住院号

姓 名	性 别	年 龄	婚 姻	职 业		
入院诊断			入院日期	年	月	日
手术名称			手术日期	年	月	日
出院诊断			出院日期	年	月	日

入院时情况(主要症状、体征,有关实验室及器械检查结果):

诊疗经过:

出院情况(治愈、好转、未愈、未治、转院、非医嘱出院):   伤口愈合:

出院医嘱:

X 光片号:

CT 号:

MRI 号:

病理号:

门诊病历已交病人或家属,签收人:

主治医师: 医师:

医院

死 亡 记 录

姓 名　　　　科 别　　　　病 区　　　　床 号　　　　住院号

| 姓 名 | 性 别 | 年 龄 | 出生地 | 职 业 | 婚 姻 | 民 族 |

工作单位　　　　　　　　　　住 址

入院日期　　年　　月　　日　　时　　分

入院诊断

手术日期　　年　　月　　日　　时　　分　　　　手术名称

死亡日期　　年　　月　　日　　时　　分　　　　住院天数

死亡诊断

入院时情况（主要症状、体征，有关实验室及器械检查结果）

診疗经过（抢救经过）

死亡原因　　　　　　　　　　　　　　　X 光片号：

CT 号：

MRI 号：

病理号：

尸体病理解剖情况：否　是　　家属签字：　　医师签名：

上级医师签名：

第　　页

医　院
死亡病例讨论记录

姓名　　　　科别　　　　病区　　　　床号　　　　住院号

姓名　　性别　　年龄　　出生地　　职业　　民族

工作单位　　　　　　　　　住址

入院日期　年　月　日　死亡日期　年　月　日　时　分

最后诊断

死亡原因　　　　　　讨论日期　年　月　日　　记录者

参加讨论人员（注明职称、职务）

发言记录（对诊断、治疗、抢救的意见，死亡原因分析及经验教训等的记录，主持人要总结发言）

主持人审签：　　　　　　　　　　　　　记录者签名：

日期：

第　页

医　院
手　术　记　录

姓　名　　　性　别　　　科　别　　　病　区　　　床　号　　　住院号

手术日期　　年　月　日　　　开始时间　　　结束时间　　　全程时间　　时　　分

术前诊断：

术后诊断：

手术名称：

手术者：　　　　　　　助手：　　　　　　　　　　护士：

麻醉方法：　　　　　　　　　　　　麻醉医师：

手术经过：

　　　体位　　　皮肤消毒　　　　　　切口部位、方向、长度

　　　术中改变手术方式　否　是　理由：

　　　签署知情同意书　是　否

　　　引流材料名称　　　　　数目　　　　放置部位

　　　送验标本名称

　　　术中用药（麻醉药品除外）　　　　输血

　　　　　　　　　　　　　　　　　　　　　　　手术者签名：

术 前 小 结

姓 名	科 别	病 区	床 号	住院号

姓名　　　　　性别　　　　　年龄　　　　　婚姻

病史摘要
....
....
....
....

术前诊断

诊断依据
....
....
....

手术指征及病情评估
....
....
....

拟行手术：　　　　　　　　　　手术类别：特殊　□是　□否

拟施手术时间：　　　　　　　　手术级别：□四　□三　□二　□一

拟手术者：　　　　　　　　　　拟行麻醉：

术前准备

1.有关实验室检查：①Hb　　　g/L;　　②血型　　ABO　　RH　　有、无保留血清

　　③凝血酶原时间　　　④活化部分凝血活酶时间　　　　⑤血小板

　　⑥肝功：　　　　　　　　　　　　　　　　　HBsAg

　　⑦肾功：BUN　　　　mmol/L　　　　Cr　　　μmol/L

　　⑧血糖　　mmol/L;　　K$^+$　　mmol/L;　　Na$^+$　　mmol/L;　　Cl$^-$　　mmol/L

　　⑨心电图：

　　⑩其他：

2.具体术前准备：①普鲁卡因皮试：　②胃管放置(有、无)　③导尿管放置(有、无)

　　④术前已输血　　　ml;　　⑤术中备血　　　ml　　⑥其他：

3.特殊、四、三级术前讨论(已、未)

4.手术知情同意书是否签订(已、未)

5.手术者术前查看患者情况(已、未)

6.注意事项：

7.主治医师：　　　　　　住院医师：　　　　　　年　月　日

8.科主任审批意见：　　　　　　　　签名：　　　年　月　日

第　　页　　　　　　　　　　总　　页

医院

特 殊 手 术 审 批 单

姓 名	科 别	病 区	床 号	住院号

姓名	性别	年龄	婚姻	出生地	职业

病史摘要

手术前诊断

拟行手术

　　该手术为下列第　　　项手术,属于特殊手术。

1. 被手术者系外宾,华侨,港、澳、台同胞,特殊保健对象等。特殊保健对象包括高级干部、著名专家、学者、知名人士及民主党派负责人等。

2. 各种原因导致毁容或致残的。

3. 涉及法律风险,可能引起司法纠纷的。

4. 非计划再次手术的。

5. 高风险手术。

6. 邀请外院医师参加手术者的。

7. 人体器官移植手术。

8. 虽已广泛用于临床,但在本院属首次开展的手术。

9. 重大的新手术以及临床试验、研究性手术。

10. 国家及省卫计委有其他特殊技术准入要求的。

科室讨论意见

科主任审批意见　　　　　　　　　签名:　　　　　年　　月　　日

医务处审核意见　　　　　　　　　签名:　　　　　年　　月　　日

院领导审批意见　　　　　　　　　签名:　　　　　年　　月　　日

第　　页　　　　　　　总　　页

医院
手 术 安 全 核 查 表

患者姓名_____性别_____年龄_____病区_____床号_____

麻醉方式_____术者_____住院号(或门诊号)_____

手术方式_____手术日期_____

麻醉实施前	手术开始前	患者离开手术室前
患者姓名、性别、年龄正确： 是 □ 否 □	患者姓名、性别、年龄正确： 是 □ 否 □	患者姓名、性别、年龄正确： 是 □ 否 □
手术方式确认：是 □ 否 □	手术方式确认： 是 □ 否 □	实际手术方式确认： 是 □ 否 □
手术部位与标识正确： 是 □ 否 □	手术部位与标识确认： 是 □ 否 □	手术用药、输血的核查： 是 □ 否 □
手术知情同意：是 □ 否 □		手术用物清点正确： 是 □ 否 □
麻醉知情同意：是 □ 否 □	**手术、麻醉风险预警：**	
麻醉方式确认：是 □ 否 □	手术医师陈述：	手术标本确认： 是 □ 否 □
麻醉设备安全检查完成： 是 □ 否 □	预计手术时间 □ 预计失血量 □ 手术关注点 □	皮肤是否完整： 是 □ 否 □
皮肤是否完整：是 □ 否 □	其他 □	**各种管路：**
术野皮肤准备正确： 是 □ 否 □	麻醉医师陈述：	中心静脉通路 □
静脉通道建立完成： 是 □ 否 □	麻醉关注点 □ 其他 □	动脉通路 □ 气管插管 □
患者是否有过敏史： 是 □ 否 □	手术护士陈述： 物品灭菌合格 □	伤口引流 □ 胃管 □
抗菌药物皮试结果： 有 □ 无 □	仪器设备 □ 术前术中特殊用药情况 □	尿管 □ 其他_____ □
术前备血： 有 □ 无 □	其他 □	**患者去向：**
假体□/体内植入物□/影像学资料□	是否需要相关影像资料： 是□ 否□	恢复室 □ 病房 □ ICU 病房 □ 急诊 □ 离院 □
其他：_____	其他：_____	其他：_____

手术医师签名：_____ 麻醉医师签名：_____ 手术室护士签名：_____

第　　页　　　　　　　　　总　　页

医院
剖 宫 产 手 术 记 录

姓 名　　　科 别　　　病 区　　　床 号　　　住 院 号

手术日期　年　月　日　　开始时间　　结束时间　　全程时间　时　分
术前诊断：　　　　　　　　　　　手术指征：
术中诊断：
手术名称：　　　　　麻醉方式：　　　麻醉医师：
手 术 者：　　　　　助手：　　　　护士：

手术经过

1. 孕妇取仰卧位,向左倾斜15°,留置尿管。术野常规消毒、铺巾。

2. 取下腹正中切口　　　　　　　横切口　　　cm长,逐层进腹。

3. 探查：子宫向　旋转,子宫下段　形成良好　部分形成　未形成,
　　右侧输卵管、卵巢：正常　异常,左侧输卵管、卵巢：正常　异常。

　(1) 子宫下段剖宫产：于子宫下段膀胱腹膜反褶处作弧形切开,向膀胱侧作钝性分离。
　　　将子宫下段肌层作一小横切口,破膜,吸去羊水。

　(2) 新式剖宫产：于膀胱腹膜上　cm处,将子宫作一小横切口,破膜,吸去羊水。
　　　用两手食指分向两侧高处横行分离,至足够娩出胎头之长度约　cm。

　(3) 古典式剖宫产：在子宫体部作纵形切口　cm,破膜吸去羊水。

4. 先露：高浮、半入、固定,羊水量　ml,清、Ⅰ°、Ⅱ°、Ⅲ°,性质：稀、黏稠。

5. 胎儿及其附属物娩出方法：

　(1) 头　位转到　位,胎头用手托出或上全产钳娩出,容易、困难。

　(2) 臀　位,牵引胎足(左、右),徒手托出胎臀或食指钩住腹股沟处牵引娩出胎臀,
　　　按臀位分娩机转娩出胎儿,容易、困难。

　(3) 清理新生儿呼吸道,常规断脐。性别　　　,体重　　g,
　　　Apgar评分：1分钟　分,5分钟　分。畸形：无　有。

　(4) 胎盘：人工　自然剥离(希氏　邓氏,完整　不完整　特殊形态)
　　　拭清宫腔。脐带绕颈　圈,绕足、身　圈,长　cm,　其他

　(5) 宫缩剂：缩宫素(宫体　U,静注　U),卡前列素氨丁三醇　g,米索前列醇　μg,
　　　舌下含服,宫腔填塞纱布,子宫捆绑术,其他

6. 检查子宫切口无、有撕裂伤长　cm,部位　子宫无 有　畸形及肿瘤：无 有,处理：
　　缝合方式：(1) 子宫切口全层连续缝合　号 线。(2) 第一层　号 线　缝合子宫肌层,第
　　　二层　号 线,缝合子宫全肌层,膀胱腹膜反褶缝合：无、有连续、间断缝合。
　　　血肿或出血等无、有,止血及处理方法　　　　　　。清点器械纱布无误。

7. 腹膜：横向、纵向连续缝合,肌肉缝合无、有,腹直肌前鞘连续、间断缝合,
　　皮下脂肪缝合无　有,皮肤　/0号　线皮内缝合或间断外缝。

8. 术中：尿量　ml　　出血　ml　　输液　ml　　输血　ml

9. 术中其他异常情况及处理：

手术者签名：

第　页　　　　　　　　　　　　　　　总　页

医 院
角 巩 膜 修 补 手 术 记 录 单

姓 名   科 别   病 区   床 号   住院号

手术日期： 年 月 日   开始时间：   术毕时间：

术前诊断：

术后诊断：

手术名称：

手 术 者：   助手：   护士：

麻醉方式：   麻醉医师

手术经过：

    体位：   皮肤消毒：

引流材料名称：   数目：   放置部位：

病理送检：   送检标本名称：

术中用药（麻醉药品除外）   输血： ml

手术步骤：

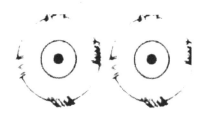

手术者签名：

第 页   总 页

眼 底 手 术 记 录

姓 名　　　　科 别　　　　病 区　　　　床 号　　　　住院号

手术日期：　年　月　日　　　开始时间：　　　　　术毕时间：

术前诊断：

术后诊断：

手术名称：

手术 者：　　　　　助手：　　　　　护士：

麻醉方式：　　　　　　　　　麻醉医师：

手术经过：

　　体位：　　　　皮肤消毒：

引流材料名称：　　　　　　　数目：　　　放置部位：

病理送检：　　　　送检标本名称：

术中用药（麻醉药品除外）　　　　　　　输血：　　ml

手术步骤：

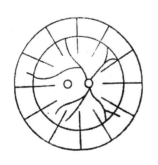
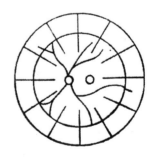

手术者签名：

麻醉术前访视记录

姓名　　　性别　　年龄　　病区　　　床号　　　住院号　　供史者

麻醉相关病史

1. 手术史:无,有(名称:_____,麻醉:全麻、局麻、椎管内_____次,不确定;
   接受血制品:无,有,不确定)。

2. 吸烟:无,有(_____年约____支/天,戒烟约____天)。

3. 饮酒:无,偶尔,经常。

4. 哮喘:无,有(过敏、炎性、不清楚);1年内(频繁、偶有、从未)发作,处理办法(　　)。

5. 近来感冒:无,有(约_____天前已愈)。

6. 近来咳嗽:无,有(无痰、白痰、黄脓痰、量少、量多、咯血)。

7. 睡觉时打呼噜:无,有(轻、中、重)。

8. 体力活动:正常,受限,卧床(_____天)。

9. 胸闷、胸痛:无,有(活动后、夜间、不确定;放射:至左肩、左小指、不伴放射痛、
   其他部位;缓解:停止活动后缓、自动缓解、药物缓解)。

10. 高血压:无,不清楚,有(最高____/____mmHg,最低____/____mmHg;血压在
    ____/____mmHg时有头晕,平时血压____/____mmHg,不清楚)。

11. 四肢活动:正常,偏瘫(左、右、上、下肢)。

12. 精神病史:无,有;晕厥史:无,有。

13. 青光眼:无,有。

14. 糖尿病:不清楚,无,有(服药、注射胰岛素)。

15. 饮食:正常,多饮多食,少量进食,不能进食(____天)。

16. 胃、十二指肠溃疡史:无,有,不清楚。

17. 受伤:无,有(部位_____)。

18. 出血倾向:无,有;牙、鼻易于出血,体表易于有青紫斑,伤口不易止血。

19. 药物过敏:无,有(名称_____)食物过敏:无,有(名称_____)。

20. 近期服药:无,有(安眠药、降压药、糖尿病药、糖皮质激素、抗凝药、其他____)。

21. 平时腰痛:无,有;适年妇女月经:经期、非经期;怀孕:无,有,可能。

22. 婴幼儿出生:足月,早产;活动:正常,不正常;哭闹时口唇发紫:无,有。

23. 亲属(有血缘关系者)相关疾病:无,有(_____)。

麻醉相关检查

1. 意识:清醒,嗜睡,昏睡,昏迷。

2. 瞳孔:大小(正常、异常);形状(正常、异常);眼球活动(正常、异常)。

3. 开口度:正常、轻度受限、严重受限。

4. Mallampati 分级:Ⅰ,Ⅱ,Ⅲ,Ⅳ。

5. 颈部活动:正常,轻度受限,严重受限;气管居中:是,否 。

6. 牙:正常,假牙(无,有:可取下、不可取下);活动的牙(无,有);易受伤的牙(无,有)。

麻醉医师:＿＿＿＿＿＿＿　　　＿＿＿年＿＿月＿＿日

备注:

1. 记录用√填充式,√打在相关文字前;

2. 访视者要签字。

医 院
麻 醉 记 录 单

病区 _____ 床号 _____ 住院号 _____ 手术日期 ____ 年 月 日

姓名____ 性别____ 年龄____ 体重____kg	ASA 分级 Ⅰ Ⅱ Ⅲ Ⅳ Ⅴ E
血压 __/__ mmHg 脉搏____次/分 体温__ 呼吸____次/分	特殊病情
术前诊断_____ 拟行手术_____	_____
麻醉前用药_____	

时间														
笑／氧														
氟醚														
丙泊酚														
％利 ％丁														
％布 ％罗														
T BP R P														
40 200														
180														
36 160														
140														
32 120														
100														
28 40 80														
30 60														
24 20 40														
10 20														
20 0 0														
CVP(cmH$_2$O)														
SpO$_2$(％)														
ETCO$_2$(mmHg)														
尿量														
输血(ml)														
输液(ml)														
治疗序号														

血压∨∧	麻醉期治疗用药	
脉搏●		
呼吸○		
体温△		
麻醉×		
手术⊙		
插管Φ		
拔管⊖		
入室＞	麻醉医师 _____
出室＜	

第 页 　　　　　　　　总 页

277

<table>
<tr><td colspan="4" align="center">基 本 信 息</td></tr>
<tr>
<td>
手术体位　仰卧位、(左右)侧卧位、俯卧位、截
　　石位、坐位
神经阻滞　硬膜外、腰麻、腰—硬、联合、颈丛、
　　臂丛、骶麻、局麻
穿刺点＿＿＿　置管(↑)＿＿＿cm 穿刺点＿＿＿
　　置管(↓)＿＿＿cm
全身麻醉　吸入、静脉、静吸、基础
气管插管　气管内 支气管内(左、右) 经口
经鼻 喉罩 其他
动脉穿刺　　左、右　桡动脉　足背动脉
深静脉穿刺　　左、右、颈内、颈外、股、锁骨下
体温监测　鼻咽、食管、直肠、CPB
其他监测
</td>
<td>
术中诊断＿＿＿＿＿
＿＿＿＿＿＿＿＿＿
实施手术＿＿＿＿＿

手术医师＿＿＿＿＿
巡回护士＿＿＿＿＿
器械护士＿＿＿＿＿
麻醉医师＿＿＿＿＿
</td>
<td>
失血量＿＿＿ml
尿　量＿＿＿ml
其　他＿＿＿ml

总　计＿＿＿ml
</td>
<td>
晶体量＿＿＿ml
代血浆＿＿＿ml
输　血＿＿＿ml
其　他＿＿＿ml

总　计＿＿＿ml
</td>
</tr>
</table>

麻 醉 总 结

椎管内麻醉：
　1. 椎管内麻醉:穿刺顺利 □是□否；硬膜外隙出血 □有□无；硬膜外导管拔除 □是□否
　2. 麻醉效果评价:麻醉平面　　　　　单侧阻滞 □是□否；阻滞不全 □是□否
全身麻醉：
　1. Mallampati 气管分级 Ⅰ Ⅱ Ⅲ Ⅳ；气管插管困难 □有□无；插管成功 □是□否
　2. 麻醉效果评价:

返回(病区　PACU　AICU)时病情及注意事项

一、病情
时间＿＿＿时＿＿＿分　神志(√) 清醒＿＿＿嗜睡＿＿＿深睡＿＿＿躁动＿＿＿昏迷＿＿＿麻醉状态＿＿＿
血压＿＿＿/＿＿＿mmHg　脉搏＿＿＿次/分　呼吸＿＿＿次/分　SpO₂＿＿＿%　ECG＿＿＿其他＿＿＿
二、注意事项(√)
1.吸氧；2.Bp、ECG、HR、SpO₂监测；3.观察肌张力恢复情况；4.观察呼吸和循环系统的稳定情况；
5. 观察桡或足背动脉搏动；6.其他＿＿＿＿＿＿＿＿＿＿＿＿＿＿＿＿＿＿＿＿＿＿＿
三、术后镇痛
1.术后镇痛途径　静脉、硬膜外、其他＿＿＿＿＿＿＿＿＿＿＿＿＿＿＿＿＿＿＿＿＿
2. 配方
　用法 bolus＿＿＿＿＿ml,锁定时间＿＿＿＿＿min,输注速率＿＿＿＿＿ml/h,自控＿＿＿＿＿ml/次
3. 注意镇痛泵的开关
四、若有麻醉相关情况及时请麻醉科会诊
　　　　　　　　　　　　　　　　　　　麻醉医师＿＿＿＿＿病区接班人＿＿＿＿＿

麻 醉 后 随 访

血压＿＿＿/＿＿＿mmHg(kPa)　　心率＿＿＿＿　次/分　　呼吸＿＿＿＿＿＿次/分
意识(清醒 嗜睡 昏迷)　咽喉疼痛(有 无)　声音嘶哑(有 无)　恶心(有 无)　呕吐(有 无)
头痛(有　无)　尿潴留(有　无)　四肢肌力(正常　无力)　感觉(正常　麻木)
穿刺点:疼痛(是 否)　　红肿(是 否)　　感染(有　无)
麻醉效果 :(满意　较满意　感觉疼痛　不满意)
其他：

　　　　　　　　　　　　　　　　麻醉医师＿＿＿＿＿　访视时间＿＿＿＿＿

第　　　页　　　　　　　　　　　　　　　　　总　　　页

麻醉术后访视及病人自控镇痛(PCA)记录单

科别　　病区　　　住院号　　　　　　　　　　　年　月　日

姓名　　性别　　　年龄　岁　体重　　kg ASA Ⅰ Ⅱ Ⅲ Ⅳ Ⅴ E　　特殊情况										
手术名称　　　　　　　　　　　　　麻醉方案										
镇痛 方式	PCEA（　　） PCSA PCIA	配方								
		加0.9%氯化钠注射液　至　　　　　　ml								
参数 设定	预充量 （loading dose）						持续量　　　　ml/h （background　infusion）			
	单次量 ml （bolus）						锁定时间　　　　min （lockout　time）			
	麻醉医师签名：　　　　　　　　　　　　　　　配制人员签名：									

随访 情况	疼痛 评分 NRS	镇静 评分 OAA/S	副　　反　　应					尿管 留置	报警 情况	处理	随访者
			四肢 肌力	恶心 呕吐	尿潴 留	瘙痒	其 他				
手术 当日											
术后 一天											
术后 二天											
术后 三天											

泵号　　配件　　　撤泵时间　　　　　总按压次数　　　有效次数　　　　撤泵者	
备注	
剩余药液：　　ml　处置：　　　　销毁人：　　　　见证人：	

第　　页　　　　　　　　　　　　　　总　　　页

1. 数字评分法(numerical rating scale，NRS)：NRS 是一个从 0~10 的点状标尺，0 代表不疼，10 代表疼痛难忍(见下图)。

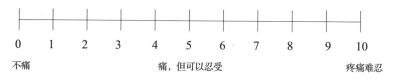

数字疼痛评分尺

2. 恶心呕吐(PONV)评分标准

　　无 PONV＝0

　　仅恶心＝1

　　有呕吐＝2

3. 肌力程度判定

　　0 级：完全瘫痪，肌力完全丧失；

　　1 级：可见肌肉轻微收缩，但无肢体运动；

　　2 级：可移动位置但不能抬起；

　　3 级：肢体能抬离床面但不能对抗阻力；

　　4 级：能做对抗阻力的运动但肌力减弱；

　　5 级：肌力正常。

4. OAA/S 评分标准

反应性	语音	面部表情	眼睛	评分
对正常语气呼名反应快	正常	正常	无眼睑下垂	5(清醒)
对正常语气呼名反应冷淡	稍减慢或含糊	稍微放松	凝视或眼睑轻度下垂	4
对大声呼名有反应	不清或明显变慢	明显放松	凝视或眼睑明显下垂	3(浅睡)
仅对轻推动有反应	吐字不清			2
对推动无反应				1(深睡)

麻醉后监护室(PACU)记录单

姓名＿＿＿＿ 性别 ＿＿ 年龄 ＿＿ 病区 ＿＿＿ 床号 ＿＿＿ 住院号 ＿＿＿＿＿＿

体重＿＿＿＿ 手术名称＿＿＿＿＿＿＿＿＿＿＿＿＿＿＿ ＿＿＿年＿＿月＿＿日

时 间															
T Bp R HR															
80 200															
60 160															
40 120															
20 80															
10 40															
0 0															
累计尿量(ml)															
CVP(cmH$_2$O)															
SpO$_2$(％)															
P$_{ET}$O$_2$(mmHg)															
输血(ml)															
输液(ml)															
治疗序号															

治疗用药及记录

麻醉医师＿＿＿＿＿＿ 执行护士＿＿＿＿＿＿

记录符号:血压∧∨ 入室＞ 出室＜ 呼吸○ 心率· 体温△ 拔管Θ 插管Φ

第 ＿＿ 页 总 ＿＿ 页

医院
待 产 记 录

姓名　　　　　科别　　　　　病区　　　　　床号　　　　　住院号

日期	时间	宫底	胎先露	胎方位	胎心	胎动	衔接	血压 (mmHg)	水肿	宫缩	处　　理	签名

第　　页　　　　　　　　　　　　　总　　页

医　院

产　程　进　展　图

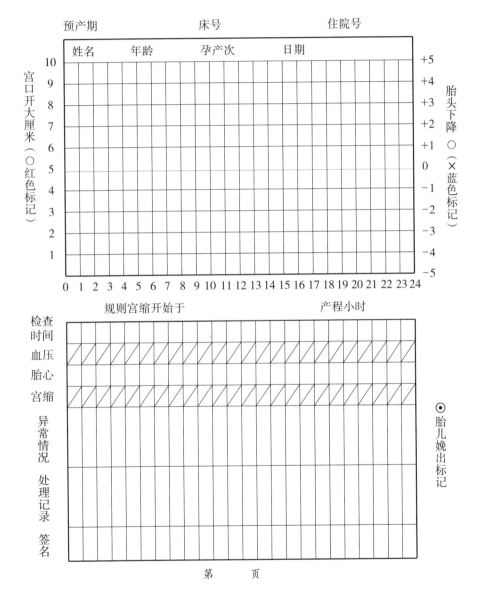

预产期　　　　　　　床号　　　　　　　　住院号

姓名　　　年龄　　　孕产次　　　日期

宫口开大厘米（○红色标记）

10
9
8
7
6
5
4
3
2
1

0 1 2 3 4 5 6 7 8 9 10 11 12 13 14 15 16 17 18 19 20 21 22 23 24

胎头下降 ○（×蓝色标记）

+5
+4
+3
+2
+1
0
-1
-2
-3
-4
-5

规则宫缩开始于　　　　　　　产程小时

检查时间
血压
胎心
宫缩
异常情况　处理记录　签名

⊙胎儿娩出标记

第　　页

283

医院
产 时 记 录

姓名　　　　科别　　　　病区　　　　床号　　　　住院号

姓名　　　　年龄　　　　孕次　　　　产次　　　预产期

| 日期 | 时间 | 胎方位 | 胎 心 | | 宫缩 | 先露高低 | 宫颈扩张 | 胎膜 | 检 查 | | 血压(mmHg) | 备 注 | 检查者签名 |
			位置	次/分					阴道	肛门			

宫缩开始时间　月　日　时　分　　宫口开全时间　月　日　时　分

破膜时间　月　日　时　分　　羊水性状　　羊水量　　ml

胎儿娩出时间　月　日　时　分　自产　胎吸　产钳　臀助　剖宫产　娩出方位

胎盘娩出时间　月　日　时　分　稀氏法　邓氏法　人工剥离　　大小

重量　g　脐带附着部位　　脐带长　cm　绕颈　周

婴儿情况　性别　体重　g　身长　cm　Apgar 评分 1′　5′

总产程　时　分　第一产程　时　分　第二产程　时　分　第三产程　时　分

会阴破裂　0 Ⅰ Ⅱ Ⅲ　会阴切开　正中　侧切　内缝肠线　针　外缝丝线　针

失血量　ml　产后宫缩情况　好　欠佳　不好　宫底高度　产后血压　/　mmHg

产时用药　　　　　　　　产后用药

分娩经过摘要：

产后诊断：

母婴早接触、早吸吮情况　　时　分至　时　分

产后观察	时 间					产妇离产房时间　　日　时　分
	宫 底					血压　/　mmHg　宫底脐下　指
	出血量					检查者签名：
回休养室 血压　/　mmHg						接生者签名：

第　　页　　　　　　　　　　　　　　总　　页

医院

产 后 记 录

姓 名　　　　科 别　　　　病 区　　　　　床 号　　　　　住院号

日期	宫底	乳房情况				恶露			会阴	备注	检查者签名
		胀	乳液性质	乳液量	乳头皲裂	量	色	味			

病 情 记 录

第　　页　　　　　　　　　　总　　页

医 院

新 生 儿 记 录

母亲姓名　　出生日期　　年　月　日　时　分　出生证号码	
产后诊断　　　　　　　　　　母孕期伴发疾病	
新生儿性别　　初生时状况　　　　　　　　分娩方式	
分娩过程　破膜时间　月　日　时　分　　　Apgar 评分 1′　　5′	
初生时处理抢救方法　　　　　　脐带处理　　　眼睛滴药	

体　格　检　查		新生儿右足印
一般情况	体重　　　　g	
皮肤　　　胎脂	身长　　　　cm	
头部产伤　变形　水肿　血肿	坐高　　　　cm	
唇　　　口腔　　　　五官	胸围　　　　cm	
胸部　　　发育　正常　异常	枕额径　　　cm	
心　　　　　　肺	枕颏径　　　cm	
腹部　　脐出血　有　无	枕额周径　　cm	产妇左拇指印
肝　　　脾　　　　包块	枕颏周径　　cm	
四肢　　　指　　　　趾	双肩径　　　cm	
生殖器　　睾丸　已降　未降	双顶径　　　cm	
肛门	检查者：	取印者

出　院　记　录	
一般情况　　　　　　　　　出院时体重　　　　　kg	
口腔　　　　　　　　　　　吸吮动作	
脐带　干燥　渗液　感染　未脱落　已脱落　　　脱落日期　月　日　时	
臀部　红臀　尿布疹　有　无　其他	
预防接种　卡介苗　未　已　日期　月　　日	
在院哺乳法　母乳　人工　混合　大便情况	
脐血检验　RPR. PRUST　　其他	
特殊情况	
诊断　　　　　　　正常健康儿　是　否	
出院建议	
出院日期　年　月　日　　医师签名：	

第　　页

医 院

中期妊娠引产产时记录

姓名　　　年龄　　　科别　　　病区　　　床号　　　住院号

T ℃　　　P　　次/分　　R　　次/分　　BP　　/　　mmHg(　　kPa)

日期	时间	宫缩	宫颈扩张	破膜	检查		体温	血压	备　注	签 名
					肛门	阴道				

宫缩时间：　　年　　月　　日　　时　　分

胎膜破裂时间：　　年　　月　　日　　时　　分　　方式：自破　手术

胎儿娩出时间：　　年　　月　　日　　时　　分

胎儿情况：　　性别　男　女　　其他　死　活

胎盘娩出时间：　　月　　日　　时　　分

　　娩出方式：自然　人工剥离　钳夹　宫腔探查　　胎盘：完整　缺

会阴裂伤：Ⅰ°Ⅱ°Ⅲ°　缝合：内　外　针　宫颈裂伤：无　有　缝合　针

产时出血量：　　ml 宫缩：好　欠佳　差　血压　　/　　mmHg(　　kPa)

产时用药：

产后诊断：

产后观察：

时　　间				
宫　　底				
出 血 量				

产妇离室时间：　　血压　　mmHg(　　kPa) 宫底

　　　　　　　　　　　　　　　　医师签名：

　　　　　　　　　　　　　　　　接生者签名：

第　　页　　　　　　　　　　　总　　页

中期妊娠引产产后记录

姓名　　　年龄　　　科别　　　病区　　　床号　　　住院号

日期	宫 底	压痛	乳胀	恶　　露			会阴情况	备　　注	签　名
				量	色	味			

中期妊娠引产产后刮宫记录

第一次刮宫记录	第二次刮宫记录
子宫位置　　　前　　中　　后	子宫位置　　　前　　中　　后
术前子宫深度　　　　　cm	术前子宫深度　　　　　cm
术后子宫深度　　　　　cm	术后子宫深度　　　　　cm
宫口情况　　　开　　闭	宫口情况　　　开　　闭
刮出物　　　量　　　g	刮出物　　　量　　　g
术中出血量　　　ml	术中出血量　　　ml
术中用药	术中用药
刮出物送病检　　　是　　否	刮出物送病检　　　是　　否
术后用药	术后用药
手术者	手术者

第　　页　　　　　　　　　　总　　页

中期妊娠引产手术记录

| 姓名 | 年龄 | 科别 | 病区 | 床号 | 住院号 |

术前诊断：

术中诊断：

第一次手术

手术日期　年　月　日　时　　　　　　　手术者

手术名称	雷夫奴尔引产（羊膜腔内　外）	水囊引产
注入液量	注射用水　　　　　ml 雷夫奴尔　　　　　mg	生理盐水　　ml
手术经过	顺利　困难　失败	顺利　困难　失败
出血	无　有（　ml）	无　有（　ml）
药物反应	无　有	无　有

第二次手术

手术日期　年　月　日　时　　　　　　　手术者

手术名称	雷夫奴尔引产（羊膜腔内　外）	水囊引产
注入液量	注射用水　　　　　ml 雷夫奴尔　　　　　mg	生理盐水　　ml
手术经过	顺利　困难　失败	顺利　困难　失败
出血	无　有（　ml）	无　有（　ml）
药物反应		

医 院

中期妊娠引产手术后记录

姓名　　　　年龄　　　　科别　　　　病区　　　　床号　　　　住院号

第一次手术后记录

日期	宫底高度	宫缩	阴道流血流水	送产房时间	备　注	签　名

第二次手术后记录

日期	宫底高度	宫缩	阴道流血流水	送产房时间	备　注	签　名

第　　　页　　　　　　　　　　　　　　总　　　页

牙周病口腔局部检查记录

姓名 _____　　　门诊号/住院号_____　　　检查日期　年　月　日

牙石　十　卅　卅

FI																
动　度																
骨吸收																
PLI																
BI																
溢　脓																
退　缩																
L																

8	7	6	5	4	3	2	1	1	2	3	4	5	6	7	8

袋深L																
B																
退　缩																
溢　脓																
PLI																
BI																
骨吸收																
动　度																
FI																

咬殆关系:错殆拥挤　——|——　　深复殆　——|——　　　深复盖——|——

对刃殆　——|——　　反殆　——|——　　其他

诊　　　断：

初步治疗设计：

检查医生_____

第　　页　　　　　　　总　　页

医院

体 温 单

姓名 王平　　年龄 67　　性别 男　　科别 普外科　　病区 12区　　床号 17→28　　住院号 43658

日　期	2012-10-29	30	31	11-01	02	03	04
住 院 天 数	1	2	3	4	5	6	7
手术后天数				0	1	0/2	1/3

时　间（脉搏 次/分）（体温 ℃）

入院九时三十八分　　转入五时三十分　　手术回室十六时四时十八分零分　　手术回室十二八时十二时十分分　　死亡三十二时二十分

拒测

呼吸

血压(mmHg)	156/90						
入量(ml)	3000	2750	3200	3250	3000	2250	2000
出量(ml)	2500	2430	2600	2750	2500	1900	1680
大便(次/日)	1	1	1/E	※	☆	☆	☆
尿量(ml)	1000	1200	1100	1300	1500	1300	1400
体重(kg)	64						
身高(cm)	165						
皮　试	青霉素 阳性						

口温 ●
耳温 △
腋温 ×
肛温 ○
脉搏 ●
心率 ○
呼吸 ●

第　　　页

医院

长 期 医 嘱 单

姓名　　　科别　　　病区　　　床号　　　住院号

	开　始				停　止			
日期	时间	医　嘱	医师 签名	护士 签名	日期	时间	医师 签名	护士 签名

第　　页

医院

临 时 医 嘱 单

姓名　　　　科别　　　　病区　　　　床号　　　　住院号

日期	时间	医　　嘱	医师签名	审核者签名	执行时间	执行者签名

第　　页

手术清点记录单

科别_____病区_____姓名_____性别_____年龄_____床号_____

住院号_____手术日期_____手术者_____

手术名称_____

器械名称	术前清点	关体腔前核对	关体腔后核对	术毕核对	器械名称	术前清点	关体腔前核对	关体腔后核对	术毕核对
刀柄					自动拉钩				
剪刀					拉钩螺丝				
镊子					刀片				
布巾钳					电刀头				
艾力斯					清洁片				
血管钳					纱布垫				
针持					小纱布				
压肠板					纱球				
·拉钩					纱条				
海绵钳					花生米剥离子				
阑尾钳					阻断带				
吸引头									
缝针									
沙氏钳									
深部血管钳									
直角钳									
肠钳									
胆石探子									
取石钳									

备注_____
_____

标本件数_____手术医师签名_____

器械护士_____接班护士_____巡回护士_____接班护士_____

医院

非手术科室护理记录单

科别　　病区　　床号　　姓名　　性别　　年龄　　住院号　　入院日期　　诊断

日期 时间	生命体征				SpO₂ %	意识	吸氧 L/min	皮肤情况	入量		出量		病情及护理	护士签名
	体温 ℃	脉搏 次/分	呼吸 次/分	血压 mmHg					名称	量 ml	_管_管_管 名称	量 ml		
				/										
				/										
				/										
				/										
				/										
				/										
				/										
				/										
				/										
				/										

第　　页

手术科室护理记录单

科别	病区	床号	姓名	性别	年龄	住院号	入院日期	诊断

日期时间	生命体征				SpO₂ %	意识	吸氧 L/min	伤口敷料	皮肤情况	入量		出量		病情及护理	护士签名
	体温 ℃	脉搏 次/分	呼吸 次/分	血压 mmHg						名称	量 ml	管_管_管 名称	量 ml		
				/											
				/											
				/											
				/											
				/											
				/											
				/											
				/											
				/											
				/											
				/											
				/											

医院

产 科 护 理 记 录 单

科别　　病区　　床号　　姓名　　性别　　年龄　　住院号　　入院日期　　诊断

日期 时间	生命体征				SpO₂ %	胎心 胎动 次/分	宫缩	宫底	伤口	恶露				排尿方式		肠功能		泌乳	氧疗		病情及护理	护士签名
	体温 ℃	脉搏 次/分	呼吸 次/分	血压 mmHg						量		性质		导尿	自解	肠蠕动	肛门排气		流量 L/min	时间 min		
										多	正常	鲜红	暗红									

医院

儿科护理记录单

科别　　　病区　　　床号　　　姓名　　　性别　　　年龄　　　住院号　　　入院日期　　　诊断

日期	时间	生命体征				意识	饮食	入量		出量			氧疗 L/min	皮肤	降温		留置针	雾化		病情及护理	护士签名
		体温 ℃	脉搏 次/分	呼吸 次/分	血压 mmHg	SpO₂ %	母乳 人工 混合食 普质食 流质食 禁食	名称	量 ml	名称	量 ml	性质			物理	药物	在位 通畅	超声	氧泵		
					/																
					/																
					/																
					/																
					/																
					/																
					/																
					/																
					/																
					/																

医院

新 生 儿 护 理 记 录 单

科别　·　病区　　床号　　姓名　　　　性别　　年龄　　　住院号　　诊断

日期　时间　项目														
体温/箱温														
心率(次/分)														
呼吸(次/分)														
血压(mmHg)														
氧饱和度(%)														
精神	正常													
	安静													
	哭闹													
	激惹													
	抽搐													
	嗜睡													
面色	红润													
	苍白													
	发绀													
	潮红													
	黄染													
哭声	响亮													
	微弱													
	呻吟													
	不畅													
呼吸	规则													
	浅促													
	不规则													
	三凹征													

第　　页

日期 时间 项目													
氧疗	方式	鼻导管												
		箱式												
		头罩												
		CPAP												
		气管插管刻度（cm）												
	流量 L/min													
治疗	雾化													
	拍背													
	吸痰													
	光疗													
	洗胃													
	灌肠													
	通便													
	胃肠减压													
皮肤	正常													
	黄染													
	红臀													
	皮疹													
	硬肿													
	糜烂													

第　　页

项目		日期 时间										
饮食	方式	吸吮										
		鼻饲										
	种类	禁食										
		糖水										
		配方奶（早）										
		配方奶										
排泄	大便	有										
		无										
	尿	有										
		无										
出入量	入量(ml)											
	出量(ml)											

护士签名

护理记录（视患儿具体情况记录，包括出入院记录、特殊检查、治疗、抢救措施）

医院ICU护理记录单（一）

科别　　姓名　　床号　　性别　　年龄　　住院号　　入院日期　　诊断

时间	生命体征					神志	瞳孔				循环系统				机械通气						吸氧		翻身	拍背	体位	吸痰	痰液性状	血糖	护士签名
	体温 (℃)	心率 次/分	呼吸 次/分	血压 mmHg	SpO₂ (%)	志	左mm 光反应	右mm 光反应			CVP mmHg	PAP mmHg	PCWP mmHg	其他	模式	VT ml	F 次/分	FiO₂ %	PEEP mmHg	Paw cmH₂O	方式	流量 L/min						mmol/L	

记录符号：神志 √清醒 +朦胧 ++浅昏迷 +++深昏迷　瞳孔光反应 ++灵敏 +迟钝 −消失

医 院 ICU 护 理 记 录 单 (二)

医院

科别 ____ 病区 ____ 1. 床号 ____ 2. 姓名 ____ 3. 性别 ____ 4. 年龄 ____ 5. 住院号 ____ 入院日期 ____ 诊断 ____

时间	入量 — 静脉用药 — 药物 — 全血 ml	血浆 ml	泵入药物 ml/h 1	2	3	4	5	口服/鼻饲 ml	胃管 深度 cm	颜色	量 ml	出量 — 胃管 深度 cm	颜色	量 ml	管 深度 cm	颜色	量 ml	管 深度 cm	颜色	量 ml	尿管 颜色	量 ml	粪便 颜色	量 ml	护理记录	护士签名

第七节　申请、报告记录单

医　院

会　诊　单

急·普

科别	病区	床号	住院号	
姓名	性别	年龄	婚姻	职业

病历摘要

申请会诊目的和要求

请　　　医院　　　科会诊　申请会诊医师　　　　　　年　月　日　时　分

会诊医师意见

医院　　科　　　　会诊医师　　　　　年　月　日　时　分

医　院

X 线检查申请单

收费＿＿＿＿＿＿

X 线号：＿＿＿＿＿

姓名＿＿＿＿＿＿＿性别＿＿＿＿＿＿＿年龄＿＿＿＿＿＿＿门诊号＿＿＿＿＿＿＿＿＿＿

科别＿＿＿＿＿＿＿病区＿＿＿＿＿＿＿床号＿＿＿＿＿＿＿住院号＿＿＿＿＿＿＿＿＿＿

病历摘要：

临床印象：

过去 X 线检查:无　有(本院　外院)原片号：

检查部位：

检查具体要求：

申请医师＿＿＿＿＿＿＿＿＿＿

申请日期＿＿＿＿年＿＿＿月＿＿＿日

医院

X 线检查报告单

X 线号：_____

姓名_____性别_____年龄_____住院号/门诊号_____

科别_____病区_____床号_____报告日期_____年_____月_____日

片序_____摄片日期_____年_____月_____日

X 线所见：

印象：

建议：

报告医师_____

审核医师_____

报告日期_____年____月____日

（本报告仅供临床医师参考）

CT 检查申请单

收费_____　　　　　　　　　　　　　　　　CT 号:_____

姓名_____ 性别_____ 年龄_____ 门诊号_____

科别_____ 病区_____ 床号_____ 住院号_____

病历摘要:

临床印象:

过去 CT 检查:无　有(本院　外院)原片号:

检查部位:

检查具体要求:

申请医师_____

仪器操作者签名_____　　　　　　　申请日期_____年____月____日

医　院

CT 检查报告单

CT号：＿＿＿＿＿

姓名＿＿＿＿＿＿性别＿＿＿＿年龄＿＿＿＿住院号/门诊号＿＿＿＿＿＿＿

科别＿＿＿＿＿病区＿＿＿＿床号＿＿＿＿摄片日期＿＿年＿月＿日

部位＿＿＿＿方法＿＿＿＿层厚＿＿＿＿对比增强　用　　不用　照片张数＿＿＿＿

CT所见：

印象：

建议：

报告医师＿＿＿＿＿＿＿＿＿
审核医师＿＿＿＿＿＿＿＿＿
报告日期＿＿＿年＿＿月＿＿日

（本报告仅供临床医师参考）

MRI 检查申请单

收费_____

MRI 号:_____

姓名_____性别_____年龄_____门诊号_____

科别_____病区_____床号_____住院号_____

注意:装有心脏起搏器者禁忌作 MRI 检查!

病历摘要:

临床印象:

过去 MRI 检查:无　有(本院　外院)原片号:

检查部位:

检查具体要求:

申请医师_____

仪器操作者签名_____

申请日期_____年____月____日

医 院
MRI 检查报告单

MRI 号：＿＿＿＿＿＿

姓名＿＿＿＿＿＿性别＿＿＿＿＿＿年龄＿＿＿＿＿＿门诊号＿＿＿＿＿＿＿＿＿

科别＿＿＿＿＿＿病区＿＿＿＿＿＿床号＿＿＿＿＿＿住院号＿＿＿＿＿＿＿＿＿

部位＿＿＿＿＿＿成像方位＿＿＿＿＿＿＿ 摄片日期＿＿＿＿年＿＿＿月＿＿＿日

MRI 所见：

印象：

建议：

报告医师＿＿＿＿＿＿＿＿＿＿＿

审核医师＿＿＿＿＿＿＿＿＿＿＿

报告日期＿＿＿＿年＿＿＿月＿＿＿日

（本报告仅供临床医师参考）

医 院

PET/CT 检查申请单

姓名＿＿＿＿＿性别＿＿＿＿＿年龄＿＿＿＿＿住院号＿＿＿＿＿＿＿＿＿

科别＿＿＿＿＿病区＿＿＿＿＿床号＿＿＿＿＿门诊号＿＿＿＿＿＿＿＿＿

病历摘要：

相关检查结果：

临床诊断：

检查项目：

显像剂名称及剂量：

申请医师＿＿＿＿＿＿＿＿＿＿＿

申请日期＿＿＿＿年＿＿月＿＿日

（本报告仅供临床医师参考）

医　院
PET/CT 检查报告单
检查号：＿＿＿＿＿＿

姓名＿＿＿＿＿＿＿性别＿＿＿＿＿＿年龄＿＿＿＿＿＿＿住院号/门诊号＿＿＿＿＿＿＿

科别＿＿＿＿＿＿病区＿＿＿＿＿＿床号＿＿＿＿＿＿检查时间＿＿＿＿＿＿＿＿＿

显像名称及部位：

显像剂名称：　　　　　　　显像剂剂量：

显像方法：

检查所见：

影像诊断：

建议：

报告医师＿＿＿＿＿＿＿＿＿＿＿

审核医师＿＿＿＿＿＿＿＿＿＿＿

报告时间＿＿＿年＿＿月＿＿日

（本报告仅供临床医师参考）

SPECT 检查申请单

姓名＿＿＿＿＿＿性别＿＿＿＿＿＿年龄＿＿＿＿＿＿住院号＿＿＿＿＿＿＿＿＿

科别＿＿＿＿＿＿病区＿＿＿＿＿＿床号＿＿＿＿＿＿门诊号＿＿＿＿＿＿＿＿＿

病历摘要：

相关检查结果：

临床诊断：

检查项目：

显像剂名称及剂量：

申请医师＿＿＿＿＿＿＿＿＿＿＿

申请日期＿＿＿＿年＿＿＿月＿＿＿日

（本报告仅供临床医师参考）

SPECT 检查报告单

检查号：_____

姓名_____性别_____年龄_____住院号/门诊号_____

科别_____病区_____床号_____检查日期___年___月___日

显像名称及部位：

显像剂名称： 显像剂剂量：

显像方法：

检查所见：

影像诊断：

建议：

报告医师_____

审核医师_____

报告时间_____年___月___日

（本报告仅供临床医师参考）

超声检查申请单

检查类别：_____

姓名_____ 性别_____ 年龄_____ 门诊号_____

科别_____ 病区_____ 床号_____ 住院号_____

病历摘要：

相关影像学检查结果：

临床诊断：

申请检查部位（目的及要求）：

申请医师_____

申请日期_____年___月___日

超声检查报告单

超声号：_____

姓名_____ 性别_____ 年龄_____ 住院号/门诊号_____

科别_____ 病区_____ 床号_____ 检查日期____年___月___日

检查部位：

检查所见：

图像所见：

超声提示：

检查医师_____

报告日期____年___月___日

（本报告仅供临床医师参考）

医 院
颈动脉超声检查报告单
超声号：_____

姓名_____ 性别_____ 年龄_____ 住院号/门诊号_____
科别_____ 病区_____ 床号_____ 检查日期_____年___月___日

	直径(cm)	IMT(cm)	SPV(cm/s)	EDV(cm/s)	RI
LCCA					
RCCA					

图像所见：

超声提示：

检查医师_____
报告日期_____年___月___日

（本报告仅供临床医师参考）

医　院
椎动脉超声检查报告单

超声号：_____

姓名_____　性别_____　年龄_____　住院号/门诊号_____
科别_____　病区_____　床号_____　检查日期____年___月___日

	直径(cm)	IMT(cm)	SPV(cm/s)	EDV(cm/s)	RI
LCCA					
LVA					
RCCA					
RVA					

图像所见：

超声提示：

检查医师_____
报告日期____年___月___日

（本报告仅供临床医师参考）

医 院

肝胆胰脾超声检查报告单

超声号：_____

姓名_____ 性别_____ 年龄_____ 住院号/门诊号_____

科别_____ 病区_____ 床号_____ 检查日期_____年___月___日

检查所见：

    肝脏   左叶   长度_____ cm   厚度_____ cm

                右叶   斜径_____ cm   宽度_____ cm

    胆囊   大小_____ cm   壁_____

                胆总管_____

    胰腺   胰头_____ cm 胰体_____ cm 胰尾_____ cm

    脾脏   肋下长径_____ cm 厚径_____ cm

图像所见：

超声提示：

检查医师_____

报告日期_____年___月___日

（本报告仅供临床医师参考）

泌尿系超声报告单

超声号:_____

姓名_____ 性别_____ 年龄_____ 住院号/门诊号_____

科别_____ 病区_____ 床号_____ 检查日期_____年___月___日

检查所见:

   肾 脏　　　大小:左　　长径　　　cm　　　宽度　　　cm　　　实质厚度　　　cm

              右　　长径　　　cm　　　宽度　　　cm　　　实质厚度　　　cm

       肾盂及肾盏

       其他

   输尿管

   膀 胱　　　　　　　　　　内壁

                 肿瘤

   前列腺　　　大小　　cm　　　长径　　　cm 宽径　　　cm　　　厚径　　　cm

       体积:　　　　　　　　　残余尿:

   睾 丸　　　大小　　　　　左

                 右

图像所见:

超声提示:

检查医师_____

报告日期_____年___月___日

(本报告仅供临床医师参考)

医 院
妇科超声检查申请单

超声号:_____

姓名_____ 性别_____ 年龄_____ 住院号/门诊号_____

科别_____ 病区_____ 床号_____ 检查日期_____年___月___日

主诉:

末次月经: 月经周期: 生育史:

婚姻史:□ 已婚 □ 未婚 □ 无性生活史 □ 有性生活史

手术史:

现病史:

相关辅助检查:

临床诊断:

检查部位:

  □ 子宫与附件 □ 盆腔 □ 监测排卵

  □ 腹壁手术切口 □ 会阴 □ 膀胱残余尿

  □ 其他:

检查方式:

  □ 经阴道彩色超声   □ 经直肠彩色超声

  □ 经腹部彩色超声   □ 经会阴彩色超声

申请医师_____

申请日期_____年___月___日

医 院

妇科超声检查报告单

姓名_____性别_____年龄_____住院号/门诊号_____

科别_____病区_____床号_____检查日期_____年_____月_____日

仪器型号_____

（超声图像）

超声所见：

　　检查方式（经腹,经阴道,经直肠,经会阴）：

　　子宫：

　　　大小： mm× mm× mm， 位置： 光滑度： 肌壁回声： 厚度：

　　附件:右侧：

　　　　　左侧：

　　子宫直肠窝：

超声提示：

检查医师_____

报告日期_____年___月___日

（此报告仅供临床医师参考）

医 院

产科超声检查申请单

姓名_____ 性别_____ 年龄_____ 住院号/门诊号_____

科别_____ 病区_____ 床号_____ 检查日期____年____月_____日

末次月经_____ 月经周期_____/_____ 预产期_____

孕产史_____

诊断_____

高危病史:□流产≥2　　　　　　□前置胎盘

　　　　　□子宫瘢痕:剖宫产史　　□先天异常胎儿分娩史

本次妊娠高危:□流产保胎史　□产前出血　□双胎,多胎

　　　　　　　□IVF　□GDM　　□唐氏高风险,异常 MOM 值

　　　　　　　□外伤史

　　　　　　　□超声发现异常:结构(　　)、生长(　　)、羊水(　　)

　　　　　　　□产检异常:宫高(　　　)、占位(　　　)

　　　　　　　□其他:

检查项目:□确定孕龄　　　　　□NT

　　　　　□胎儿结构筛查　　　□高危胎儿检查

　　　　　□胎儿生长　　　　　□胎方位

　　　　　□胎盘位置　　　　　□羊水　　　　　　　□胎动脉血流

　　　　　□宫颈长度及形态

　　　　　□胎儿超声心动图　　□大脑中动脉血流

　　　　　□其他:

　　　　　　　　　　　　　　　　　　　　　申请医师_____

　　　　　　　　　　　　　　　　　　　　　申请日期_____年____月___日

产科(产前筛查)彩色超声检查报告单

超声号:_____

姓名_____性别_____年龄_____住院号/门诊号_____

科别_____病区_____床号_____检查日期_____年_____月_____日

检查类型:产前筛查　　　　　　　　　仪器型号:

末次月经:　　　　　　　　　　　　　月经龄:

冠臀距估算孕龄:

胎　位	双顶径	mm
颅　骨	头　围	mm
口　唇	小脑横径	mm
脊　柱	颅后窝液体宽度	mm
四腔心	颈项皮肤厚度	mm
左室流出道	侧脑室后角	mm
右室流出道	鼻　骨	mm
三血管	心胸比	%
胸部囊性损害	胎心率	次/分
腹壁脐带插入处	腹　围	mm
胃　泡	股　骨	mm
双　肾	肱　骨	mm
膀　胱	羊水指数	mm
胫腓骨	脐血管数目	根
尺桡骨		

胎盘:　　　　　附着部位:　　　　　分级:　　　　　厚度:

其他:

超声提示:

检查医师_____

报告日期_____年____月___日

(本报告仅供临床医师参考)

医 院

产科(胎儿生长)彩色超声检查报告单

超声号：_____

姓名_____性别_____年龄_____住院号/门诊号_____

科别_____病区_____床号_____检查日期_____年___月___日

检查类型:胎儿生长、成熟度　　　　　　　　　仪器型号:

冠臀距估算孕龄:

胎　位	双顶径	mm
颅　骨	头　围	mm
脊　柱	胎心率	次/分
四腔心	腹　围	mm
腹壁脐带插入处	股　骨	mm
胃　泡	肱　骨	mm
双　肾	羊水指数	
膀　胱		

胎　盘:　　　　附着部位:　　　分级:　　厚度:

其　他:

　　　　胎儿颈部见　　形压迹。

超声提示:

胎儿生长超声只检查胎儿生长指标,不排除胎儿结构异常。

检查医师_____

报告日期_____年___月___日

(本报告仅供临床医师参考)

医　院
内镜检查治疗申请单

姓名＿＿＿＿＿＿＿性别＿＿＿＿＿＿＿年龄＿＿＿＿＿＿＿门诊号＿＿＿＿＿＿＿＿

科别＿＿＿＿＿＿＿病区＿＿＿＿＿＿＿床号＿＿＿＿＿＿＿住院号＿＿＿＿＿＿＿＿

联系地址＿＿＿＿＿＿＿＿＿＿＿＿＿＿＿＿邮编＿＿＿＿＿＿联系电话＿＿＿＿＿＿

病史、体检及检验检查结果：

临床诊断：＿＿＿＿＿＿＿＿＿＿＿＿＿＿＿＿＿＿＿＿＿＿＿＿＿＿＿＿＿＿＿＿

申请检查项目、目的及要求：

　　检查项目：

　　检查目的：□ 诊断性　　　　　□治疗性

　　检查要求：

　　　　　　　　　　　　　　　　　　申请医师＿＿＿＿＿＿＿＿＿＿＿＿

　　　　　　　　　　　　　　　　　　申请日期＿＿＿＿年＿＿＿月＿＿＿日

医 院
内镜检查治疗报告单

姓名＿＿＿＿＿＿＿性别＿＿＿＿＿年龄＿＿＿＿＿＿门诊号/住院号＿＿＿＿＿＿＿＿＿

科别＿＿＿＿＿＿＿病区＿＿＿＿＿床号＿＿＿＿＿病理号＿＿＿＿＿＿＿＿＿＿＿

设备型号＿＿＿＿＿＿＿＿＿＿＿＿＿＿＿＿＿＿检查日期＿＿＿年＿＿月＿＿日

（操作记录）

检查所见：

（图片区）

活检部位：

诊断：

报告医师＿＿＿＿＿＿＿＿＿＿＿

报告日期＿＿＿＿年＿＿月＿＿日

（本报告仅供临床医师参考）

医院
心 电 图 申 请 单

姓名＿＿＿＿＿＿性别＿＿＿＿＿＿年龄＿＿＿＿＿＿门诊号＿＿＿＿＿＿＿＿＿＿

科别＿＿＿＿＿＿病区＿＿＿＿＿＿床号＿＿＿＿＿＿住院号＿＿＿＿＿＿＿＿＿

临床诊断：　　　　　　　　　　　血压＿＿/＿＿mmHg

主要病史及体征：

服用药物：

其他要求：

申请医师＿＿＿＿＿＿＿＿＿＿＿

申请日期＿＿＿＿年＿＿月＿＿日

医院

心 电 图 报 告 单

姓名＿＿＿＿＿＿＿＿　性别＿＿＿＿＿＿　年龄＿＿＿＿＿＿　门诊号/住院号＿＿＿＿＿＿＿＿

科别＿＿＿＿＿＿＿＿　病区＿＿＿＿＿　床号＿＿＿＿＿＿　检查日期＿＿＿＿年＿＿月＿＿日

仪器型号＿＿＿＿＿＿＿＿＿＿＿＿＿＿＿＿＿＿＿＿＿＿＿＿＿＿＿＿＿＿＿＿＿＿＿＿

心电图波形图

心率　　次/分　　　　心房率　　次/分　　　　心室率　　次/分

节律　　窦性　　异位

R－R 间期：　　　　ms　　　　　　　　Q－T 间期：　　　　　ms

QRS 时间：　　　　ms　　　　　　　　QRS 电轴：　　　　　度

P、QRS、T、U 波形：

S－T 段形态及位移(mV)：

诊断：

报告医师＿＿＿＿＿＿＿＿＿＿＿

审核医师＿＿＿＿＿＿＿＿＿＿＿

报告日期＿＿＿＿年＿＿月＿＿日

(本报告仅供临床医师参考)

超声心动图检查申请单

姓名_____性别_____年龄_____住院号_____

科室_____病区_____床号_____门诊号_____

身高_____ cm 体重_____ kg 血压_____ mmHg 心率_____ bpm

主要病史及体征：

临床诊断：

检查项目：

1. 常规检查

2. 特殊检查

　　（1）经食管超声心动图

　　（2）室壁运动分析（冠心病，心肌病，心肌炎，其他）

　　（3）心肌组织多普勒

申请医师_____

申请日期_____年____月____日

超声心动图检查报告单

超声号：_____

姓名_____ 性别_____ 年龄_____ 身高_____ cm 体重_____ kg

科室_____ 病区_____ 床号_____ 住院号/门诊号_____

仪器型号_____ 声窗透声_____ 检查日期____年___月___日

ISVTd_____ cm LVDd_____ cm LVDs_____ cm

LVPWTd_____ cm AoD_____ cm LAD_____ cm

EF_____％ HR_____ bpm PA_____ m/s

E_____ m/s A_____ m/s E/A_____ Ao_____ m/s

特殊要求：RAD_____ cm RVDd_____ cm EDV_____ ml ESV_____ ml

　　　　　SV_____ cm CO_____ L/min CI_____ L/(min・m²)

超声检查描述：

超声检查诊断：

（超声图像）

检查医师_____

报告日期_____年___月___日

（本报告仅供临床医师参考）

经颅多普勒(TCD)检查申请单

姓名_____ 性别_____ 年龄_____ 住院号/门诊号_____

科室_____ 病区_____ 床号_____ 联系电话_____

病史及体征摘要：

临床诊断：

申请医师_____

申请日期_____年____月___日

注意事项：1. 无需禁食、禁水，检查前一天洗头。

          2. 检查当天穿宽松衣服，请勿涂抹化妆品、发胶，佩戴金属饰品。

医 院

经颅多普勒(TCD)检查报告单

（第　次检查）

姓名_____性别_____年龄_____住院号/门诊号_____

科别_____病区_____床号_____联系电话_____

仪器型号：　　　　　　　　　　　　检查日期_____年_____月_____日

探窗		深度(mm)	左侧(cm/s)				深度(mm)	右侧(cm/s)			
			收缩峰	舒张末	平均	pl		收缩峰	舒张末	平均	pl
颞	大脑中动脉										
	大脑前动脉										
	大脑后动脉										
眼	颈内动脉(海)（前床）										
	眼动脉										
枕孔	基底动脉										
	椎动脉										
	小脑后下动脉										

颅 外 段 检 查

探窗		左侧(cm/s)			右侧(cm/s)		
		收缩峰	舒张峰	平均	收缩峰	舒张峰	平均
颈部	颈内动脉						
	颈外动脉						
	颈总动脉						

检测结果：

诊断：

报告医师_____

报告日期_____年____月___日

脑电图、脑电地形图检查申请单

姓名＿＿＿＿＿＿＿＿性别＿＿＿＿＿＿年龄＿＿＿＿＿＿＿门诊号＿＿＿＿＿＿＿＿＿

科别＿＿＿＿＿＿＿＿病区＿＿＿＿＿＿床号＿＿＿＿＿＿＿住院号＿＿＿＿＿＿＿＿＿

病史摘要：

体检：

辅助检查：

临床诊断：

检查目的：

检查项目：1. 脑电图　2. 蝶骨电极脑电图　3. 脑电地形图

　　　　　4. 24 小时动态脑电图　5. 视频脑电图　6. 多导睡眠监测

申请医师＿＿＿＿＿＿＿＿＿＿

申请日期＿＿＿年＿＿＿月＿＿＿日

注意事项：1. 检查前三天停用镇痛药或镇静药。

　　　　　2. 脑电图检查前请洗头，勿涂抹美发用品。

　　　　　3. 检查时不宜空腹。

医 院

脑电地形图检查报告单

（第　　次检查）　　　　　　　　检查号：_____

姓名_____ 性别_____ 年龄_____ 住院号/门诊号_____

科别_____ 病区_____ 床号_____ 检查日期____年____月____日

临床诊断_____

检查时体位：　　　　　　　　　　检查时意识情况：

合作程度：　　　　　　　　　　　服药情况：

导联方式：　　　　　　　　　　　习用手别：

描述：

（附图）

诊断：

报告医师_____

报告日期_____年____月____日

（本报告仅供临床医师参考）

医 院
脑电图检查报告单

（第　次检查）

检查号：_____

姓名_____性别_____年龄_____住院号/门诊号_____
科别_____病区_____床号_____检查日期___年___月___日
仪器型号：_____
临床诊断：_____
检查时体位：　　　　　　　　　检查时意识情况：

合作程度：　　　　　　　　　　服药情况：

导联方式：　　　　　　　　　　诱发试验：

习用手别：

记录所见：

基本频率：_____次/秒_____波幅_____节律,调节：_____,

　　　调幅：_____,两侧：_____。

快波：_____。

慢波：_____。

睁闭眼：_____。

过度换气：_____。

闪光刺激：_____。

脑电图印象：

报告医师_____
报告日期_____年___月___日

（本报告仅供临床医师参考）

肌电图、诱发电位检查申请单

姓名_____性别_____年龄_____门诊号_____

科别_____病区_____床号_____住院号_____

病史及体征摘要：

临床诊断：

检查项目：

神经电图	运动神经传导速度（MCV）	感觉神经传导速度（SCV ）
	F 波　H 反射	
肌电图		
诱发电位	上肢 SEP（体感诱发电位）	下肢 SEP（体感诱发电位）
	BAEP（脑干诱发电位）	VEP（视觉诱发电位）
重复电刺激	RNS	

申请医师_____

申请日期_____年___月___日

注意事项：1. 装有心脏起搏器患者、晕针患者禁做此检查。

　　　　　2. 检查前一天洗澡。

　　　　　3. 请到肌电图室划价、预约。

医 院

肌 电 图 报 告 单

（第　次检查）　　　　　　　　肌电图号：_____

姓名_____ 性别_____ 年龄_____ 住院号/门诊号_____
科别_____ 病区_____ 床号_____ 检查日期___年___月___日

肌肉名称	肌力	插入电活动	松弛				轻收缩						重收缩
			纤颤电位	正锐波	束颤电位	肌强直电位	运动电位		多相电位		同步%	波形	峰值电压(mv)
							时限(ms)	波幅(mv)	波形	%			

神 经 传 导 速 度 测 定

神经名称	运动	感觉	传导速度(m/s)	刺激部位	记录部位	潜伏期(ms)	传导距离(cm)	诱发动作电位波幅(mv)

诊断意见：

报告医师_____
报告日期_____年___月___日

（本报告仅供临床医师参考）

医 院
诱 发 电 位 报 告 单

(第　次检查)　　　　　　　　肌电图号:_____

姓名_____性别_____年龄_____住院号/门诊号_____
科别_____病区_____床号_____检查日期___年___月___日
身高/体重_____临床诊断:_____
上肢 SEP(体感诱发电位)

	左正中神经		右正中神经	
	潜伏期(ms)	波幅(μV)	潜伏期(ms)	波幅(μV)
N20(对侧顶区－耳垂)				
N13(C7－耳垂)				
N9(Erb's－对侧)				
波间期	N9－N13＝ N20－N9＝	N13－N20＝	N9－N13＝ N20－N9＝	N13－N20＝

下肢 SEP(体感诱发电位)

	左胫后神经		右胫后神经	
P40(顶区－耳垂)	潜伏期(ms)	波幅(μV)	潜伏期(ms)	波幅(μV)
N22(T12－T10)				
N9(腘窝－旁 3cm)				
波间期	N9－N22＝ P40－N9＝	N22－P40＝	N9－N22＝ P40－N9＝	N22－P40＝

BAEP(脑干诱发电位)

	潜伏期(ms)		波幅(μV)	
	左侧	右侧	左侧	右侧
Ⅰ波				
Ⅱ波				
Ⅲ波				
Ⅴ波				

VEP(视觉诱发电位)

	潜伏期(ms)		波幅(μV)	
	左侧	右侧	左侧	右侧
N75				
P100				
N145				

诊断意见:

报告医师_____
报告日期____年___月___日

(本报告仅供临床医师参考)

介入放射诊治申请单 DSA 号：_____

姓名_____ 性别_____ 年龄_____ 门诊号_____

科别_____ 病区_____ 床号_____ 住院号_____

病历摘要：

临床诊断：

影像学检查结果：

    CT/MRI 号：_____ 诊断：_____

    超声号：_____ 诊断：_____

申请检查部位与治疗方法：

申请医师_____

申请日期_____年____月____日

介入放射影像诊断报告单　DSA 号：_____

姓名_____性别_____年龄_____门诊号_____

科别_____病区_____床号_____住院号_____

片序_____检查日期___年___月___日

临床诊断_____

检查名称：

检查方法：

检查所见：

影像诊断：

报告医师_____

审核医师_____

报告日期_____年___月___日

（本报告仅供临床医师参考）

纸质式样

医院

检验费记账联

X0050415

××××医院血液检验单

唯一性编号

	检验结果						
1	血红蛋白		g/L	7	出血时间	分 秒	
2	红细胞计数	0.	×10^{12}/L	8	凝血时间	分 秒	
3	白细胞计数		×10^9/L	9	网织红计数	0.	
4 白细胞分类	嗜中性粒细胞	0.		10	疟原虫		
	嗜酸性粒细胞	0.		11	血沉		mmol/L
	嗜碱性粒细胞	0.		12	红细胞压积	0.	
	淋巴细胞	0.		13			
	单核细胞	0.		14			
5	血小板计数		×10^9/L	15			
6	嗜酸细胞计数		×10^6/L				

检验者　标本采集时间　　审核者　标本接收时间　　报告时间

姓名

性别　　　　年龄

门诊病历编号

住院号　　　科　　区　　床

临床印象

送检材料

检验项目(请圈出号码)

送检医师

年　月　日

*本报告仅对送检标本负责 供医师参考

姓名

住院号　　　科　　区　　床

检验费

批价人

年　月　日

唯一性编号

×××医院尿液检验单

检验结果						
颜 色		1		妊娠试验	2	
透 明 度			常	胆 红 质	3	
酸 碱 度				酮 体	4	
比 重				尿 胆 原	5	
葡 萄 糖			规	隐 血	6	
蛋 白 质				亚硝酸盐	7	
红 细 胞					8	
白 细 胞					9	
上 皮 细 胞					10	
管 型					11	
结 晶					12	
检验者 标本采集时间		审核者 标本接收时间			报告时间	

姓名＿＿＿＿＿＿＿

性别＿＿＿＿年龄＿＿

门诊病历编号＿＿＿

住院号＿＿＿科＿＿区＿＿床

临床印象＿＿＿＿＿

送检材料＿＿＿＿＿

检验项目(请圈出号码)

送检医师＿＿＿＿＿

　　　　年　月　日

*本报告仅对送检标本负责，供医师参考

＿＿＿＿＿医院

检验费记账联

N2208022

姓名＿＿＿＿＿＿＿

住院号＿＿＿科＿＿区＿＿床

检验费＿＿＿＿＿

批价人＿＿＿＿＿

　　年　月　日

纸质式样

检验费记账联

医院

F4117011

姓名＿＿＿＿＿

住院号＿＿＿＿＿　　科＿＿＿区＿＿＿床

检验费＿＿＿＿＿

批价人＿＿＿＿＿

　　　　年　月　日

×××医院粪便检验单

唯一性编号

检验结果					蛔 虫 卵	
	1	常 规	颜　色		钩 虫 卵	
			质　状	血　液	鞭 虫 卵	
				脓　液	血吸虫卵	
				黏　液	脓 细 胞	
			原　虫		红 细 胞	
	2		绦虫卵		吞噬细胞	
	3		隐　血		4	孵化法
					5	

检验者　　　　　　　审核者　　　　　　　报告时间

标本采集时间　　　标本接收时间

姓名＿＿＿＿＿　　　　　　　性别＿＿＿＿＿　　年龄＿＿＿＿＿

门诊病历编号＿＿＿＿＿

住院号＿＿＿＿＿　　科＿＿＿区＿＿＿床

临床印象＿＿＿＿＿

检验项目（请圈出号码）

送检医师＿＿＿＿＿

　　　年　月　日

*本报告仅对送检标本负责，供医师参考

姓名　　　性别　　　住院号　　　　F4117011

姓名　　　性别　　　住院号　　　　F4117011

纸质式样

×××医院临床化学检验单

唯一性编号 ＿＿＿＿＿

检验结果

编号	项目	结果	编号	项目	结果
1	总胆红素	μmol/L	12	肌酐	μmol/L
2	直接胆红素	μmol/L	13	尿酸	μmol/L
3	总蛋白	g/L	14	葡萄糖	mmol/L
4	白蛋白	g/L	15	钾	mmol/L
5	球蛋白	g/L	16	钠	mmol/L
6	ALT	U/L	17	氯	mmol/L
7	AST	U/L	18	钙	mmol/L
8	ALP	U/L	19	胆固醇	mmol/L
9	γ-GT	U/L	20	甘油三酯	mmol/L
10	CK	U/L	21		
11	尿素氮	mmol/L	22		

检验者 ＿＿＿＿ 审核者 ＿＿＿＿

标本采集时间 ＿＿＿＿ 标本接收时间 ＿＿＿＿ 报告时间 ＿＿＿＿

*本报告仅对送检标本负责，供医师参考

姓名 ＿＿＿＿＿＿＿

性别 ＿＿＿ 年龄 ＿＿＿

门诊病历编号 ＿＿＿＿＿

住院号 ＿＿＿＿ 科 ＿＿ 区 ＿＿ 床

临床印象 ＿＿＿＿＿＿＿

送检材料 ＿＿＿＿＿＿＿

检验项目(请圈出编号码) ＿＿＿＿＿

送检医师 ＿＿＿＿＿＿＿

年 ＿＿ 月 ＿＿ 日

医院

检验费记账联

H0684930

姓名 ＿＿＿＿＿＿＿

住院号 ＿＿＿＿ 科 ＿＿ 区 ＿＿ 床

检验费 ＿＿＿＿＿＿＿

批价人 ＿＿＿＿＿＿＿

年 ＿＿ 月 ＿＿ 日

×××× 医院临床免疫学检验单

唯一性编号

M0005606

接收　送检　申请号

姓名 _____　年龄 _____

性别 _____

门诊病历编号 _____

住院号 _____　科 ____ 区 ____ 床

临床印象 _____

送检材料 _____

检验项目(请圈出号码) _____

特殊项目请填在空格内 _____

送检医师 _____

年　月　日

检验结果			
编号	项 目	结 果	
1	HBsAg		
2	抗 HBs		
3	HBeAg		
4	抗 HBe		
5	抗 HBc		
6	抗 HBc-IgM		
7	抗 HAV-IgM		
8	抗 HCV		
9	抗 O(ASO)		
10	类风湿因子		

编号	项 目	结 果
11	C 反应蛋白	
12	AFP	
13		

检验者　　　　审核者

标本采集时间　标本接收时间　报告时间

*本报告仅对送检标本负责, 供医师参考

医院 _____

检验费记账联

姓名 _____

住院号 _____　科 ____ 区 ____ 床

检验费 _____

批价人 _____

年　月　日

纸质式样

×××× 医院 ×× 检验申请单　　No 02126HX001

编号	项　目	编号	项　目

申请医生　　　　　　　　　　　申请时间

收费金额

标本采集时间

姓名　　　　　　　

性别　　　　年龄　　　　

门诊病历编号　　　　　

住院号　　　　　

病区　　　　床号　　　

临床印象　　　　　

标本类型　　　　　

请勾出申请项目：

No 02126HX001

收费 提供 书证

No 02126HX001

收费 提供 书证

医院

检验费记账联

No 02126HX001

姓名　　　　　　　

住院号　　　　科　区　床

检验费　　　　　

批价人　　　　　

年　月　日

纸质式样

××××医院××检验报告单

唯一性编号

姓名＿＿＿＿＿＿

性别＿＿＿＿ 年龄＿＿＿＿

门诊病历编号＿＿＿＿

住院号＿＿＿＿

科＿＿＿区＿＿＿床＿＿＿

临床印象＿＿＿＿

标本类型＿＿＿＿

标本性状＿＿＿＿

申请医师＿＿＿＿

申请时间＿＿＿＿

编号	项目	结果	单位	参考值/参考区间	方法

检验者　　　　　　　　审核者

标本采集时间　　标本接受时间　　报告时间

病理检查申请单

病理编号:_____
收到时间:_____

患者姓名_____性别____年龄____职业_____婚姻_____
送检医院_____病区____床号____住院号/门诊号_____其他_____
通讯地址_____电话号码_____

序号	送验标本名称	标本数量	序号	送检标本名称	标本数量
1			5		
2			6		
3			7		
4			8		

如系肿瘤标本填写:
　　部位　　　　　大小　　　形状　　　　活动度
　　生长速度　　　质地　　　有无转移或可疑的转移

如系妇科标本填写: 　末次月经　周期及持续时间　出血量 　刮宫日期　妊娠试验　末次生产或流产日期 　用何内分泌制剂治疗　　　日期　剂量	曾在何处做过病理检验 医院 日期 病理号 结果

病历摘要及手术所见:

影像学检查:

临床诊断:

送验医师:　　　　　　　　日期:

注意事项:1. 申请单逐项详细填写,字体端正,保持整洁
　　　　　2. 手术取下之标本,务请全部送检,如贵科科研需要,请联系我科检查后协商处理。
　　　　　3. 标本须立即固定于10%中性福尔马林内,固定液是标本体积的5倍以上。
　　　　　4. 患者姓名、住院号或门诊号必须在标本袋上注明,撕下下方联号条贴于标本袋上。
　　　　　5. 如检查结果与临床不符,请立即联系病理科。

联号:00000001	联号:00000001	联号:00000001	联号:00000001

标本取材编号	A	E	I	M
	B	F	J	N
	C	G	K	O
	D	H	L	P
备注：				

巨检：

病理诊断：

初诊医师：　　　　复诊医师：　　　　报告日期：　　年　　月　　日

医　院

病理检查报告单

条形码：_____

病理编号：_____

姓名_____性别_____年龄_____送检医院_____收到日期_____

住院号/门诊号_____科别_____病区_____床号_____其他_____

临床诊断_____

肉眼所见：

镜下所见：

图片：

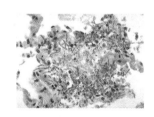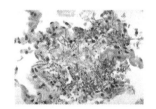

病理诊断：

初诊医师：　　　　　　　复诊医师：　　　　　　　报告日期：

报告医师一栏需有医师本人签名或盖章，否则本报告无效。

术中快速病理诊断报告单

条形码：_____

病理编号：_____

姓名_____性别_____年龄_____送检医院_____收到时间_____

住院号/门诊号_____科别_____病区_____床号_____

临床诊断_____

病理所见：

病理诊断：

初诊医师：　　　　　　　复诊医师：　　　　　　　报告日期：

此报告仅供术中参考，最终诊断以常规病理报告为准！

报告医师一栏需有医师本人签名或盖章，否则本报告无效。

医 院
病 理 会 诊 报 告 单

条形码：＿＿＿＿＿＿＿

病理编号：＿＿＿＿＿＿

姓名＿＿＿＿＿性别＿＿＿＿＿年龄＿＿＿＿＿收到时间＿＿＿＿＿＿＿＿＿

科别＿＿＿＿＿病区＿＿＿＿＿床号＿＿＿＿＿住院号/门诊号＿＿＿＿＿＿

送检单位及材料：

送检单位诊断：

病理诊断：

报告医师：   报告日期：

报告医师一栏需有医师本人签名或盖章，否则本报告无效。

细胞病理学申请单

联号:00000001

病理编号:_____

收到时间:_____

患者姓名_____性别____年龄____职业____婚姻_____
送检医院_____科别____病区____床号____住院号/门诊号_____其他_____
通讯地址_____电话号码_____

送检标本名称及数量	送检次数

如系妇科标本填写 末次月经 周期及持续时间 妊娠试验 宫颈:光滑　肥大　糜烂:轻度　中度　重度	曾在何处做病理检验 医院 日期 病理号 结果

病史及临床检查所见:

临床诊断:

送检医师　　　　　　　日期

注意事项:1. 申请单逐项详细填写,字体端正,保持整洁。
　　　　　2. 标本离体后,务请立即送检。
　　　　　3. 患者姓名、住院号或门诊号必须在标本瓶上注明,撕下下方联号条贴于标本瓶上。

联号:00000001	联号:00000001	联号:00000001	联号:00000001

医　院

细 胞 病 理 学 报 告 单

条形码:＿＿＿＿＿＿＿＿

病理编号:＿＿＿＿＿＿＿

姓名＿＿＿＿＿＿＿＿＿性别＿＿＿年龄＿＿＿送检医院＿＿＿收到日期＿＿＿＿＿＿

住院号/门诊号＿＿＿＿科别＿＿＿＿病区＿＿＿＿床号＿＿＿＿其他＿＿＿＿＿＿

标本名称＿＿＿＿＿＿＿＿＿＿＿＿＿＿＿＿＿＿＿＿＿＿＿＿＿＿＿＿＿＿＿＿＿

镜下所见:

诊断:

报告医师:

报告日期:

报告医师一栏需有医师本人签名或盖章,否则本报告无效。

分子病理检查申请单

病理编号:_____

收到时间:_____

患者姓名_____性别_____年龄_____职业_____婚姻_____
送检医院_____病区____床号____住院号/门诊号_____其他_____
通讯地址_____电话号码_____

病史简介:

临床诊断:

送检样本
　　外周血　骨髓　石蜡包埋组织(病理号:_____,制作医院:_____)
　　TCT　晨尿　胸腹水　其他:_____
检测项目
　　荧光原位杂交(FISH)
　　　　尿脱落细胞　子宫颈脱落细胞
　　　　化疗相关基因表达　HER－2 基因扩增检测　表皮生长因子受体基因
　　　　血液病异常基因
　　　　淋巴瘤基因检测
　　　　　　BCR/ABL 基因融合检测(ES DF)PML/RAR 基因融合检测
　　　　　　AML1/ETO 融合基因检测　　　　　　X/Y 染色体检测
　　　　　　多发性骨髓瘤多基因联合检测　　　　慢性淋巴细胞性白血病多基因联合检测
　　肺癌 ALK 融合基因检测
　　软组织肿瘤基因检测
　　　　(1)滑膜肉瘤　(2)EWS　(3)脂肪肉瘤　(4)其他:_____
　　其他:_____
　　脱氧核糖核酸检序
　　　　EGFR(EX18,EX19,EX20,EX21)　APOE(EX4)
　　　　KRAS(12 密码子,13 密码子)　BRAF(EX15)
　　　　CKIT(EX9,EX11,EX13,EX17)　PDGFRA(EX12,EX18)
　　　　骨髓小脑共济失调(SCA3,SCA6,SCA1,SCA2,SCA7,FRDA)
　　　　线粒体肌病(mt DNA3243,mt DNA8344,mt DNA 4977bp 共有缺失)
　　　　肌营养不良 DM1(DMPK)
　　　　其他:_____
　　印迹杂交技术
　　　　CYP2C19 基因检测　ALDH2 基因检测
　　其他:_____

RT - PCR 检测
　　EGFR(4 个位点,29 个位点,45 个位点)
　　EML4 - ALK 基因
　　K - ras、BRAF

　　其他:_____

送检医师:　　　　　　　　　　日期

注意事项:1. 申请单逐项详细填写,字体端正,保持整洁。
　　　　　2. 送检标本离体后,务请尽快送检。
　　　　　3. 患者姓名、住院号或门诊号必须在标本袋或试管上注明,撕下下方联
　　　　　　 号条贴于标本袋或试管上。

| 联号:00000001 | 联号:00000001 | 联号:00000001 | 联号:00000001 |

检测项目简介

（本简介内容源自研究文献，仅供临床医生参考）

1. 尿脱落细胞荧光原位杂交：协助膀胱癌的诊断，监测病程发展并能评价有无复发。

2. 子宫颈脱落细胞荧光原位杂交：协助鉴别子宫颈良性与宫颈癌前病变诊断。

3. HER－2基因扩增检测：治疗分类的依据，阳性病人预示对靶向治疗药物赫赛汀，大剂量蒽环类及紫杉醇类药物敏感，对CMF化疗方案易产生耐药。

4. 表皮生长因子受体基因荧光原位杂交：协助表皮生长因子拮抗剂的选择。

5. 淋巴瘤基因检测：协助淋巴瘤的诊断、分类、分亚型，评估预后，协助分层治疗。

6. BCR/ABL基因融合检测：协助慢性颗粒细胞性白血病诊断、分类，指导格列卫的治疗，预后监测。

7. PML/RAR基因融合检测：协助急性多颗粒早幼粒细胞白血病的诊断，指导全反式维甲酸治疗选择，预后监测。

8. AML/ETO基因融合检测：协助AML－M2的诊断及预后良好的标志。

9. X/Y染色体检测：性染色体错配的骨髓移植术后效果监测。

10. 多发性骨髓瘤多基因联合检测：评估预后风险，协助分层治疗。

11. 慢性淋巴细胞性白血病多基因联合检测：评估预后分险，协助分层治疗。

12. 软组织肿瘤基因检测：协助软组织肿瘤诊断、分型分类、评估预后。

13. EGFR基因测序：协助表皮生长因子拮抗剂的选择。

14. APOE基因测序：评估阿尔茨海默病、心血管疾病的发病风险及预后。

15. KRAS和BRAF基因测序：协助表皮生长因子拮抗剂的选择。

16. CKIT和PDGFRA基因测序：协助胃肠间质瘤的诊断和治疗药物及剂量的选择。

17. 脊髓小脑共济失调基因测序：从基因水平协助脊髓小脑共济失调不同亚型的临床诊断。

18. 线粒体肌病基因测序：从基因水平协助线粒体肌病不同亚型的临床诊断。

19. 肌营养不良基因测序：从基因水平协助不同类型肌营养不良的临床诊断。

20. CYP2C19基因检测：协助调整氯吡格雷、奥美拉唑等24种药物用药剂量，以期提高药物疗效，减少药物毒副作用。

21. ALDH2基因检测：可协助合理调整硝酸甘油的用量，了解个体对酒精的解毒能力，以期提高药物疗效，减少酒精对人体的伤害。

取材要求

1. 外周血和骨髓：荧光原位杂交类检测用紫头管装2～3 ml，2小时内送检；

2. 晨尿：留取早上起来第一次尿液，约200 ml，2小时内送检。留尿之前最好自行用按摩棒进行腹部膀胱按摩，或者运动片刻，以增加尿脱落细胞检出率。

3. 腹水和胸水：取无菌容器盛装200 ml，2小时内送检。

医 院

FISH 报 告 单

条形码：＿＿＿＿＿＿＿＿＿
病理编号：＿＿＿＿＿＿＿＿

姓名＿＿＿＿＿＿＿＿性别＿＿＿＿＿年龄＿＿＿＿＿送检医院＿＿＿＿＿＿＿＿＿＿＿＿

住院号/门诊号＿＿＿＿病区＿＿＿＿床号＿＿＿＿其他＿＿＿＿收到日期＿＿＿＿＿＿

临床诊断＿＿＿＿＿＿＿＿＿＿＿＿＿＿＿＿＿＿＿＿＿＿＿＿＿＿＿＿＿＿＿＿＿＿＿＿

标本类型：

标本评估：

检测项目：

检测方法：

镜下所见：

结果描述：

检测结果：

初诊医师：　　　　　　复诊医师：　　　　　　　　　　　报告日期：

报告医师一栏需有医师本人签名或盖章，否则本报告无效。

本检测结果仅针对送检样本做出判断。

医 院
分 子 病 理 诊 断 报 告 单

条形码：_____

病理编号：_____

姓名_____性别_____年龄_____送检医院_____

住院号/门诊号_____病区_____床号_____其他_____收到日期_____

临床诊断_____

送检样本：

样本评估：

检测项目：

检测方法：

结果描述：

检测结果：

初诊医师：   复诊医师：   报告日期：

报告医师一栏需有医师本人签名或盖章，否则本报告无效。

本检测结果仅针对送检样本做出判断。

基因片段检测分析报告单

条形码:＿＿＿＿＿＿＿＿

病理编号:＿＿＿＿＿＿＿

姓名＿＿＿＿＿＿＿＿ 性别＿＿＿＿ 年龄＿＿＿＿ 送检医院＿＿＿＿＿＿＿＿

住院号/门诊号＿＿＿＿病区＿＿＿＿床号＿＿＿＿其他＿＿＿＿收到日期＿＿＿＿＿

临床诊断＿＿＿＿＿＿＿＿＿＿＿＿＿＿＿＿＿＿＿＿＿＿＿＿＿＿＿＿

标本类型:

标本评估:

检测项目:

检测位点:

检测方法:

结果图片:

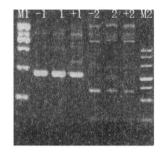

结果描述:

检测结果:

结果解释(本解释内容源自研究文献,仅供临床医生参考):

报告医师＿＿＿＿＿＿＿＿

报告日期＿＿＿年＿月＿日

报告医师一栏需有医师本人签名或盖章,否则本报告无效。

本检测结果仅针对送检样本做出判断。

Q0011587

Q0011587

| 采 号 | 半 号 | 使 号 |
| 条形码 | 顺序号 | 门诊号 |

| 采 号 | 半 号 | 使 号 |
| 条形码 | 顺序号 | 门诊号 |

唯一性编号

×××× 医院临床基因检验单

姓名＿＿＿＿＿

性别＿＿＿ 年龄＿＿＿

籍贯种族＿＿＿＿

门诊病历编号＿＿＿＿

住院号＿＿＿ 科＿＿ 区＿＿ 床＿＿

标本类型＿＿＿＿

标本性状＿＿＿＿

临床印象＿＿＿＿

送检医师＿＿＿＿

　　　　年　月　日

联系方式：＿＿＿＿

（如组织标本，其病理学评估：

＿＿＿＿＿＿＿；评估者：＿＿＿＿）

检验项目及内容：＿＿＿＿＿＿＿

检验方法：＿＿＿＿（试剂　　　仪器＿＿＿＿）

检测结果：＿＿＿＿＿＿＿

检测下限（或参考值）：＿＿＿＿＿

结果解释：＿＿＿＿＿＿＿

（或用药建议）

方法学的局限性：＿＿＿＿＿

检验者　　　　　　审核者　　　　报告时间

标本采集时间　　　标本接收时间

*本报告仅对送检标本负责，供医师参考

医院

检验费记账联

Q0011587

姓名＿＿＿＿＿

住院号＿＿＿ 科＿＿ 区＿＿ 床＿＿

检验费＿＿＿＿

批价人＿＿＿＿

　　　　年　月　日

成人尸体解剖申请单

联号：00000001

尸检编号：_____

收到时间：_____

死者姓名_____性别_____年龄_____职业_____婚姻_____出生地_____

送检医院_____病区_____床号_____住院号____其他_____

通讯地址_____联系电话_____

病历摘要：

　入院时间_____年___月___日

　死亡时间_____年___月___日___时___分

主诉：

现病史：

既往史、个人史及家族史：

治疗经过：

抢救情况：

临床诊断及死亡原因：

　　　　　　　　　　　　　　送检医师　　　　　　日期

注意事项：1. 申请单逐项详细填写，字体端正，保持整洁。

　　　　　2. 请在死亡后立即送检，如无法及时送检，需 4℃保存，长期保存需冷冻。

　　　　　3. 尸体解剖必须征得家属同意，签字后送检。

| 联号：00000001 | 联号：00000001 | 联号：00000001 | 联号：00000001 |

成人尸体解剖记录单

死者姓名＿＿＿＿＿＿＿ 性别＿＿＿＿＿ 年龄＿＿＿＿＿ 尸检编号＿＿＿＿＿＿＿

送检医院＿＿＿＿＿＿＿ 病区＿＿＿＿ 床号＿＿＿＿ 住院号＿＿＿＿＿＿＿

死亡时间＿＿＿＿＿＿＿ 解剖日期＿＿＿＿＿＿＿＿＿＿＿＿＿＿＿＿＿＿＿＿

临床诊断＿＿＿＿＿＿＿＿＿＿＿＿＿＿＿＿＿＿＿＿＿＿＿＿＿＿＿＿＿＿＿＿＿

死亡特征： 呼吸心跳＿＿＿＿＿＿＿ 神经系统＿＿＿＿＿＿＿＿＿＿＿＿＿＿＿＿

尸斑＿＿＿＿＿＿＿ 尸僵＿＿＿＿＿＿＿ 尸冷＿＿＿＿＿＿＿

角膜＿＿＿＿＿＿ 瞳孔:左＿＿＿＿＿＿＿ 右＿＿＿＿＿＿＿

其他＿＿＿＿＿＿＿＿＿＿＿＿＿＿＿＿＿＿＿＿＿＿＿＿＿＿＿＿＿＿＿＿

一般状态： 尸长＿＿＿＿＿＿＿＿＿ cm 体重＿＿＿＿＿＿＿＿＿＿＿＿＿＿kg

发育＿＿＿＿＿＿＿＿＿ 营养＿＿＿＿＿＿＿＿＿＿＿＿＿＿＿＿

皮肤:黄疸＿＿＿＿＿＿ 弹性＿＿＿＿＿＿ 颜色＿＿＿＿＿＿ 水肿＿＿＿＿＿

出血＿＿＿＿＿＿＿ 压疮＿＿＿＿＿＿＿ 浅表淋巴结＿＿＿＿＿＿

其他＿＿＿＿＿＿＿＿＿＿＿＿＿＿＿＿＿＿＿＿＿＿＿＿＿＿＿＿＿＿＿

各部状态： 头部:头皮＿＿＿＿＿＿,头发＿＿＿＿＿＿,囟门:前＿＿＿＿后＿＿＿＿

眼:巩膜:左＿＿＿＿＿ 右＿＿＿＿＿,结膜:左＿＿＿＿＿ 右＿＿＿＿＿

耳:左＿＿＿＿＿ 右＿＿＿＿＿,鼻孔:左＿＿＿＿＿ 右＿＿＿＿＿

口腔(包括牙齿)＿＿＿＿＿＿＿＿＿＿＿＿＿＿＿＿＿＿＿＿＿＿＿＿＿

颈部:甲状腺及淋巴结＿＿＿＿＿＿＿＿＿＿＿＿＿＿＿＿＿＿＿＿＿＿

胸部:＿＿＿＿＿＿＿＿＿＿＿＿＿＿＿＿＿＿＿＿＿＿＿＿＿＿＿＿＿＿

腹部:＿＿＿＿＿＿＿＿＿＿＿＿＿＿,背部:＿＿＿＿＿＿＿＿＿＿＿＿

生殖器及肛门:＿＿＿＿＿＿＿＿＿＿＿＿＿＿＿＿＿＿＿＿＿＿＿＿＿

四肢:＿＿＿＿＿＿＿＿＿＿＿＿＿＿＿＿＿＿＿＿＿＿＿＿＿＿＿＿＿＿

其他:＿＿＿＿＿＿＿＿＿＿＿＿＿＿＿＿＿＿＿＿＿＿＿＿＿＿＿＿＿＿

体腔检查

腹腔＿＿＿＿＿＿＿＿＿＿＿＿＿＿＿＿＿＿＿＿＿＿＿＿＿＿＿＿＿＿＿

肝:左叶＿＿＿＿＿＿＿＿＿＿＿,右叶＿＿＿＿＿＿＿＿＿＿＿

脾:＿＿＿＿＿＿＿＿＿＿＿＿,肠系膜淋巴结＿＿＿＿＿＿＿＿＿

横膈:右高＿＿＿＿＿＿＿＿＿＿＿,左高＿＿＿＿＿＿＿＿＿＿

胸腔:＿＿＿＿＿＿＿＿＿＿＿＿＿＿＿＿＿＿＿＿＿＿＿＿＿＿＿＿＿

心包腔:＿＿＿＿＿＿＿＿＿＿＿＿＿＿＿＿＿＿＿＿＿＿＿＿＿＿＿＿

各个脏器检查

心：重量_____ g，形态_____

_____。

瓣膜周径： 二尖瓣_____ cm，主动脉瓣_____ cm，三尖瓣_____ cm

肺动脉瓣_____ cm。

心室厚度：左室壁厚_____ cm，右室壁厚_____ cm

_____

胸腺：重量_____ g，大小_____ cm×_____ cm×_____ cm

_____

甲状腺：重量_____ g，大小_____ cm×_____ cm×_____ cm

_____

喉头、气管与支气管：_____

肺：左肺重量_____ g，大小_____ cm×_____ cm×_____ cm

_____

右肺重量_____ g，大小_____ cm×_____ cm×_____ cm

_____

肝：重量_____ g，大小_____ cm×_____ cm×_____ cm

脾：重量_____ g，大小_____ cm×_____ cm×_____ cm

肾：左肾重量_____ g，大小_____ cm×_____ cm×_____ cm

右肾重量_____ g，大小_____ cm×_____ cm×_____ cm

_____

肾上腺：左侧重_____ g，大小_____ cm×_____ cm×_____ cm

右侧重_____ g，大小_____ cm×_____ cm×_____ cm

_____

消化道：食管_____，胃_____

小肠_____，大肠_____

肠系膜_____

胆囊及胆道_____

胰腺：重量_____ g，大小_____ cm×_____ cm×_____ cm

_____

膀胱:大小＿＿＿＿＿＿ cm×＿＿＿＿＿＿ cm×＿＿＿＿＿＿cm

＿＿＿＿＿＿＿＿＿＿＿＿＿＿＿＿＿＿＿＿＿＿＿＿＿＿

生殖器:前列腺重量＿＿＿ g,大小＿＿＿ cm×＿＿＿ cm×＿＿＿cm

＿＿＿＿＿＿＿＿＿＿＿＿＿＿＿＿＿＿＿＿＿＿＿＿＿＿

    睾丸及附睾＿＿＿＿＿＿＿＿＿＿＿＿＿＿＿＿＿＿＿＿

    子宫大小＿＿＿＿＿＿ cm×＿＿＿＿＿＿ cm×＿＿＿＿＿＿cm

    左卵巢大小＿＿ cm×＿＿ cm×＿＿ cm,输卵管长＿＿ cm,

    直径＿＿ cm,＿＿＿＿＿＿＿。右卵巢大小＿＿ cm×＿＿ cm×

    ＿＿ cm,输卵管长＿＿＿＿＿ cm,直径＿＿＿＿＿ cm,＿＿＿＿＿。

胸腹腔大血管:＿＿＿＿＿＿＿＿＿＿＿＿＿＿＿＿＿＿＿＿＿＿＿＿

    脑膜:硬脑膜＿＿＿＿＿＿＿＿＿＿＿＿＿＿＿＿＿＿＿＿＿＿＿

        蛛网膜＿＿＿＿＿＿＿＿＿＿＿＿＿＿＿＿＿＿＿＿＿＿＿

    大脑:重量＿＿＿＿ g,大小＿＿＿＿ cm×＿＿＿＿ cm×＿＿＿＿cm

＿＿＿＿＿＿＿＿＿＿＿＿＿＿＿＿＿＿＿＿＿＿＿＿＿＿

    小脑:重量＿＿＿＿ g,大小＿＿＿＿ cm×＿＿＿＿ cm×＿＿＿＿cm

＿＿＿＿＿＿＿＿＿＿＿＿＿＿＿＿＿＿＿＿＿＿＿＿＿＿

    脊髓:＿＿＿＿＿＿＿＿＿＿＿＿＿＿＿＿＿＿＿＿＿＿＿＿＿＿＿

    脑垂体:重量＿＿＿＿ g,大小＿＿＿＿ cm×＿＿＿＿ cm×＿＿＿ cm,＿＿＿

其他:＿＿＿＿＿＿＿＿＿＿＿＿＿＿＿＿＿＿＿＿＿＿＿＿＿＿＿＿＿＿

特殊检查:＿＿＿＿＿＿＿＿＿＿＿＿＿＿＿＿＿＿＿＿＿＿＿＿＿＿＿

病理解剖医师:

病理解剖记录医师:

医 院

成人尸体解剖报告单

条形码：_____

尸检编号：_____

死者姓名_____性别_____年龄_____送检医院_____

科别_____病区_____床号_____住院号/门诊号_____

死亡时间_____年_____月_____日　收到日期_____年_____月_____日

临床诊断及死亡原因_____

一、大体检查：

二、镜下表现

    1. 中枢神经系统：

    2. 循环系统：

    3. 消化系统：

    4. 泌尿系统：

    5. 内分泌系统：

    6. 淋巴造血：

    7. 生殖系统：

    8. 呼吸系统：

    9. 骨和软组织：

三、病理诊断总结

四、死亡原因及讨论

报告医师_____

报告日期_____年____月____日

围产儿尸检申请单

联号:00000001

尸检编号:＿＿＿＿＿

收到时间:＿＿＿＿＿

婴母姓名＿＿＿＿＿＿年龄＿＿职业＿＿＿婚姻＿＿＿出生地＿＿＿＿＿＿＿＿

送检医院＿＿＿＿＿＿＿＿＿病区＿＿＿床号＿＿＿住院号＿＿＿＿其他＿＿＿＿＿

通讯地址＿＿＿＿＿＿＿＿＿＿＿＿＿＿联系电话＿＿＿＿＿＿＿＿＿＿＿＿＿

婴母情况

第＿胎 第＿产 预产期＿＿＿年＿月＿日

临产开始时间:＿＿＿＿年＿月＿日＿时＿分 第1产程＿小时 第2产程＿小时

羊膜破裂时间:＿＿＿＿年＿月＿日＿时＿分 自破 人工破

分娩方式：　　顺产

　　　　　　手术产(＿位产钳,臀位牵引术,人力协助,内倒转术,穿颅,剖宫产)

产程内用过主要药物：

引产(包括药物及手术)：

妊娠及分娩期并发情况：

围产儿情况

围产儿性别＿＿＿＿＿＿ 死亡时间:＿＿＿＿＿年＿月＿日＿时＿分

分娩期胎位胎心脐带情况：

产出时 Apgar 评分：

窒息时间：　　　　　　曾用何种急救：

产出时体重：

产后逐日之情况(包括病程、处理等)请扼要述于下：

临床诊断

产妇方面：

围产儿方面：

　　　　　　　　　　　送检医师　　　　　　日期

注意事项:1. 申请单逐项详细填写,字体端正,保持整洁。

　　　　 2. 请在婴儿死亡后立即送检,如无法及时送检,需 4℃冷藏,长期保存需冷冻。

　　　　 3. 婴母姓名、住院号必须在尸检袋上注明,撕下下方联号条贴于尸检袋上。

　　　　 4. 围产儿尸体解剖必须征得家属同意,签字后送检。

| 联号:00000001 | 联号:00000001 | 联号:00000001 | 联号:00000001 |

围产儿尸体解剖记录单

婴母姓名_____年龄_____送检医院_____病区_____床号_____住院号_____

围产儿年龄_____围产儿性别_____送检医生_____尸检号_____

死亡时间_____剖验时间_____报告时间_____

一、外部体表检查

尸斑:_____,尸僵_____,浸软程度_____,发育:良好、不良,营养:_____。

生长发育参数:体重____ g,顶臀长____ cm,身长____ cm;胸围____ cm,腹围____ cm,

　　　　　　乳头间距____ cm;右足长____ cm,右手长____ cm;头围____ cm;

　　　　　　右手指长度_____ cm,内眦间距_____ cm,外眦间距____ cm。

　　　　　　足长及其他发育参数推测该婴尸符合孕_____周。

指甲:_____,皮肤:失水、水肿,颜色:紫、苍白、黄疸,出血斑点或淤点_____

头部:　　变形,水肿、血肿、前囟门大小_____ cm×_____ cm×_____ cm,后囟门

　　　　大小_____ cm×_____ cm×_____ cm,骨缝_____。

眼:　　　结膜:正常、出血小点_____黄疸、巩膜_____角膜_____,

　　　　　瞳孔外形_____直径左_____ cm,右_____直径 cm_____。

耳:　　　分泌物_____。

鼻:　　　分泌物_____口:呕吐物_____唇黏膜_____。

颈部:　　_____。

胸部:　　_____背部:_____。

腹部:　　凸起、平坦、凹入_____。

脐部:　　脐带已(未)脱落,脐长_____ cm,色_____脐轮_____。

四肢:　　上肢_____下肢_____。

外生殖器:_____肛门:_____。

二、内部脏器检查

腹　腔

腹腔积液_____ ml,性质_____

各脏器位置和关系_____脐带血管:脐静脉_____

脐动脉_____。

横膈膜高度：右侧第_____肋骨或肋间，左侧第_____肋骨或肋间。

肝的下缘： 在锁骨中线下肋缘边_____ cm,在剑突下_____ cm。膀胱扩张程度
高于耻骨_____ cm。

肝 脏： 重量_____g,大小_____ cm×_____ cm×____ cm,包膜
光滑_____,色泽_____,出血边缘_____坚度_____切面_____
颜色_____

胆 囊： _____胆道_____

脾 脏： 重量_____g,大小_____ cm×_____ cm×_____ cm,坚度_____,
包膜_____,光滑_____,色泽_____,变皱_____切面_____
外翻、脾髓_____软或坚,_____淋巴滤泡明晰_____

胰 脏： 重量_____g,大小_____ cm×_____ cm×_____ cm

胃： 大弯长_____ cm,小弯长_____ cm,扩张_____含量
性质_____量_____ ml。

黏 膜： 皱襞_____充血_____出血_____水肿_____糜烂_____
溃疡_____

十二指肠： 黏膜_____ Vatter_____壶腹畅通、阻塞。

肠： 小肠:长度_____ cm,浆膜:平滑、粗糙,生殖_____粪便性质:干
或软,色_____

肠黏膜： 苍白、充血、水肿、溃疡。大肠:长度_____ cm,浆膜:平滑、粗糙,色泽____
直肠： 直径(胎粪充塞)_____ cm

肾上腺： 左侧重量____ g,大小_____ cm×_____ cm×_____ cm,切面
出血_____
右侧重量____ g,大小_____ cm×_____ cm×_____ cm,切面
出血_____

肾 脏： 左肾重量_____ g,大小_____ cm×_____ cm×_____ cm,包膜
_____肾表面_____胚胎分叶_____色泽_____切面皮质条纹不明、
明晰、髓质条纹不明、明晰。尿酸结晶_____肾盂:正常、扩大,
黏膜_____,其他_____
右肾重量_____ g,大小_____ cm×_____ cm×_____ cm
包膜_____肾表面_____胚胎分叶_____色泽_____切面皮质条
纹不明、明晰,髓质条纹不明、明晰。尿酸结晶_____肾盂:正常、扩大,
黏膜_____,其他_____

输尿管： 左输尿管长_____ cm,直径_____ cm,扩大、狭窄、正常、位置_____
右输尿管长_____ cm,直径_____ cm,扩大、狭窄、正常、位置_____

生殖腺：　　睾丸左右_____下降、子宫_____ cm,宫颈_____ cm,

　　　　　　阴道_____输卵管_____卵巢右侧_____左侧_____畸形_____

　　　　　　其他_____

胸　腔

胸腔积液:右侧_____ ml,左侧_____ ml,性质_____。

心包积液:_____ ml,性质_____胸腺重量_____ g,形状_____

　　　　　大小_____ cm×_____ cm×_____ cm。

胸　腺:重量_____ g,被膜局部淤斑及出血_____

心　脏:重量_____ g,心外膜_____色泽_____出血点_____

　　　　动脉导管闭或未闭_____。

卵圆孔:开放、闭塞,直径_____ cm,

心室中隔缺陷:有、无、量度_____位置_____

心内膜:色泽_____,腱索_____,右心室_____扩大,壁厚_____ cm,左心室

　　　　扩大,壁厚_____ cm,三尖瓣周径_____ cm,_____透明。

　　　　二尖瓣周径_____ cm,_____透明。

主动脉位置:_____,周径_____ cm,肺动脉位置_____,周径_____ cm。

右　肺:　　重_____ g,大小_____ cm×_____ cm×_____ cm,沉水_____,分叶_____

脏层胸膜:　色泽_____,光滑或粗糙,出血点_____,发布_____,肺实变

　　　　　_____萎陷或不张。

左肺:　　　重_____ g,大小_____ cm×_____ cm×_____ cm 沉水_____,分叶_____

脏层胸膜:　色泽_____,光滑或粗糙,出血点_____,发布_____,肺实变

　　　　　_____萎陷或不张。

肺及气管:　气管黏膜:水肿、充血、黏膜、异物_____

咽部及食管:扁桃体_____食管_____

头部及中枢神经系统

颅骨:正常、重叠,骨膜下血肿:部位_____大小_____ cm×_____ cm×_____ cm

　　　其他_____

脑:重量_____ g,大小____ cm×____ cm×____ cm。硬脑膜:出血、粘连、硬脑膜血窦

— 373 —

内血栓_____

大脑镰：　撕裂,部位_____,大小_____ cm×_____ cm×_____ cm

小脑天幕：左_____撕裂_____部位_____大小____ cm×____ cm×____ cm

右_____撕裂_____部位_____大小____ cm×____ cm×____ cm

软脑膜：　及蜘蛛膜充血、出血。脑大小_____ cm×_____ cm×_____ cm。

脑回：　　宽度_____ cm,脑沟深度_____脑室_____

脉络丛：　其他：_____

器官重量(g)：

需称重脏器包括脑(包括大小脑)、心、肺、肝、脾、肾上腺、肾、胸腺;并须与相应孕周参考值列表进行对比分析。

三、胎盘

胎盘一个,大小____ cm×____ cm× ____ cm,重_____ g。脐带偏心性附着,距胎盘边缘____ cm,脐带长____ cm,直径____ cm。左/右螺旋,螺旋数个/10cm。胎儿面:亮蓝色/黄绿色。母体面:暗红色、完整、分叶状。

四、其他：

凡属畸形或其他发现时,则应详细描述并拍照。

五、大体诊断总结：

主验医师　　　　　　　　　　　　　年　　月　　日

医 院

围产儿尸体解剖报告单

条形码：_____

病理编号：_____

婴母姓名_____年龄_____籍贯_____职业_____

科别_____病区_____床号_____住院号/门诊号_____

送检医院_____送检医生_____

新生儿性别_____ 出生时间___年___月___日___时___分

死亡时间___年___月___日___时___分 收到时间___年___月___日___时___分

临床诊断

　婴母方面：

　围产儿方面：

一、大体检查：

二、镜下表现

1. 呼吸系统：

2. 循环系统：

3. 消化系统：

4. 泌尿系统：

5. 内分泌系统：

6. 淋巴造血：

7. 生殖系统：

8. 中枢神经系统：

9. 胎盘：

三、病理诊断

四、死亡原因分析

五、备注

报告医师＿＿＿＿＿＿＿＿＿

报告日期＿＿＿＿年＿＿月＿＿日

第八节 医患沟通相关记录

医 院

患者住院诊疗授权委托书

姓名　　　性别　　　年龄　　　病区　　　床号　　　住院号
_____

委托人（患者）姓名：_____有效身份证件号码：_____

证件类别：□身份证　□护照　□军官证　□其他

受委托人姓名：_____性别_____年龄_____联系电话：_____

有效身份证件号码：_____

证件类别：□身份证　□护照　□军官证　□其他

与患者关系：□配偶　□子女　□父母　　□其他近亲属　□同事
　　　　　　□朋友　□其他：_____

委托人声明：

　　本人于_____年___月___日因病住院。本人在住院期间，全权委托_____作为本人的代理人，代表本人对医方提供的一切诊疗服务，行使知情同意和诊疗方案选择等权利，并代表本人签署相关的医学文书。受委托人的签字视同本人的签字。

　　本人在完全自愿的基础上对受委托人做出以上授权，受委托人从事委托活动所产生的后果，完全由本人承担。

委托人（患者）签名或手印：　　　　　　日期：　年　　月　　　日
受委托人签名：　　　　　　　　　　　　日期：　年　　月　　　日

注：委托人是指具有完全民事行为的患者、不具有完全民事行为能力患者的监护人。本授权委托书需与有关同意书同时保存于病历中；有效身份证明复印件粘贴于本委托书反面。

医 院

病 危(重) 通 知 书

姓名　　　性别　　　年龄　　　病区　　　床号　　　住院号

诊断:＿＿＿＿＿＿＿＿＿＿＿＿＿＿＿＿＿＿＿＿＿＿＿＿＿＿＿＿＿＿＿

　　目前患者病情危重,虽经积极救治但病情趋于恶化,随时可能危及生命,特下达此通知。尽管如此,我们仍会积极救治,请予以理解与配合,如您还有其他要求,请在接到此通知书后立即告诉我们。

医师签名:　　　　　　　　　　　　亲属签名:

日期:　　年　月　日　时　分　　　亲属与患者的关系:

　　　　　　　　　　　　　　　　　日期:　　　年　月　日　时　分

(本通知书医院、患方各执一份)

特殊检查知情同意书

姓名	性别	年龄	病区	床号	住院号

病情介绍和治疗建议：

　　患者目前初步诊断为＿＿＿＿＿＿＿＿。为了进一步明确诊断以便及时进行针对性的治疗，经治医师建议进行＿＿＿＿＿＿＿＿＿＿检查。

潜在风险告知：

　　该检查是一种对人体有创伤性、高风险及高难度的检查方法。鉴于当今医学科技水平的限制和患者个体特异性、病情的差异及年龄等因素，由于已知和无法预见的原因，本检查有可能会发生失败、并发症、损伤或某些难以防范和处理的意外情况。即使在医务人员已认真尽到工作职责和合理的注意义务的情况下，该检查前后及检查时仍有可能发生如下的医疗风险：

　　☐(1)＿＿＿＿＿＿＿＿＿＿＿＿＿＿＿＿＿＿＿＿＿
　　☐(2)＿＿＿＿＿＿＿＿＿＿＿＿＿＿＿＿＿＿＿＿＿
　　☐(3)＿＿＿＿＿＿＿＿＿＿＿＿＿＿＿＿＿＿＿＿＿
　　☐(4)＿＿＿＿＿＿＿＿＿＿＿＿＿＿＿＿＿＿＿＿＿
　　☐(5)＿＿＿＿＿＿＿＿＿＿＿＿＿＿＿＿＿＿＿＿＿
　　☐(6)＿＿＿＿＿＿＿＿＿＿＿＿＿＿＿＿＿＿＿＿＿

　　医务人员将采取必要的预防和救治措施以合理地控制医疗风险，但由于现有医疗水平所限，仍有可能出现不能预见，不能避免并不能克服的其他情况。一旦发生上述情况，医务人员会采取积极应对措施，但仍有可能导致患者不同程度人身损害的不良后果。

患方知情选择：

　　1.医务人员已经告知我将要进行的检查方式、此次检查及检查后可能发生的并发症和风险、可能存在的其他检查方法及其利弊。

　　2.与此项检查相关的疑问，我已得到了医务人员的解答，经自主选择同意已拟定的检查方案。

　　3.我同意在检查过程中医务人员可以根据病情对预定的检查方式做出必要的调整，我并未得到此项检查百分之百成功的许诺。

患者/授权委托人/法定代理人签名：　　　签名日期：　　年　月　日

与患者关系：

医务人员陈述：

　　我已经告知患者将要进行的检查方式、此次检查及操作后可能发生的并发症和风险、可能存在的其他检查方法＿＿＿＿＿＿，并且解答了患者关于此次检查的相关问题。

经治医师签名：　　　　　　　　　　签名日期：　　年　月　日

注：本同意书一式两份，一份由患者保存，一份病历留存。

特殊治疗知情同意书

姓名　　　　性别　　　　年龄　　　　病区　　　　床号　　　　住院号

病情介绍和治疗建议：

根据患方所陈述的病情、存在症状及相关检查，目前拟诊断为_____。由于病情需要，为了进一步治疗，经治医师建议于_____年____月____日采取_____治疗。

潜在风险告知：

该治疗是一种对人体有创伤性、高风险及高难度的治疗方法。鉴于当今医学科技水平的限制和患者个体特异性、病情的差异及年龄等因素，由于已知和无法预见的原因，本治疗有可能会发生失败、并发症、损伤或某些难以防范和处理的意外情况。即使在医务人员已认真尽到工作职责和合理的注意义务的情况下，该治疗前后及治疗时仍有可能发生如下的医疗风险：

☐(1)_____
☐(2)_____
☐(3)_____
☐(4)_____
☐(5)_____
☐(6)_____
☐(7)

医务人员将采取必要的预防和救治措施以合理地控制医疗风险，但由于现有医疗水平所限，仍有可能出现不能预见，不能避免并不能克服的其他情况。一旦发生上述情况，医务人员会采取积极应对措施，但仍有可能导致患者不同程度人身损害的不良后果。

患方知情选择：

1.医务人员已经告知我将要进行的治疗方式、此次治疗及治疗后可能发生的并发症和风险、可能存在的其他治疗方法及其利弊。

2.对其中的疑问，我已得到了医务人员的解答，经自主选择同意已拟定的治疗方案。

3.我同意在治疗中医务人员可以根据病情对预定的治疗方式做出调整，我并未得到该治疗百分之百成功的许诺。

患者/授权委托人/法定代理人签名：　　　签名日期：　　年　月　日

与患者关系：

医务人员陈述：

我已经告知患者将要进行的治疗方式、此次治疗及治疗后可能发生的并发症和风险、可能存在的其他治疗方法_____，并且解答了患者关于此次治疗的相关问题。

经治医师签名：　　　　　　　　签名日期：　　年　月　日

注：本同意书一式两份，一份由患者保存，一份病历留存。

患者个人承担医疗费用高的诊疗活动知情同意书

姓名　　　　性别　　　年龄　　　病区　　　床号　　　住院号

　　为尊重患者在医疗费用方面的知情权,又要考虑方便医务人员能集中精力为患者进行诊疗,现对每计价单位(如次、项、小时、部位、疗程等)需要患者个人承担或支付医疗费用超过1000元的药物、器械及手术等诊疗活动,在实施前医务人员需向患方告知,并征得其签字同意,但急诊、急救、紧急处置等情形例外。若患方认为需要其签名同意的诊疗活动计价单位的收费标准低于1000元的,请向医务人员书面说明,医务人员将按照患方的标准进行告知。若患方不同意医疗费用高的检查、治疗、手术,应对由此导致的各种后果负责,医务人员仍将尽可能在本院现有的条件下为患者采取其他手段进行诊疗。

患者/授权委托人/法定代理人签名:　　　　　经治医师签名:

与患者关系:

日期:　　年　月　日　　　　　　　　　日期:　　年　月　日

日期	诊疗活动名称	经治医师签名	患方意见	患方签名

手术知情同意书

姓名	性别	年龄	病区	床号	住院号

病情介绍和治疗建议：

患者拟诊为_____，需要在_____麻醉下进行_____

_____手术。

手术目的：① 进一步明确诊断　② 切除病灶(可疑癌变/癌变/功能亢进/其他)

　　　　　③ 缓解症状　④ 其他_____

预期效果：① 疾病诊断进一步明确　② 疾病进展获得控制/部分控制/未控制

　　　　　③ 症状完全缓解/部分缓解/未缓解　④ 其他_____

手术潜在风险告知：

手术是一种高风险、高难度的治疗方法。鉴于当今医学科技水平的限制和患者个体特异性、病情的差异及年龄等因素，绝对安全又没有任何风险的手术是不存在的。又由于已知和无法预见的原因，本手术有可能会发生失败、并发症、损伤邻近器官或某些难以防范和处理的意外情况。即使在医务人员已认真尽到工作职责和合理的注意义务的情况下，手术仍有可能发生如下医疗风险：

□1. 麻醉过程中，可能发生呼吸、心搏骤停等意外危险。

□2. 手术过程中，因病变浸润、炎症、解剖异常等因素，可能发生术中难以控制的出血，并有损伤、切除邻近脏器或组织的可能，手术中发现病变不能切除，则行姑息性手术或仅作探查。

□3. 术中可能发生切口感染、化脓，瘘或窦道形成，切口不愈合，组织和器官粘连，术后再出血或再次手术的可能以及心、肝、肺、肾、脑等器官或系统的并发症或疾病本身发展所致的不良转归。

□4. _____

□5. _____

□6. _____

□7. _____

□8. _____

□9. _____

医务人员将采取必要的预防和救治措施以合理的控制医疗风险，但由于现有医疗水平所限，仍有可能出现不能预见、不能避免并不能克服的其他情况。一旦发生上述情况则有可能导致患者不同程度人身损害的不良后果。

姓名	性别	年龄	病区	床号	住院号

患者知情选择：

1.医务人员已经告知我将要进行的手术方式、此次手术中及手术后可能发生的并发症和风险、可能存在的其他治疗方法，并且解答了我关于此次手术的相关问题，我同意已拟定的手术方案。

2.我同意在操作中医务人员可以根据患者病情对预定的手术方式做出调整。

3.我理解此项手术需要多位医务人员共同进行。

4.我并未得到手术百分之百成功的许诺。

5.我授权医务人员对手术切除的病变器官、组织或标本进行处置，包括病理学检查、细胞学检查和医疗废物处理等。

患者/授权委托人/法定代理人签名：　　　　　　签名日期：　　年　月　日

与患者关系：

医务人员陈述：

我已经告知患者将要进行的手术方式、此次手术及术后可能发生的并发症和风险、可能存在的其他治疗方法＿＿＿＿＿＿，并且解答了患者关于此次手术的相关问题。

经治医师签名：　　　　　　　　　　　　签名日期：　　年　月　日

手术医师签名：　　　　　　　　　　　　签名日期：　　年　月　日

注：本同意书一式两份，一份由患者保存，一份病历留存。

麻醉知情同意书

姓名　　　性别　　　年龄　　　病区　　　床号　　　住院号

　　患者因＿＿＿＿＿＿ 于＿年＿月＿日拟行＿＿＿＿＿＿手术。
患者 ASA 分级 Ⅰ Ⅱ Ⅲ Ⅳ Ⅴ Ｅ。

　　经研究拟行麻醉方案为 √ :□全身麻醉;□气管插管;□支气管插管;□椎管内阻滞麻醉;□神经阻滞;□联合麻醉;□其他:＿＿＿＿＿。术后镇痛泵使用(□是 □否)。

　　麻醉医师将按规章制度、操作常规和诊疗指南进行麻醉,认真对病人的生命机能进行监测、调节与控制、尽力确保病人的安全。如果术中病情突变将全力进行抢救并及时向患者家属通报,当发生危及生命的情况,在紧急情况下,本着有利于抢救患者生命优先的原则麻醉医师有权作出医疗处置决定。

　　因患者个体差异和病情变化,围麻醉期有可能发生以下意外和并发症:

　　□1. 对麻醉药或其他药物产生过敏、高敏、恶性高热等不良反应而导致休克、呼吸抑制、多脏器功能衰竭,甚至死亡。

　　□2. 麻醉手术期间可能发生低血压、高血压、心脑血管意外、心律失常、循环衰竭、心搏骤停等。

　　□3. 全身麻醉及气管插管可能导致牙齿松动或脱落、反流、误吸、吸入性肺炎、支气管哮喘、喉痉挛、喉水肿、气道阻塞、声音嘶哑、躁动、苏醒延迟等。

　　□4. 腰麻、硬膜外麻醉及外周神经阻滞可能出现局麻药中毒、术后头痛、神经损伤、下肢感觉或运动障碍、硬膜外血肿、感染、全脊麻、局部血肿、气胸等并发症或麻醉导管折断等意外。

　　□5. 麻醉手术期间可能因输血、输液及药物不良反应等导致休克、呼吸心脏骤停。

　　□6. 静脉或动脉穿刺可发生局部静脉炎和血肿,深静脉穿刺可能发生血肿、心包填塞、血气胸、栓塞、神经损伤等。

　　□7. 术后镇痛治疗药物可引起头晕、恶心、呕吐、皮肤瘙痒、排尿困难等不良反应。

　　特殊告知:
　　1. 术中麻醉医生有权根据病情变化和手术需要改变麻醉方案。
　　2. 麻醉中有可能使用省、市公费医疗及医保报销范围以外的药品、耗材或器械。

　　患方知情选择:
　　患方经慎重考虑,对医生交待的情况表示理解并同意所拟行的麻醉方案。

患者/授权委托人/法定代理人签名:　　　　　　　麻醉医师签名:

与患者关系:

签名日期:　　年　月　日　　　　　　　　签名日期:　　年　月　日

门诊手术(操作)麻醉后处理知情同意书

姓名　　　性别　　　年龄　　　病区　　　床号　　　住院号/门诊号

医方告知：

门诊手术(操作)麻醉后注意事项：

1. 麻醉结束后，留观＿＿＿小时，并需在成人陪同下方可离院，离院后 24 小时内需有成人陪护。

2. 在 24 小时内，不得驾驶各类机动车和非机动车，不得操纵机器或仪器及从事其他高危作业(如电工、高空作业等)。

3. 麻醉后禁食 6 小时，苏醒 2 小时后可以饮用适量清饮料(如清水、茶、咖啡、果汁等，奶制品不得饮用)。6 小时后饮食从少量清淡流质开始，逐渐增量，以不出现胃胀、恶心或呕吐为原则。

4. 出现病情异常变化请及时联系。麻醉科联系电话：＿＿＿＿＿＿

患方知情同意：

医生已告知，我方已理解上述注意事项。

以上情况已详细告知患者家属，签字为证。

患方签名：　　　　　　　　　　麻醉科医师签名：

签名日期：　　年　　月　　日　　　　签名日期：　　年　　月　　日

肿瘤化疗知情同意书

姓名　　　　性别　　　　年龄　　　病区　　　床号　　　住院号

治疗介绍和建议：

　　患者因患＿＿＿＿＿＿，需要进行＿＿＿＿＿＿＿＿方案的化学治疗（化疗）。

治疗潜在风险告知：

　　化疗期间可能发生的一些风险，有些不常见的风险可能没有在此列出，具体的化疗方案根据不同病人的情况有所不同。

　　1. 任何化疗都存在风险。

　　2. 根据个体差异和化疗方案的不同，实施化疗存在以下风险：(1) 骨髓抑制（白细胞、血小板、红细胞减少等）；(2) 胃肠道反应（食欲下降、恶心、呕吐、腹泻、便秘、腹痛等）；(3) 肝功能损害（肝脏酶系增高、黄疸等）；(4) 肾功能损害（肾功能异常、尿常规异常等）；(5) 心脏毒性（心动过速、心律失常、心肌炎、心衰、原有心脏病加重、心肌梗死几率上升等）；(6) 肺毒性（肺间质病变、肺纤维化、肺功能损害、肺动脉栓塞等）；(7) 神经毒性（乏力、肢体麻木、疼痛及感觉异常等）；(8) 出血性膀胱炎；(9) 内分泌功能损害（女性闭经、不育、血糖异常等）；(10) 其他不良反应（发热、脱发、皮疹、过敏、色素沉着、指甲变形、黏膜炎、流感样症状、血栓性静脉炎、局部组织坏死、电解质紊乱等）；(11) 少数病人可能出现难以预见和避免的不良反应；(12) 个别严重不良反应者会出现死亡。

　　3. 化疗对部分病人是无效的，治疗期间或治疗后可能会出现肿瘤的复发和远处转移。

　　4. 如果患有高血压、心脏病、糖尿病、肝肾功能不全、静脉血栓等疾病或者有吸烟史，以上这些风险可能会加大，也可能在治疗期间或治疗后出现相关的病情加重或心脑血管意外，甚至死亡。

　　5. 因病灶进展或自身健康的原因，化疗可能提前终止。

　　6. 除上述情况外，本化疗方案尚有可能发生的其他并发症或者需要提请患者特别注意的其他事项，如＿＿＿＿＿＿＿＿＿＿＿＿＿＿＿＿＿＿＿＿＿＿＿＿＿＿＿＿＿＿。

　　一旦发生上述风险和意外，医生会采取积极应对措施。

患方知情选择：

1. 医生已经告知我将要进行的化疗方案、此次化疗及化疗后可能发生的并发症和风险、可能存在的其他治疗方法并且解答了我关于此次化疗的相关问题。

2. 我同意在化疗期间医生可以根据病情对化疗实施方案做出调整。

3. 我理解我的化疗方案的实施需要多位医生和技术人员共同进行。

4. 我并未得到化疗百分之百有效的许诺。

患者/授权委托人/法定代理人签名：　　　　　签名日期：　　年　　月　　日

与患者关系：

医务人员陈述：

我已经告知患者其病情及可选择的治疗方式,告知其化疗方案、此次化疗及化疗后可能发生的并发症和风险,并且解答了患者关于此次化疗的相关问题。

经治医师签名：　　　　　　　　　　　签名日期：　　年　　月　　日

放射治疗知情同意书

姓名	性别	年龄	病区	床号	住院号

治疗介绍和建议：

　　患者因患＿＿＿＿＿＿，需要进行＿＿＿＿＿＿＿＿放射治疗。

治疗潜在风险告知：

　　放射治疗期间可发生如下的一些风险，有些不常见的风险可能没有在此列出，具体的放疗方案根据不同病人的情况有所不同。

　　1. 任何放射治疗都存在风险。

　　2. 实施放射治疗根据治疗部位的不同，存在以下风险：(1) 全身反应：乏力、食欲下降、恶心、呕吐；(2) 造血系统反应：骨髓抑制、白细胞减少、血小板减少；(3) 心脏损害：心动过速、心律失常、心肌炎、心衰、心脏病加重、心肌梗死几率上升；(4) 气管损害：咳嗽、咯血、放射性气管炎、气管狭窄、气管瘘；(5) 肺脏损害：放射性肺炎、肺纤维化、肺功能损害；(6) 食管损害：放射性食管炎、食管穿孔、食管－气管瘘、食管出血、纵隔血管破裂出血；(7) 肝脏损害：肝功异常、放射性肝炎、放射性肝坏死；(8) 胃肠损害：胃炎、放射性直肠炎、肠狭窄、肠梗阻、胃肠穿孔、肠出血、肠粘连；(9) 泌尿系统损害：尿道炎、放射性膀胱炎、肾功异常、放射性肾炎、膀胱出血、穿孔、挛缩、尿道狭窄、梗阻；(10) 骨损害：骨质疏松、放射性骨髓炎、骨折、放射性骨坏死；(11) 唾液腺及口腔反应：唾液腺分泌抑制；口腔黏膜急性反应、急慢性溃疡；(12) 皮肤和肌肉损害：急性放射反应、放射后纤维化、充血、肿胀、糜烂、溃疡，甚至形成窦道、经久不愈、纤维变、萎缩及皮肤花斑样改变和色素沉着；软组织红肿、疼痛、水肿、蜂窝织炎、坏死、肌肉萎缩、肌痉挛、软组织纤维变、活动受限；(13) 脊髓损害：放射性脊髓炎、截瘫；(14) 脑损伤：急性放射性脑水肿、颅内压升高、脑疝、慢性放射性脑损伤、脑坏死；(15) 生长发育障碍；(16) 内分泌功能低下：垂体、甲状腺、性腺；(17) 五官损害；(18) 辐射性白内障、眼底损伤、视神经损伤、眼球萎缩、失明、听力障碍。

　　3. 放射治疗是对肿瘤病灶的局部治疗，治疗期间或治疗后可能会出现肿瘤的远处转移。

　　4. 放疗区域内在放疗期间或放疗后仍有可能出现肿瘤进展或复发。

5. 如果患有高血压、心脏病、糖尿病、肝肾功能不全、静脉血栓等疾病或者有吸烟史，以上这些风险可能会加大，或者在治疗期间或治疗后出现相关的病情加重或心脑血管意外，甚至死亡。

6. 因病灶进展或自身健康的原因，放疗可能提前终止。

7. 定位和放疗过程中如果患者的体位不当或不遵医嘱，可能影响治疗效果。

8. 除上述情况外，本医疗措施尚有可能发生的其他并发症或者需要提请患方特别注意的其他事项，如 _____

_____。

一旦发生上述风险和意外，医生会采取积极应对措施。

患者知情选择：

1. 医生已经告知我将要进行的放疗方式、此次放疗及放疗后可能发生的并发症和风险、可能存在的其他治疗方法并且解答了我关于此次放疗的相关问题。

2. 我同意在放疗期间医生可以根据患者病情对于放疗实施方案做出调整。

3. 我理解患者放疗方案的实施需要多位医生和技术人员共同进行。

4. 我并未得到放射治疗百分之百治愈所患疾病的许诺。

患者/授权委托人/法定代理人签名：　　　　签名日期：　年　月　日

与患者关系：

医务人员陈述：

我已经告知患者将要进行的放疗方式、此次放疗及放疗后可能发生的并发症和风险、可能存在的其他治疗方法并且解答了患者关于此次放疗的相关问题。

经治医师签名：　　　　　　　　　　签名日期：　年　月　日

输血治疗知情同意书

姓名　　　　性别　　　　年龄　　　　病区　　　　床号　　　　住院号

病情介绍和治疗建议：

　　根据患者病情，需要输注血液（全血或成分血）治疗。输血治疗是保证临床有效治疗得以顺利进行的重要措施之一，亦是抢救急、危、重症患者生命的必要手段。

1. 患者基本情况：

临床诊断：＿＿＿＿＿＿＿＿＿＿＿输血目的：＿＿＿＿＿＿＿＿＿＿＿

血型：＿＿＿＿＿＿＿＿＿＿＿＿＿输血史：＿＿＿＿＿＿＿＿＿＿＿＿＿

输血前检查：

□ALT＿＿＿＿＿＿U/L　　□抗-HCV＿＿＿＿＿　　□HIV＿＿＿＿＿＿

□HBsAg＿＿＿＿＿　　　□HBsAb＿＿＿＿＿　　□HBeAg＿＿＿＿＿

□HBeAb＿＿＿＿＿　　　□HBcAb＿＿＿＿＿　　□梅毒＿＿＿＿＿＿

2. 拟实施的输血方案：

□输异体血　　　　　　□输自体血　　　　　□输异体＋自体血

输血成分＿＿＿＿＿＿＿＿＿＿＿＿　　　其他＿＿＿＿＿＿＿＿＿＿

治疗潜在风险告知：

　　在患者接受输血治疗前，医护人员有义务和责任向患者明确说明有关输血治疗中可能存在的风险。我院为患者提供的血液虽经过采供血机构按国家标准进行严格检测，但受到当前科技水平的限制，现有的检验手段不能够完全解决病毒感染的窗口期和潜伏期问题（窗口期是指机体被病毒感染后，到足以被检测出抗体的这段时期。潜伏期是指病原体侵入身体到最初出现症状和体征的这段时期）。因此输入经过检测正常的血液，仍有可能发生经血液传播传染性疾病；同时，可能发生以下输血不良反应：（1）过敏反应，严重时可引起休克；（2）发热反应；（3）感染肝炎（乙肝、丙肝等）；（4）感染艾滋病、梅毒；（5）感染疟疾；（6）巨细胞病毒或 EB 病毒感染；（7）其他输血不良反应及潜在血源感染。

　　除上述情况外，本医疗措施尚有可能发生的其他并发症或者需要提请患方特别注意的其他事项，如：＿＿＿＿＿＿＿＿＿＿＿＿＿等。一旦发生上述风险和意外，医务人员会采取积极应对措施。

姓名　　　　性别　　　年龄　　　病区　　　床号　　　住院号

患者知情选择：

1. 医务人员已告知我有关输血治疗的原因、必要性以及输血治疗可能存在风险性和不良反应，我理解，受医学科学技术条件局限，在输血过程中上述风险是难以完全避免的。

2. 我同意实施必要的输血治疗并自主自愿承担由此可能出现的风险。若在输血治疗期间发生意外紧急情况，我授权医务人员进行一切必要的处置。

患者/授权委托人/法定代理人签名：　　　　签名日期：　年　月　日

与患者关系：

医务人员陈述：

我已经告知患者有关输血治疗的原因、必要性以及输血治疗可能存在的风险性和不良反应，并解答了关于输血治疗相关的问题。

经治医师签名：　　　　　　　　签名日期：　年　月　日

产妇分娩方式知情同意书

姓名　　　　年龄　　　　病区　　　　床号　　　　住院号

医方告知：

　　根据产妇的目前情况及产科医疗技术操作规程,对产妇可实施第＿种方式分娩(1.阴道分娩,包括:① 自然分娩;② 会阴切开助产;③ 产钳助产;④ 吸引器助产,头位异常时需手转胎头;⑤ 臀位助产;⑥ 其他,如:

_____。2. 剖宫产或剖宫产产钳助产)。由于分娩过程是一个复杂、动态的变化过程,经常会出现正常与异常情况的相互转化、交叉。根据产妇及胎儿情况的变化,医务人员将根据产妇方的授权随时更改分娩方式或征得患方知情同意后更改分娩方式。

　　由于个体差异和医学水平的局限性,产妇在待产过程、分娩过程中,还可能出现以下医疗风险。

　　1. 医疗意外

　　(1) 待产过程中,尽管医护人员采取了常规监护胎儿的措施,但仍有极个别产妇会突然出现不明诱因胎动消失、胎心变化,继而胎儿死亡。

　　(2) 根据情况需要,按照产科操作常规,实施各种治疗及使用引产药物后,极个别会出现药物中毒、过敏或高敏反应,抢救无效会危及母、婴生命,甚至导致死亡。

　　(3) 各种因素引起宫缩过强,可发生胎儿宫内缺氧,导致新生儿窒息、新生儿吸入性肺炎、新生儿颅内出血,甚至新生儿死亡。

　　(4) 产后有可能发生产后大出血、产后感染等严重合并症。严重者可能不得不切除子宫。

　　(5) 分娩是一个复杂的、相对时间较长的变化过程,在此过程中有可能出现意外导致难产。

　　(6) 由于现有医疗水平有限,患者、胎儿即便在产前、产时无异常症状、体征和检查结果,医护处理也无不当,但仍有可能出现不良后果。

　　(7) 其他情况,如:_____。

　　2. 阴道分娩并发症

　　(1) 软产道血肿、会阴切口感染、生殖道瘘。

　　(2) 新生儿窒息、颅内出血、头皮血肿。

　　(3) 臂丛神经损伤、骨折、胸锁乳突肌痉挛或血肿。

　　(4) 产钳助产、吸引器助产、臀位助产造成肛门括约肌损伤及新生儿损伤的几率高于阴道分娩的方式。

　　(5) 臀位助产发生脐带脱垂、后出头困难,新生儿臂丛神经损伤、骨折、新生儿窒息的几率,相对于胎儿头位者要高。

（6）其他情况，如：_____。

3. 剖宫产及剖宫产产钳助产并发症

（1）麻醉并发症，严重者可致休克，危及生命（另附麻醉知情同意书）。

（2）术中、术后大出血，严重者可致休克，子宫切除，危及生命。

（3）术中损伤神经、血管及邻近器官，如_____。

（4）易发生宫内感染，腹部及子宫切口感染、裂开、不愈合，瘘管及窦道形成。

（5）羊水栓塞：严重者可导致昏迷及呼吸衰竭，危及生命。

（6）呼吸并发症：肺不张、肺感染、胸腔积液、气胸等。

（7）心脏并发症：心律失常、心肌梗死、心衰、心搏骤停。

（8）尿路感染及肾衰。

（9）血栓性静脉炎，以致肺栓塞、脑栓塞。

（10）多脏器功能衰竭（包括弥散性血管内凝血）。

（11）除上述情况外，本例手术尚有可能发生的其他并发症或者需要提请产妇及家属特别注意的其他事项：_____。

（12）剖宫产儿因未经产道挤压及麻醉等因素的影响，易发生胎儿宫内窘迫，新生儿窒息及肺炎，新生儿面神经损伤，新生儿缺氧缺血性脑病，新生儿窒息复苏后遗留脑损害而出现智力损害、肢体功能障碍，新生儿窒息复苏不成功致新生儿死亡。

（13）胎儿入盆深及胎头浮动者，术中可能需要产钳助产，此时兼有剖宫产和产钳助产的并发症。

（14）剖宫产术后，如果产妇希望再次怀孕，需要等两年以后。

产妇方若对上述介绍不知情，可要求医方进一步解释。若产妇方由于本身因素对上述情况不能理解或虽已理解而拒绝决定分娩方式或不表态而引起延误治疗及不良后果，由产妇方负责，与医院无关。

产妇方知情选择：

医师已就上述情况向产妇方代表进行了充分的交代和解释，我方对此表示理解，自愿选择第_____种分娩方式，_____（同意或不同意）医务人员在产妇及胎儿情况变化时即时更改分娩方式。对可能出现的医疗意外和并发症特别是产妇、胎儿及新生儿身体器官严重功能障碍甚至生命危险表示理解。

产妇/授权委托人签名：　　　　与产妇关系：　　　　经治医师签名：

签名日期：　年　月　日　时　分　　　签名日期：　年　月　日　时　分

中、晚期妊娠引产知情同意书

姓名　　　　年龄　　　　病区　　　　床号　　　　住院号

医方告知：

患者因＿＿＿＿＿＿于＿＿年＿月＿日入住我院＿＿＿＿＿科。根据患者的病情、存在的症状及有关检查，目前拟诊＿＿＿＿＿＿＿。因＿＿＿＿＿自愿终止妊娠，并要求行引产术。根据目前患者的状况，医生建议采取第＿＿种(1. 雷凡诺尔引产 2. 水囊引产 3. 米非司酮及米索药物引产)引产方法。鉴于当今医学科技水平的限制和患者个体特异性、病情及妊娠月份的差异，由于已知和无法预见的原因，该引产方法术中及术后有可能出现如下医疗风险：

1. 一次引产失败，需行二次引产或改行其他引产方法。

2. 产时、产后出血。

3. 羊水栓塞。

4. 肝、肾功能受损。

5. 感染。

6. 胎盘早剥。

7. 子宫破裂。

8. 软产道损伤。

9. 常规清宫后胎盘残留需再次清宫。

10. 继发不孕。

11. 引产的新生儿存活。

12. 其他：

对于引产后正常死亡的新生儿，患方应当自行依规处理，特殊情况也可委托医院依规处置。

如果引产的新生儿存活。医务人员将会施行抢救措施，患方必须承担医疗费用并将新生儿带回，该新生儿出现不良后果的概率很大。

患方若对上述介绍仍不知情，可要求医方进一步解释。

患方知情选择：

医师已就上述情况向患方代表进行了充分的交待和解释，我方对此表示理解，自愿选择第＿＿种引产方法，对死亡的新生儿处理采取第＿＿种(1. 患方自行依规处理　2. 患方委托医院依规处置)方法。对引产后存活的新生儿处理采取第＿＿种(1. 要求医院全力抢救和治疗　2. 放弃抢救和治疗)方法，并将新生儿带回。

患者/授权委托人：　　　　　　经治医师签名：

与患者关系：

签名日期：　　年　月　日　　　签名日期：　　年　月　日

医 院

新生儿疾病筛查知情同意书

姓名　　　性别　　　年龄　　　病区　　　床号　　　住院号

出生日期：　年　月　日　时　分　出生体重：　克　胎龄　周

地址：　　　　　　　　　　　联系电话：

医方告知：

1. 新生儿疾病筛查是对新生儿的某些先天性或遗传代谢性疾病进行筛查，以便疾病能被早期发现，及时治疗，减少病残情况。

2. 目前筛查的病种

（1）先天性甲状腺功能低下：此病的原因是先天性甲状腺发育异常，患儿出生后并无明显的异常变化，随着生长发育，症状逐渐表现出来，如发育迟缓、身材短小，头大、动作笨拙、鼻梁塌、腿短、舌头大，并有明显的智力低下。

（2）苯丙酮尿症：是一种隐性遗传病，父母是携带遗传基因的健康人。孩子中可能出现病人，这种病人体内缺少一种酶，使苯丙氨酸及代谢物在体内积蓄而对神经系统造成损害。患儿出生后并无明显的异常变化，随着生长发育，症状逐渐表现出来，如患儿尿有一种特殊的"鼠臭味"、头发发黄，多动、抽搐，发展成为癫痫，脑性瘫痪，并伴有产生的智力障碍。

（3）其他：

3. 筛查的准备

筛查的方法简便，灵敏度为95％左右，存在较低的假阴性风险。新生儿出生后72小时，吃上至少6次奶后，有专人负责采集足跟血3滴，分别滴在特制的纸上，送检验科检查，有问题者医务人员会通知父母。家长一旦接到复查通知，表示可疑患病，应尽快带孩子来医院复查，以便尽早确诊与治疗。

4. 新生儿方若对上述介绍仍不知情，可要求医生进一步解释。若由于新生儿方本身因素对上述情况不能理解或虽已理解而拒绝检查，由此引起的相关疾病诊断治疗的延误及出现后果与医院无关。

新生儿方知情选择：

医生已就上述情况向我方进行了充分的交待和解释，我方对此表示理解，自愿□接受（□不接受）新生儿疾病筛查。

新生儿亲属签名：　　　　　　　经治医师签名：

与新生儿关系：

签名日期：　年　月　日　　签名日期：　年　月　日

新生儿听力筛查知情同意书

姓名　　　性别　　　年龄　　　病区　　　床号　　　住院号

出生日期：　年　月　日　时　分　出生体重：　克　胎龄　周

医方告知：

1. 听力障碍是常见的出生缺陷,正常新生儿中双侧听力障碍的发生率0.1%～0.3%。通过听力筛查,在新生儿期或婴儿早期及时发现、诊断听力障碍,经早期治疗和康复后,有可能使聋儿聋而不哑。根据《中华人民共和国和母婴保健法》和《江苏省新生儿疾病筛查管理办法》的要求,所有新生儿均应接受听力筛查。尤其存在以下高危因素:有听力障碍家族史,母亲孕期使用过耳毒性药物,巨细胞病毒、风疹病毒、疱疹病毒、梅毒或弓形虫引起的宫内感染,颅面畸形,出生体重低于1500克,出生时窒息,患严重高胆红素血症、细菌性脑膜炎等,重症监护超过24小时,机械通气超过5天,临床上怀疑存在听力障碍或者感觉神经功能障碍有关的综合征等等,更应接受听力筛查。

2. 新生儿听力筛查一般要求在新生儿出院前进行初筛检查。由于医学水平所限,初筛检查有可能出现假阴性或假阳性。因此筛查未通过者于42天内复查,仍未通过者应到耳鼻咽喉科作进一步检查。即使筛查通过,仍应继续关注孩子的听力和语言的发育情况,近3年内每6个月随访一次。

3. 新生儿方如对上述情况不理解,可要求医生进一步说明,新生儿方知情后可选择同意或拒绝进行新生儿听力筛查,若拒绝有可能影响疾病的早期诊治。

新生儿方知情选择：

医师已就上述情况进行了充分的交待和解释,已知道听力筛查有可能出现的假阴性或假阳性,本人对此表示理解,自愿□接受(□不接受)新生儿听力筛查。

新生儿亲属签名：　　　　　　　经治医师签名：

与新生儿关系：

签名日期：　年　月　日　签名日期：　年　月　日

早产儿氧气治疗知情同意书

姓名　　　性别　　　年龄　　　病区　　　床号　　　住院号

出生日期：　年　月　日　时　分　出生体重：　克　胎龄　周

地址：　　　　　　　　　　联系电话：

医方告知：

早产儿的病理特点、氧气治疗的必要性及可能产生的并发症：

1. 新生儿，尤其是早产儿，身体各系统、器官、组织发育尚不成熟，是儿童时期发病率、发病率、死亡率最高的一个阶段，其各种疾病并发的低氧血症可导致细胞代谢异常和器官功能障碍，甚至威胁生命，故一旦发生缺氧、低氧血症，应及时采取各种氧气治疗措施纠正缺氧。

2. 氧气同其他药物治疗一样，治疗过程中亦会产生副作用，包括视网膜病变、支气管肺发育不良等。视网膜病变可导致新生儿失明，尤其是早产儿、低出生体重儿，本身视网膜发育不成熟，在高碳酸血症、低血糖、低血压、酸中毒、贫血、高胆红素血症、败血症、低体温、脑出血、动脉导管未闭等情况下，更易发生视网膜病变，其发病率高达 65％～85％。持续高浓度氧气治疗仅仅是早产儿视网膜病变的原因之一。

3. 患方如对上述情况不理解可进一步要求医方进行说明，若患方由于本身因素对上述情况不能理解或虽已理解而拒绝氧气治疗或不签字（视为拒绝氧气治疗）引起的病情恶化等不良后果的，皆由自己负责。

患方知情选择：

医生已就上述情况向我方进行了充分的交待和解释，我方已知道氧气治疗的作用和风险，对可能出现的副作用表示理解。我方□同意（□不同意）进行早产儿氧气治疗。

患儿亲属签名：　　　　　　　经治医师签名：
与患儿关系：
签名日期：　年　月　日　签名日期：　年　月　日

新生儿机械通气知情同意书

姓名　　　性别　　　年龄　　　病区　　　床号　　　住院号

出生日期：　年　月　日　时　分　出生体重：　克　胎龄　周

地址：　　　　　　　　　　　　联系电话：

医方告知：

　　由于患者病情危重，导致低氧血症和呼吸衰竭，虽经积极的救治，其微弱不规则的呼吸仍不能维持平稳的生命体征和机体对氧气的需要。从而随时可能出现呼吸、心跳的停止，因此需进行气管插管、呼吸机辅助通气等抢救治疗。

　　气管插管、呼吸机辅助通气治疗除了费用较高以外，还和其他治疗措施一样，使用过程中有可能产生某些并发症，甚至造成生命危险，包括：

　　1. 气管插管时心搏骤停；

　　2. 肺气漏（气胸、皮下气肿等）；

　　3. 慢性肺损伤（支气管、肺发育不良，肺间质纤维化）；

　　4. 晶体后纤维增生症（视网膜病变、失明）；

　　5. 呼吸机相关性肺炎；

　　6. 撤机困难等。

　　如原有疾病危重或病情进展，呼吸机辅助通气不能保证抢救完全有效。

　　患方如对上述情况不理解可进一步要求医方进行说明，若患方由于本身因素对上述情况不能理解或虽理解而拒绝机械通气或不签字（视为拒绝机械通气）引起的病情恶化等不良后果的，皆由自己负责。

患方知情选择：

　　医生已就上述情况向我方进行了充分的交待和解释，我方已知道机械通气的作用和风险，对机械通气可能出现的副作用和风险表示理解。我方□同意（□不同意）进行机械通气。

患儿亲属签名：　　　　　　　　经治医师签名：

与患儿关系：

签名日期：　　年　　月　　日　　签名日期：　　年　　月　　日

收住日间病房知情同意书

姓名　　　性别　　　年龄　　　病区　　　床号　　　住院号

医方告知：

　　根据江苏省人力资源和社会保障厅、原省卫生厅、省物价局【苏人社发〔2012〕555号】"关于开展城镇基本医疗保险部分日间手术按病种收付费试点进一步缩短平均住院日的意见"，我院为方便患者就医，减轻患者的经济负担，开设日间病房，医务人员会根据您的病情及时给予恰当的诊治。

　　您目前的诊断为＿＿＿＿＿＿＿＿＿＿＿＿＿＿，此次收入日间病房做＿＿＿＿＿＿＿＿＿＿＿＿治疗。日间病房主要收治并发症与合并症相对较少、诊疗技术成熟的病种，可以在24小时内能够完成诊疗任务的病人，并在24小时内办理入、出院手续。如患者发生病情变化或有紧急情况需要进一步诊疗者，将转入普通病房继续治疗。

患方知情选择：

　　我理解入住日间病房是为了方便患者就医，使疾病能够得到尽快的诊治，并减轻患者的经济负担。我愿意入住日间病房进行相关的诊治并服从医护人员对我诊疗的安排。

患者/授权委托人/法定代理人签名：　　　　签名日期：　　年　月　日

与患者关系：

医务人员陈述：

　　我已经将患者收住我院日间病房接受治疗的目的、意义以及病情变化时可能需进一步转入住院普通病房治疗的情况向患方告知，并且解答了关于此次收住日间病房的相关问题。

经治医师签名：　　　　　　　　　　　　签名日期：　　年　月　日

医 院

尸体解剖知情同意书

姓名　　　性别　　　年龄　　　病区　　　床号　　　住院号

1. 死者亲属或代理人及委托单位同意将_____遗体交由_____进行尸体解剖。

2. 授权主持尸检人员根据实际需要确定尸检的术式、范围（系统解剖或局部解剖）、脏器或组织的取留及其处理方式。

3. 主持尸检人员只负责尸检后遗体的体表切口缝合，不参与尸检后遗体的其他安置事项。

4. 同意对尸体解剖过程进行必要的摄影、录像，并确认是否同意教学示教（是　否）。

5. 尸检结果可明确死者所患的主要疾病及直接死因。但也有可能无阳性发现，或虽有病变但不能解释死因，只能客观地作出病变描述性尸检报告，死者亲属及委托单位应予以理解。

6. 一般情况下主持尸检人员在尸体解剖后 45 个工作日发出诊断报告。如果病变复杂或其他原因不能按时发出尸检病理学诊断报告书时，可酌情延迟发出并应向委托尸检方说明迟发原因。

7. 尸体解剖诊断报告书只送达委托尸检方。

8. 为尸体解剖顺利进行，在解剖过程中，出于感情上考虑，死者亲属请勿在场观看。涉及民事纠纷的尸体解剖，应严格按委托单位及执法部门相关规定执行。

死者亲属签名：　　　　与死者关系：　　　　签名日期：

委托单位（公章及签名）：　　　　　　　　签名日期：

解剖单位（公章及签名）：　　　　　　　　签名日期：

围产儿尸体解剖知情同意书

姓名　　　性别　　　年龄　　　病区　　　床号　　　住院号

1. 围产儿方及委托单位同意将＿＿＿＿＿＿＿（婴母姓名）之＿＿＿（子、女）尸体交由 ＿＿＿＿＿＿＿＿＿进行尸体解剖。

2. 授权主持尸检人员根据实际需要确定尸检的术式、范围（系统解剖或局部解剖）、脏器或组织的取留及其处理方式。

3. 同意对尸体解剖过程进行必要的摄影、录像，同意教学示教（是　否）。

4. 尸检结果可明确死者所患的主要疾病及直接死因。但也有可能无阳性发现，或虽有病变但不能解释死因，只能客观地作出病变描述性尸检报告，死者亲属及委托单位应予以理解。

5. 浸软胎仅进行大体解剖，无法进行镜下观察，如果没有明显畸形，则仅进行大体描述，不作进一步诊断及死因分析。

6. 不满 1000 g 尸体，可能无法进行标准程序大体解剖，难以进一步诊断。

7. 一般情况下主持尸检人员在尸体解剖后 45 个工作日发出诊断报告。如果病变复杂或其他原因不能按时发出尸检病理学诊断报告书时，可酌情延迟发出并应向委托尸检方说明迟发原因。

8. 尸体解剖诊断报告书只送达委托尸检方。

9. 为尸体解剖顺利进行，在解剖过程中，出于感情上考虑，死者亲属请勿在场观看。涉及民事纠纷的尸体解剖，应严格按委托单位及执法部门相关规定执行。

围产儿方签名：　　　　　与死者关系：　　　　　　签名日期：

委托单位（公章及签名）：　　　　　　　　　　　签名日期：

解剖单位（公章及签名）：　　　　　　　　　　　签名日期：

临床路径入组知情同意书

姓名　　性别　　年龄　　病区　　床号　　住院号

医方介绍：

根据患者临床表现及有关辅助检查结果，目前拟诊断为_____，符合进入该病临床路径进行诊疗。

临床路径是医务人员以循证医学为依据，以提高医疗质量、控制医疗风险和提高医疗资源利用效率为目的，制定的有严格工作顺序和准确时间要求的程序化、标准化的诊疗计划，以达到规范医疗行为、减少资源浪费、使患者获得适宜的医疗护理服务的目的。

患者有权选择、拒绝、退出临床路径治疗。由于患者病情的变化或者诊断的改变，需要对原来的诊断或诊疗计划进行大的调整或因患方要求出院、转院时，患者需退出原来的临床路径。

患方意见：

医院人员已就上述情况向我们进行了充分的交代和解释，上述内容已知情。经慎重考虑，我们选择（　　）/拒绝（　　）（括号内打"√"）进入本病临床路径进行治疗。在使用临床路径过程中出现病情变化或者诊断改变，医方需要对原来的诊断或诊疗计划进行大的调整或因患方要求出院、转院时，患者愿意退出原来的临床路径。

患方签名：　　　　　　　　　经治医师签名：

签名日期：　　年　　月　　日　　签名日期：　　年　　月　　日

第九节 日间病房病历

医院
日间病房入、出院记录

姓名　　　　性别　　　　病区　　　　床号　　　　住院号

姓　名	职　业	
性　别	工作单位	
年　龄	住　址	
婚　姻	供史者(与患者关系)	
出生地	入院日期	
民　族	记录日期	

主　诉：

病　史：(包括主要症状及阳性体征、实验室及器械检查、既往主要疾病及药物过敏史)

专科检查：(可以另页)

入院诊断：

诊疗经过：

出院情况：

出院诊断：

　　　　　　　　　　　　　　　出院日期： 年　　月　　日

出院医嘱：

　　　　　　　　　　　　　　　医师签名：

　　　　　　　　　　　　　　　　　　　年　　月　　日

第　　页　　　　　　　　　　　　　　　　　　总　　页

医院

白内障植入人工晶体专科检查记录

姓名　　　　　性别　　　　　病区　　　　　床号　　　　　住院号

视力:远　　近　　　矫正 无提高 光定位:正常　光色觉　红绿可辨 眼压:(　　　　　　)mmHg 眼睑:红肿(无　有)内外翻(无　有) 倒睫(无　有) 泪器:冲洗(通畅　不通畅) 分泌物: 结膜:充血(无　有)　分泌物:(无　有) 角膜:透明,KP(一),F1(一) 前房:轴深　(　　　　)CT: 虹膜:　　　　　瞳孔: 晶状体后囊膜:(完整　不完整) 眼底: 超声波: 角膜内皮:　　　　视网膜视力: 眼位: 其他: 人工晶体测量: SRKⅡ公式:{人工晶体测量} 其他公式:	视力:远　　近　　　矫正 无提高 光定位:正常　光色觉　红绿可辨 眼压:(　　　　　　)mmHg 眼睑:红肿(无　有)内外翻(无　有) 倒睫(无　有) 泪器:冲洗(通畅　不通畅) 分泌物: 结膜:充血(无　有)　分泌物:(无　有) 角膜:透明,KP(一),F1(一) 前房:轴深　(　　　　)CT: 虹膜:　　　　　瞳孔: 晶状体后囊膜:(完整　不完整) 眼底: 超声波: 角膜内皮:　　　　视网膜视力: 眼位: 其他: 人工晶体测量: SRKⅡ公式:{人工晶体测量} 其他公式:

出院时眼科检查情况:

视力:　　　　眼压:　　　mmHg 结膜:　　　　角膜: 前房:　　　　瞳孔: 人工晶体:　　后囊膜: 眼底: 其他:	视力:　　　　眼压:　　　mmHg 结膜:　　　　角膜: 前房:　　　　瞳孔: 人工晶体:　　后囊膜: 眼底: 其他:

医生签名:
签名日期:

医院

日间手术记录

姓名　　　　性别　　　　病区　　　　床号　　　　住院号

手术日期　年　月　日　开始时间　结束时间　全程时间　时　分

术前诊断：

术中诊断：

手术名称：

手　术　者：　　　　　　　助手：　　　　　　　　护士：

麻醉方法：　　　　　　　麻醉医师：

手术经过：

术中其他异常情况（无　有），处理：

手术者签名：

第　　　页　　　　　　　　　总　　　页

血栓性外痔日间手术记录

姓名   性别   病区   床号   住院号

手术日期   年 月 日   开始时间   结束时间 全程时间   时   分

术前诊断:

术后诊断:

手术名称:血栓性外痔摘(切)除术

手术者: 助手: 护士:

麻醉方法: 麻醉医师:

手术经过:

体位: 皮肤消毒 1%碘伏   切口部位、方向、长度见记录

引流材料名称: 数目   放置部位

送检标本名称:

术中用药(麻醉药品除外)   输血(有 无)

1. 麻醉成功后,患者取侧卧位,患侧在下,两腿屈曲,术野常规消毒、铺巾。

2. 扩肛至3到4指,见肛门_____点处约(___×___×___)cm³突出肿块,围绕肿块中心作一与肛门呈放射状的梭形切口,长约_____cm,切开皮肤后即见紫红色的血肿,用血管钳沿血肿的四周进行剥离,然后将其与梭形皮肤一并切除。

3. 创面予以严密结扎止血,查无活动性出血,切口内填以盐水纱布,稍加压力包扎。

4. 手术顺利,术中共失血_____ml,输血_____ml,补液_____ml,麻醉效果满意,病人生命体征平稳。

5. 手术中其他异常情况(无 有),处理:

手术者签名:

第   页   总   页

医院

结直肠息肉切除日间手术记录

姓名　　　　性别　　　　病区　　　　床号　　　　住院号

手术日期　　年　月　日　　开始时间　　结束时间　　全程时间　　时　　分

术前诊断：

术中诊断：

手术名称：

手　术　者：　　　　　　助手：　　　　　　　　护士：

麻醉方法：　　　　　　麻醉医师：

手术经过：

1. 患者取左侧卧位，术前常规消毒，铺无菌巾单。

2. 常规循腔进镜至息肉所在部位，术中见息肉的形态　　　　　，大小　　　　　　，
　 蒂约　　　cm，决定(一次　分多次)切除，调整好电凝、电切的电流功率。

3. 选择切除的方式为

(1) 热活检钳夹除法：张开钳子，把病变置于钳子中央，轻轻的边按压边夹住病变，把夹
　　住的病变充分提起，设定高频输出电流为　　　　　，通电　　次，假蒂变成白色摘除。

(2) 电凝切除法：

　　不带蒂的息肉——直接用圈套器进行圈套，电凝切除；

　　带蒂息肉——圈套器对准息肉的外侧，收紧，利用(高频电凝　混合电流)切除；

　　粗蒂的息肉——在蒂部放置(尼龙绳　蒂部钛夹)预防出血，电凝切除。

(3) 黏膜下注射切除 EMR 法：于病变基底部注射生理盐水＋美蓝，抬举病变组织，用
　　圈套器圈住抬起的组织，注意避免圈套住肌层组织，通电电切。

(4) 高频电刀烧灼法：将高频电刀对准小息肉，直接烧灼共　　次。

4. 术后检查黏膜表面(清洁　渗血　喷血)，术后穿孔（无　有），使用(电凝止血　钛夹
　 夹闭创面　热活检钳　尼龙绳)止血，钛夹使用(　　　)个。

5. 标本给(患者　家属)过目后送病检(是　否)。

6. 术中其他异常情况(无　有)，处理：

手术者签名：

医院

乳腺纤维瘤日间手术记录

姓名　　　　性别　　　　病区　　　　床号　　　　住院号

手术日期　　年　月　　日　开始时间　结束时间　全程时间　时　　分

术前诊断：

术中诊断：

手术名称：

手　术　者：　　　　　助手：　　　　　　　护士：

麻醉方法：　　　　　　　　麻醉医师：

手术经过：

体位　　　　　　　皮肤消毒　　　　　　切口部位、方向、长度

术中改变手术方式　（否　是）理由：

引流材料名称　　　　　　　　数目　　　放置部位

送检标本名称

术中用药（麻醉药品除外）　　　　　　　输血

1. 术野常规消毒、铺巾,2%利多卡因局部浸润麻醉。

2. 乳房　　象限距离乳头　　取一长约　　cm　　切口,依次切开皮肤及皮下组
织至腺体。

3. 于腺体内探及一约　cm×　cm肿物,质地　,边界　,形态　活动度　,包
膜　,电刀顿、锐性分离,完整切除肿物,标本家属过目后送冰冻快速病理检查。冲
洗手术野,关闭残腔,依次缝合皮下组织及皮肤。快速病理报告：
无菌敷料覆盖切口,胸带加压包裹。

4. 手术顺利,术毕病人生命体征平稳。

5. 术中其他异常情况(无　有),处理：

　　　　　　　　　　　　　　　　　　　　　　手术者签名：

超声乳化白内障摘除＋人工晶状体植入日间手术记录

姓名　　　　性别　　　　病区　　　　床号　　　　住院号

手术日期　　年　　月　　日　　开始时间　　结束时间　　全程时间　　时　　分

术前诊断：

术中诊断：

手术名称：

手 术 者：　　　　　助手：　　　　　　护士：

麻醉方法：　　　　　　　　麻醉医师：

手术经过：

1. 常规消毒铺巾,暴露术眼。

2. 置开睑器开睑。

3. 手术切口:透明角膜切口　　　巩膜隧道切口。

4. 前房内注入黏弹剂,连续环形撕囊,大小约(　　　　)mm。

5. 超声乳化吸除晶状体核,平均超声能量　　%;时间　分　秒。

6. 抽吸残留晶状体皮质。

7. 囊袋内植入(　　)型(＋　　D)人工晶状体,将上下袢的位置调至水平方位。

8. 吸除前房内黏弹剂。

9. 关闭切口,无菌辅料包盖术眼。

10. 术毕。

11. 术中其他异常情况(无　有),处理:

手术者签名:

第　　页　　　　　　　　　总　　页

医院

斜视日间手术记录

姓名　　　　性别　　　　病区　　　　床号　　　　住院号

手术日期　年　月　日　开始时间　结束时间　全程时间　时　分

术前诊断：

术中诊断：

手术名称：

手　术　者：　　　　　助手：　　　　　护士：

麻醉方法：　　　　　麻醉医师：

输血　　ml　　　　　反应　　　　　输液

手术经过：

1. 结膜切口：（1）穹窿部　　　（2）角膜缘　　　（3）跨肌肉

2. 钩出　　　直肌　　　　　　　　　　斜肌

　　分离肌间膜节制韧带等

3. 用　　　0缝线做套环缝线

4. 手术方法及手术量。

5. 球结膜切口　连续　　　间断　　　缝合　　　未缝合

6. 术终眼位

7. 术毕眼球运动

8. 术毕用药

9. 包扎　　　　　眼

10. 术中其他异常情况（无　有），处理：

手术者签名：

医院
声带息肉日间手术记录

姓名　　　　性别　　　　病区　　　　床号　　　　住院号

手术日期　　年　　月　　日　　开始时间　　结束时间　全程时间　　时　　分

术前诊断：声带息肉（　　侧）

术中诊断：声带息肉（　　侧）

手术名称：支撑喉镜下声带息肉摘除术

手　术　者：　　　　　　　助手：　　　　　　　护士：

麻醉方法：　　　　　　　　　麻醉医师：

手术经过：顺利

体位　仰卧位　　　　　皮肤消毒 75％酒精　　　切口部位、方向、长度

术中改变手术方式　（否　是）　理由：

引流材料名称　　　　　　　数目　　　　放置部位

送检标本名称　声带息肉（　　侧）

术中用药(麻醉药品除外)　　　　　　　　　　　输血

1.（全麻　局麻）成功后，患者取仰卧位，常规消毒后铺巾。

2.以直接喉镜挑起会厌，暴露声门，固定外支架。

3.以息肉钳沿声带游离缘摘除（　　）侧声带息肉，予肾上腺素棉球止血。

4.观察无出血，退镜术毕，标本经家属过目后送病理检查。

5.术中其他异常情况(无　有)，处理：

手术者签名：

第　　页　　　　　　　　　总　　页

耳前瘘管日间手术记录

姓名　　　性别　　　病区　　　床号　　　住院号

手术日期　　年　　月　　日　　开始时间　结束时间　全程时间　时　分

术前诊断:(　)耳前瘘管

术中诊断:(　)耳前瘘管

手术名称:耳前瘘管切除术

手 术 者:　　　　　　助手:　　　　　　护士:

麻醉方法:　　　　　　麻醉医师:

手术经过:顺利

体位　仰卧位　　　皮肤消毒　碘伏　　　切口部位、方向、长度

术中改变手术方式 (否　是) 理由:

引流材料名称:　　　　　　数目　　　放置部位

送检标本名称:(　)耳前瘘管

术中用药(麻醉药品除外)　　　　　输血

1. (全麻　局麻)成功后,患者取仰卧位,患(　)耳朝上,常规消毒后铺巾。

2. 向瘘管内加压注入美蓝溶液。

3. 沿瘘口作梭形切口,依次切开皮肤及皮下组织,沿蓝染的瘘管作锐性分离,将瘘管
   的　　　　　主干及其分支完整的摘除。

4. 切口以0号丝线作间断分层缝合。

5. 检查切口无活动性出血,消毒后敷料加压包扎。

   手术顺利,术中(无　有)出血(　)ml,输血(无　有 ml),补液(　)ml。

6. 术中其他异常情况(无　有),处理:

手术者签名:

包茎、包皮过长日间手术记录

姓名　　　　性别　　　　病区　　　　床号　　　　住院号

手术日期　　年　月　日　　开始时间　　结束时间　　全程时间　　时　　分

术前诊断：

术中诊断：

手术名称：

手　术　者：　　　　　助手：　　　　　　　　　　护士：

麻醉方法：　　　　　　　　麻醉医师：

手术经过：

1. 患者取仰卧位，术野常规消毒、铺巾。

2. 分离粘连：有包皮口狭窄及包皮与阴茎头粘连者，先用血管钳扩大包皮口，上翻包皮，分离粘连至冠状沟，再用碘伏消毒包皮囊及阴茎头。（　　　）

4. 切除包皮：于距冠状沟（　　）cm处环形切开包皮内板；将包皮复位，于冠状沟近端距冠状沟约（　　）cm处环形切开包皮外板；纵行切开以上两切口之间的包皮组织，分离皮下组织，切除该处包皮组织。

5. 止血：将阴茎皮肤向上退缩，显露出血点后止血。

6. 缝合：用（可吸收线　丝线）间断缝合包皮残缘。

7. 加压包扎：用凡士林纱布和无菌纱布加压包扎切口。

8. 术中：出血　　ml，输血　　ml，输液　　ml。

9. 术中其他异常情况（无　有），处理：

手术者签名：

第　　页　　　　　　　　　　　　　总　　页

膀胱尿道取石日间手术记录

姓名　　　　性别　　　　病区　　　　床号　　　　住院号

手术日期　年　月　日　　开始时间　　结束时间　　全程时间　　时　　分

术前诊断：

术中诊断：

手术名称：

手　术　者：　　　　　　助手：　　　　　　　　　　护士：

麻醉方法：　　　　　　　　　麻醉医师：

手术经过：

1. 患者取截石位,术野常规消毒、铺巾。

2. 自尿道口置入膀胱镜至尿道(　　)　　　膀胱(　　)。

3. 观察结石:结石较小者,用异物钳将结石夹住,将结石取出。(　　)

　　　　　结石较大者,采用钬激光进行碎石,(　　)

　　　　　再将结石取出。(　　)

　　　　　共取石　　枚。

4. 保留导尿:(有　无)

5. 术中出血　　　ml,输血　　　ml,输液　　　ml。

6. 术中其他异常情况(无　有),处理:

手术者签名：

膀胱镜、尿道镜检查日间手术记录

姓名	性别	病区	床号	住院号

手术日期　年　月　日　　开始时间　　结束时间　　全程时间　　时　　分

术前诊断：

术中诊断：

手术名称：

手　术　者：　　　　　助手：　　　　　　　　　　护士：

麻醉方法：　　　　　　　　麻醉医师：

手术经过：

1. 患者取截石位,术野常规消毒、铺巾。

2. 自尿道口置入膀胱镜至尿道（　　）　　膀胱（　　）。

3. 检查情况。

4. 保留导尿:(有　无)。

5. 术中出血　　　ml,输血　　　ml,输液　　　ml, 病理检查(是　否)。

6. 术中其他异常情况(无　有),处理：

手术者签名：

第　　页　　　　　　　　　　　　　　总　　页

膀胱穿刺造瘘日间手术记录

姓名　　　　性别　　　　病区　　　　床号　　　　住院号

手术日期　　年　月　日　　开始时间　　结束时间　　全程时间　　时　　分

术前诊断：

术中诊断：

手术名称：

手 术 者：　　　　　　助手：　　　　　　　　　　护士：

麻醉方法：　　　　　　　　麻醉医师：

手术经过：

1. 患者取仰卧位,通过导尿管向膀胱内灌注生理盐水(　　　)ml。

2. 术野常规消毒、铺巾。

3. 麻醉:用2%利多卡因进行局部浸润麻醉。

4. 切口:于耻骨上(　　　)横指处作一(　　　)cm的纵切口,切开皮肤、皮下组织及腹白线。

5. 穿刺:将穿刺针垂直穿刺进入膀胱,见尿液溢出后退出针芯,置入F16气囊导尿管,气囊注水10ml。

6. 固定:用4#丝线缝合切口并将膀胱造瘘管进行固定。

7. 包扎:用无菌敷料覆盖切口。

8. 术中出血　　　ml,输血　　　ml,输液　　　ml。

9. 术中其他异常情况(无　有),处理:

手术者签名:

第　　页　　　　　　　　　　总　　页

医院

输尿管镜取石日间手术记录

姓名　　　性别　　　病区　　　床号　　　住院号

手术日期　年　月　日　开始时间　结束时间　全程时间　时　分

术前诊断：

术中诊断：

手术名称：

手　术　者：　　　　助手：　　　　　　护士：

麻醉方法：　　　　　　麻醉医师：

手术经过：

1. 麻醉生效后，患者取截石位，术野常规消毒、铺巾。

2. 自尿道口置入（　　）输尿管镜，观察膀胱、输尿管开口，在导丝引导下将输尿管镜插入（　　）侧输尿管开口内，循腔进镜，直至结石部位。

3. 观察结石。

4. 结石较小者，用异物钳将结石夹住，将结石取出。

　结石较大者，采用钬激光进行碎石，再取石。（　　）

5. 双J管置入：（无　有）

6. 保留导尿：（无　有）

7. 术中出血　　ml，输血　　ml，输液　　ml。

8. 术中其他异常情况（无　有），处理：

手术者签名：

腹股沟疝高位结扎日间手术记录

姓名　　　　　性别　　　　病区　　　　　床号　　　　　住院号

手术日期　　年　　月　　日　　开始时间　结束时间　　全程时间　　时　　分

术前诊断：

术后诊断：

手术名称:腹股沟疝疝囊高位结扎术

手 术 者：　　　　　　　　助手：　　　　　　　护士：

麻醉方法：　　　　　　　　　　麻醉医师：

手术经过：

体位　仰卧位　　　　皮肤消毒　1％碘伏　　　　切口部位、方向、长度　见记录

引流材料名称：　　　　　　数目　　　　　　放置部位

送检标本名称

术中用药（麻醉药品除外）　　　　　　　输血（有　　无）

1. 麻醉成功后,患者取仰卧位,术野常规消毒、铺巾。

2. 取患者(左　右)侧腹股沟韧带中点上方两横指至耻骨结节方向作一斜行切口,长约　　cm,按层次切开皮肤及皮下脂肪,显露并切开腹外斜肌腱膜,上下潜行分离,显露腹股沟韧带,术中见

3. 提起并切开提睾肌,于精索内上方寻及灰白色的疝囊,分离疝外被盖,于疝囊桥部横断,远端严密止血后旷置,提起近端疝囊,向上钝性加锐性剥离至显露腹膜外脂肪,于疝囊颈部结扎＋缝扎后剪除多余之疝囊,行疝囊高位结扎术。

4. 创面严密止血,查无活动性出血,清点纱布器械无误后按解剖层次逐层缝合切口。

5. 手术顺利,术中共失血　　　ml,输血　　　ml,补液　　　ml,麻醉效果满意。

6. 术中其他异常情况(无　有),处理：

手术者签名：

腹股沟疝无张力修补日间手术记录

姓名　　　　性别　　　　病区　　　　床号　　　　住院号

手术日期　　年　　月　　日　　开始时间　结束时间　　全程时间　　时　　分

术前诊断：

术后诊断：

手术名称：腹股沟疝无张力修补术

手　术　者：　　　　　　助手：　　　　　　护士：

麻醉方法：　　　　　　　麻醉医师：

手术经过：

体位　仰卧位　　　　皮肤消毒　1%碘伏　　　切口部位、方向、长度　见记录

引流材料名称：　　　　数目　　　　　　放置部位

送检标本名称

术中用药(麻醉药品除外)　　　　　　　　输血(有　　无)

1. 麻醉成功后,患者取仰卧位,术野常规消毒、铺巾。

2. 取患者(左　右)侧腹股沟韧带中点上方两横指至耻骨结节方向作一斜行切口,长约　　cm,按层次切开皮肤及皮下脂肪,显露并切开腹外斜肌腱膜,上下潜行分离,显露腹股沟韧带,术中见

3. 提起并切开提睾肌,于精索内上方寻及灰白色的疝囊,分离疝外被盖,于疝囊桥部横断,远端严密止血后旷置,提起近端疝囊,向上钝性加锐性剥离至显露腹膜外脂肪,于疝囊颈部结扎＋缝扎后剪除多余之疝囊,于内环处置入锥形补片,四周间断缝合于腹横筋膜裂孔,提起精索,于其下方放置平片,上缘缝于联合肌腱,下缘缝于腹股沟韧带。间断缝合腹外斜肌腱膜,重建外环可容纳一食指尖。

4. 创面严密止血,查无活动性出血,清点纱布器械无误后按解剖层次逐层缝合切口。

5. 手术顺利,术中共失血　　　ml,输血　　　ml,补液　　　ml,麻醉效果满意。

6. 术中其他异常情况(无　有),处理：

手术者签名：

第　　页　　　　　　　　　　　　　总　　页

第十章　病历书写规范相关法律摘要

一、民事行为能力

《中华人民共和国民法通则》自 1987 年 1 月 1 日起施行

第十一条　十八周岁以上的公民是成年人,具有完全民事行为能力,可以独立进行民事活动,是完全民事行为能力人。

十六周岁以上不满十八周岁的公民,以自己的劳动收入为主要生活来源的,视为完全民事行为能力人。

第十二条　十周岁以上的未成年人是限制民事行为能力人,可以进行与他的年龄、智力相适应的民事活动;其他民事活动由他的法定代理人代理,或者征得他的法定代理人的同意。

不满十周岁的未成年人是无民事行为能力人,由他的法定代理人代理民事活动。

第十三条　不能辨认自己行为的精神病人是无民事行为能力人,由他的法定代理人代理民事活动。

不能完全辨认自己行为的精神病人是限制民事行为能力人,可以进行与他的精神健康状况相适应的民事活动;其他民事活动由他的法定代理人代理,或者征得他的法定代理人的同意。

二、监护

《中华人民共和国民法通则》自 1987 年 1 月 1 日起施行

第十六条　未成年人的父母是未成年人的监护人。

未成年人的父母已经死亡或者没有监护能力的,由下列人员中有监护能力的人担任监护人:

(一)祖父母、外祖父母;

(二)兄、姐;

(三)关系密切的其他亲属、朋友愿意承担监护责任,经未成年人的父、母的所在单位或者未成年人住所地的居民委员会、村民委员会同意的。

对担任监护人有争议的,由未成年人的父、母的所在单位或者未成年人住所地的居民委员会、村民委员会在近亲属中指定。对指定不服提起诉讼的,由人民法院裁决。

没有第一款、第二款规定的监护人的,由未成年人的父、母的所在单位或者未成年人住所地的居民委员会、村民委员会或者民政部门担任监护人。

第十七条 无民事行为能力或者限制民事行为能力的精神病人,由下列人员担任监护人:

(一)配偶;

(二)父母;

(三)成年子女;

(四)其他近亲属;

(五)关系密切的其他亲属、朋友愿意承担监护责任,经精神病人的所在单位或者住所地的居民委员会、村民委员会同意的。

对担任监护人有争议的,由精神病人的所在单位或者住所地的居民委员会、村民委员会在近亲属中指定。对指定不服提起诉讼的,由人民法院裁决。

没有第一款规定的监护人的,由精神病人的所在单位或者住所地的居民委员会、村民委员会或者民政部门担任监护人。

三、代 理

《中华人民共和国民法通则》自1987年1月1日起施行

第六十三条 公民、法人可以通过代理人实施民事法律行为。

代理人在代理权限内,以被代理人的名义实施民事法律行为。被代理人对代理人的代理行为,承担民事责任。

依照法律规定或者按照双方当事人约定,应当由本人实施的民事法律行为,不得代理。

第六十四条 代理包括委托代理、法定代理和指定代理。

委托代理人按照被代理人的委托行使代理权,法定代理人依照法律的规定行使代理权,指定代理人按照人民法院或者指定单位的指定行使代理权。

第六十五条 民事法律行为的委托代理,可以用书面形式,也可以用口头形式。法律规定用书面形式的,应当用书面形式。

书面委托代理的授权委托书应当载明代理人的姓名或者名称、代理事项、权限和期间,并由委托人签名或者盖章。

第十四条 无民事行为能力人、限制民事行为能力人的监护人是他的法定代理人。

四、近亲属

12. 民法通则中规定的近亲属包括配偶、父母、子女、兄弟姐妹、祖父母、外祖父母、孙子女、外孙子女。

五、知情同意

《中华人民共和国侵权责任法》自 2010 年 7 月 1 日起施行

第五十五条　医务人员在诊疗活动中应当向患者说明病情和医疗措施。需要实施手术、特殊检查、特殊治疗的,医务人员应当及时向患者说明医疗风险、替代医疗方案等情况,并取得其书面同意;不宜向患者说明的,应当向患者的近亲属说明,并取得其书面同意。

医务人员未尽到前款义务,造成患者损害的,医疗机构应当承担赔偿责任。第五十六条因抢救生命垂危的患者等紧急情况,不能取得患者或者其近亲属意见的,经医疗机构负责人或者授权的负责人批准,可以立即实施相应的医疗措施。

《中华人民共和国执业医师法》自 1999 年 5 月 1 日起施行

第二十六条　医师应当如实向患者或者其家属介绍病情,但应注意避免对患者产生不利后果。

医师进行实验性临床医疗,应当经医院批准并征得患者本人或者其家属同意。

《中华人民共和国母婴保健法》自 1995 年 6 月 1 日起施行

第十九条　依照本法规定施行终止妊娠或者结扎手术,应当经本人同意,并签署意见。本人无行为能力的,应当经其监护人同意,并签署意见。

依照本法规定施行终止妊娠或者结扎手术的,接受免费服务。

《医疗机构管理条例》自 1994 年 9 月 1 日起施行

第三十三条　医疗机构施行手术、特殊检查或者特殊治疗时,必须征得患者同意,并应当取得其家属或者关系人同意并签字;无法取得患者意见时,应当取得家属或者关系人同意并签字;无法取得患者意见又无家属或者关系人在场,或者遇到其他特殊情况时,经治医师应当提出医疗处置方案,在取得医疗机构负责人或者被授权负责人员的批准后实施。

《医疗机构管理条例实施细则》自1994年9月1日起施行

第六十一条　医疗机构在诊疗活动中,应当对患者实行保护性医疗措施,并取得患者家属和有关人员的配合。

第六十二条　医疗机构应当尊重患者对自己的病情、诊断、治疗的知情权利。在实施手术、特殊检查、特殊治疗时,应当向患者作必要的解释。因实施保护性医疗措施不宜向患者说明情况的,应当将有关情况通知患者家属。

第八十八条　条例及本细则中下列用语的含义:

特殊检查、特殊治疗:是指具有下列情形之一的诊断、治疗活动:

(一)有一定危险性,可能产生不良后果的检查和治疗;

(二)由于患者体质特殊或者病情危笃,可能对患者产生不良后果和危险的检查和治疗;

(三)临床试验性检查和治疗;

(四)收费可能对患者造成较大经济负担的检查和治疗。

《医疗事故处理条例》自2002年9月1日起施行

第十一条　在医疗活动中,医疗机构及其医务人员应当将患者的病情、医疗措施、医疗风险等如实告知患者,及时解答其咨询;但是,应当避免对患者产生不利后果。

《医疗美容服务管理办法》自2002年5月1日起施行

第二十条　执业医师对就医者实施治疗前,必须向就医者本人或亲属书面告知治疗的适应证、禁忌证、医疗风险和注意事项等,并取得就医者本人或监护人的签字同意。未经监护人同意,不得为无行为能力或者限制行为能力人实施医疗美容项目。

六、医学证明

《中华人民共和国执业医师法》自1999年5月1日起施行

第二十三条　医师实施医疗、预防、保健措施,签署有关医学证明文件,必须亲自诊查、调查,并按照规定及时填写医学文书,不得隐匿、伪造或者销毁医学文书及有关资料。

医师不得出具与自己执业范围无关或者与执业类别不相符的医学证明文件。

《医疗机构管理条例》自1994年9月1日起施行

第三十二条　未经医师(士)亲自诊查病人,医疗机构不得出具疾病诊断书、健康证明书或者死亡证明文件;未经医师(士)、助产人员亲自接产,医疗机构不得出具出生证明书或者死产报告书。

第四十九条 违反本条例第三十二条规定,出具虚假证明文件的,由县级以上人民政府卫生行政部门予以警告;对造成危害后果的,可以处以1 000元以下的罚款;对直接责任人员由所在单位或者上级机关给予行政处分。

《中华人民共和国母婴保健法》自1995年6月1日起施行

第二十三条 医疗保健机构和从事家庭接生的人员按照国务院卫生行政部门的规定,出具统一制发的新生儿出生医学证明;有产妇和婴儿死亡以及新生儿出生缺陷情况的,应当向卫生行政部门报告。

《医疗机构管理条例实施细则》自1994年9月1日起施行

第六十条 医疗机构为死因不明者出具的《死亡医学证明书》,只作是否死亡的诊断,不作死亡原因的诊断。如有关方面要求进行死亡原因诊断的,医疗机构必须指派医生对尸体进行解剖和有关死因检查后方能作出死因诊断。

第八十二条 出具虚假证明文件,情节轻微的,给予警告,并可处以五百元以下的罚款;有下列情形之一的,处以五百元以上一千元以下的罚款:

(一) 出具虚假证明文件造成延误诊治的;

(二) 出具虚假证明文件给患者精神造成伤害的;

(三) 造成其他危害后果的。

对直接责任人员由所在单位或者上级机关给予行政处分。

七、病历复印

《中华人民共和国侵权责任法》自2010年7月1日起施行

第六十一条 医疗机构及其医务人员应当按照规定填写并妥善保管住院志、医嘱单、检验报告、手术及麻醉记录、病理资料、护理记录、医疗费用等病历资料。

患者要求查阅、复制前款规定的病历资料的,医疗机构应当提供。

《医疗事故处理条例》自2002年9月1日起施行

第十条 患者有权复印或者复制其门诊病历、住院志、体温单、医嘱单、化验单(检验报告)、医学影像检查资料、特殊检查同意书、手术同意书、手术及麻醉记录单、病理资料、护理记录以及国务院卫生行政部门规定的其他病历资料。

患者依照前款规定要求复印或者复制病历资料的,医疗机构应当提供复印或者复制服务并在复印或者复制的病历资料上加盖证明印记。复印或者复制病历资料时,应当有患者在场。

医疗机构应患者的要求,为其复印或者复制病历资料,可以按照规定收取工本费。具体收费标准由省、自治区、直辖市人民政府价格主管部门会同同级卫生行政部门规定。

《医疗机构病历管理规定(2013年版)》本规定自2014年1月1日起施行

第十七条　医疗机构应当受理下列人员和机构复制或者查阅病历资料的申请,并依规定提供病历复制或者查阅服务:

(一)患者本人或者其委托代理人;

(二)死亡患者法定继承人或者其代理人。

第十八条　医疗机构应当指定部门或者专(兼)职人员负责受理复制病历资料的申请。受理申请时,应当要求申请人提供有关证明材料,并对申请材料的形式进行审核。

(一)申请人为患者本人的,应当提供其有效身份证明;

(二)申请人为患者代理人的,应当提供患者及其代理人的有效身份证明,以及代理人与患者代理关系的法定证明材料和授权委托书;

(三)申请人为死亡患者法定继承人的,应当提供患者死亡证明、死亡患者法定继承人的有效身份证明,死亡患者与法定继承人关系的法定证明材料;

(四)申请人为死亡患者法定继承人代理人的,应当提供患者死亡证明、死亡患者法定继承人及其代理人的有效身份证明,死亡患者与法定继承人关系的法定证明材料,代理人与法定继承人代理关系的法定证明材料及授权委托书。

第十九条　医疗机构可以为申请人复制门(急)诊病历和住院病历中的体温单、医嘱单、住院志(入院记录)、手术同意书、麻醉同意书、麻醉记录、手术记录、病重(病危)患者护理记录、出院记录、输血治疗知情同意书、特殊检查(特殊治疗)同意书、病理报告、检验报告等辅助检查报告单、医学影像检查资料等病历资料。

第二十条　公安、司法、人力资源社会保障、保险以及负责医疗事故技术鉴定的部门,因办理案件、依法实施专业技术鉴定、医疗保险审核或仲裁、商业保险审核等需要,提出审核、查阅或者复制病历资料要求的,经办人员提供以下证明材料后,医疗机构可以根据需要提供患者部分或全部病历:

(一)该行政机关、司法机关、保险或者负责医疗事故技术鉴定部门出具的调取病历的法定证明;

（二）经办人本人有效身份证明；

（三）经办人本人有效工作证明（需与该行政机关、司法机关、保险或者负责医疗事故技术鉴定部门一致）。

保险机构因商业保险审核等需要，提出审核、查阅或者复制病历资料要求的，还应当提供保险合同复印件、患者本人或者其代理人同意的法定证明材料；患者死亡的，应当提供保险合同复印件、死亡患者法定继承人或者其代理人同意的法定证明材料。合同或者法律另有规定的除外。

第二十一条　按照《病历书写基本规范》和《中医病历书写基本规范》要求，病历尚未完成，申请人要求复制病历时，可以对已完成病历先行复制，在医务人员按照规定完成病历后，再对新完成部分进行复制。

第二十二条　医疗机构受理复制病历资料申请后，由指定部门或者专（兼）职人员通知病案管理部门或专（兼）职人员，在规定时间内将需要复制的病历资料送至指定地点，并在申请人在场的情况下复制；复制的病历资料经申请人和医疗机构双方确认无误后，加盖医疗机构证明印记。

第二十三条　医疗机构复制病历资料，可以按照规定收取工本费。

八、病历保存期限

《医疗机构管理条例实施细则》自 1994 年 9 月 1 日起施行

第五十三条　医疗机构的门诊病历的保存期不得少于十五年；住院病历的保存期不得少于三十年。

《医疗机构病历管理规定（2013 年版）》本规定自 2014 年 1 月 1 日起施行

第二十九条　门（急）诊病历由医疗机构保管的，保存时间自患者最后一次就诊之日起不少于 15 年；住院病历保存时间自患者最后一次住院出院之日起不少于 30 年。

九、外出会诊

《医师外出会诊管理暂行规定》自 2005 年 7 月 1 日起施行

第四条　医疗机构在诊疗过程中，根据患者的病情需要或者患者要求等原因，需要邀请其他医疗机构的医师会诊时，经治科室应当向患者说明会诊、费用等情况，征得患者同意后，报本单位医务管理部门批准；当患者不具备完全民事行为能力时，应征得其近亲属或者监护人同意。

第五条　邀请会诊的医疗机构（以下称邀请医疗机构）拟邀请其他医疗机

构(以下称会诊医疗机构)的医师会诊,需向会诊医疗机构发出书面会诊邀请函。内容应当包括拟会诊患者病历摘要、拟邀请医师或者邀请医师的专业及技术职务任职资格、会诊的目的、理由、时间和费用等情况,并加盖邀请医疗机构公章。

用电话或者电子邮件等方式提出会诊邀请的,应当及时补办书面手续。

第十条　医师接受会诊任务后,应当详细了解患者的病情,亲自诊查患者,完成相应的会诊工作,并按照规定书写医疗文书。

十、临床输血

《医疗机构临床用血管理办法》自 2012 年 8 月 1 日起施行

第二十条　医疗机构应当建立临床用血申请管理制度。

同一患者一天申请备血量少于 800 毫升的,由具有中级以上专业技术职务任职资格的医师提出申请,上级医师核准签发后,方可备血。

同一患者一天申请备血量在 800 毫升至 1600 毫升的,由具有中级以上专业技术职务任职资格的医师提出申请,经上级医师审核,科室主任核准签发后,方可备血。

同一患者一天申请备血量达到或超过 1600 毫升的,由具有中级以上专业技术职务任职资格的医师提出申请,科室主任核准签发后,报医务部门批准,方可备血。

以上第二款、第三款和第四款规定不适用于急救用血。

第二十一条　在输血治疗前,医师应当向患者或者其近亲属说明输血目的、方式和风险,并签署临床输血治疗知情同意书。

因抢救生命垂危的患者需要紧急输血,且不能取得患者或者其近亲属意见的,经医疗机构负责人或者授权的负责人批准后,可以立即实施输血治疗

第二十八条　医疗机构应当建立临床用血医学文书管理制度,确保临床用血信息客观真实、完整、可追溯。医师应当将患者输血适应证的评估、输血过程和输血后疗效评价情况记入病历;临床输血治疗知情同意书、输血记录单等随病历保存。

十一、医疗技术分级管理

《医疗技术临床应用管理办法》自 2009 年 5 月 1 日起施行

第三十八条 医疗机构应当建立手术分级管理制度。根据风险性和难易程度不同,手术分为四级:

一级手术是指风险较低、过程简单、技术难度低的普通手术;

二级手术是指有一定风险、过程复杂程度一般、有一定技术难度的手术;

三级手术是指风险较高、过程较复杂、难度较大的手术;

四级手术是指风险高、过程复杂、难度大的重大手术。

第三十九条 医疗机构应当对具有不同专业技术职务任职资格的医师开展不同级别的手术进行限定,并对其专业能力进行审核后授予相应的手术权限。

《江苏省手术分级管理规范(2010 版)》自 2010 年 08 月 05 日施行

一、手术分级

根据手术的风险性、复杂性和技术难易程度不同,手术分为四级(包括介入、腔镜等各种微创手术):

(一)一级手术:风险较低,过程简单,技术难度低的普通手术。

(二)二级手术:有一定风险,过程复杂程度一般,有一定技术难度的手术。

(三)三级手术:手术风险较高,过程较复杂,技术难度较大的手术。

(四)四级手术:手术风险高,过程复杂,技术难度大的重大手术。

五、手术审批管理

医疗机构应建立严格的手术审批制度,按以下要求经审批后方可开展:

(一)常规手术审批

1. 一级手术:由主治医师审批,并签发《手术通知单》。

2. 二级手术:由科主任审批,高年资主治医师以上人员签发《手术通知单》。

3. 三级手术:由科主任审批,副主任医师以上人员签发《手术通知单》,报医务管理部门备案。

4. 四级手术:由科主任审批,高年资副主任医师以上人员签发《手术通知单》,报医务管理部门备案。

(二)特殊手术审批

1. 凡属下列情形之一的可视作特殊手术:

（1）被手术者系外宾、华侨，港、澳、台同胞，特殊保健对象等。特殊保健对象包括高级干部、著名专家、学者、知名人士及民主党派负责人等；

（2）各种原因导致毁容或致残的；

（3）涉及法律风险，可能引起司法纠纷的；

（4）同一病人24小时内需再次手术的；

（5）高风险手术；

（6）邀请外院医师参加手术者的；

（7）人体器官移植手术；

（8）虽已广泛应用于临床，但在本院属首次开展的手术；

（9）重大的新手术以及临床试验、研究性手术；

（10）卫生部和卫生厅（现为国家卫生和计划生育委员会、省卫生和计划生育委员会）有其他特殊技术准入要求的。

2. 特殊手术须组织科内讨论，填写《手术审批申请单》，经科主任签署意见，报医务管理部门审核、院领导审批后，由高年资副主任医师以上人员签发《手术通知单》。

3. 第（4）种情形的特殊手术，如在非正常工作时间或病情危急的情况下，先组织科内讨论，经科主任签署意见并向医务管理部门、院领导汇报，经批准同意后先行手术，术毕24小时内补办手续。

4. 第（8）种情形的特殊手术，须组织科内讨论，填写《手术审批申请单》，经科主任签署意见，报医务管理部门审核、院领导审批并报登记机关备案后，由高年资副主任医师以上人员签发《手术通知单》。

5. 第（9）种情形的特殊手术，需报经省级以上卫生行政部门组织的论证，并经医学伦理委员会评审后方能在医院实施。对重大涉及生命安全和社会环境的项目还需按规定上报国家有关部门批复。

（四）在急诊或紧急情况下，为抢救病员生命，经治医师应当机立断，争分夺秒积极抢救，并及时向上级医师和总值班汇报，不得延误抢救时机。

十二、处方书写与管理

《处方管理办法》自2007年5月1日起施行

第一章　总则

第一条　为规范处方管理，提高处方质量，促进合理用药，保障医疗安全，根据《执业医师法》、《药品管理法》、《医疗机构管理条例》、《麻醉药品和精神药品管理条例》等有关法律、法规，制定本办法。

第二条　本办法所称处方,是指由注册的执业医师和执业助理医师(以下简称医师)在诊疗活动中为患者开具的、由取得药学专业技术职务任职资格的药学专业技术人员(以下简称药师)审核、调配、核对,并作为患者用药凭证的医疗文书。处方包括医疗机构病区用药医嘱单。本办法适用于与处方开具、调剂、保管相关的医疗机构及其人员。

第三条　卫生部负责全国处方开具、调剂、保管相关工作的监督管理。

县级以上地方卫生行政部门负责本行政区域内处方开具、调剂、保管相关工作的监督管理。

第四条　医师开具处方和药师调剂处方应当遵循安全、有效、经济的原则。

处方药应当凭医师处方销售、调剂和使用。

第二章　处方管理的一般规定

第五条　处方标准(附件)由卫生部统一规定,处方格式由省、自治区、直辖市卫生行政部门(以下简称省级卫生行政部门)统一制定,处方由医疗机构按照规定的标准和格式印制。

第六条　处方书写应当符合下列规则:

(一)患者一般情况、临床诊断填写清晰、完整,并与病历记载相一致。

(二)每张处方限于一名患者的用药。

(三)字迹清楚,不得涂改;如需修改,应当在修改处签名并注明修改日期。

(四)药品名称应当使用规范的中文名称书写,没有中文名称的可以使用规范的英文名称书写;医疗机构或者医师、药师不得自行编制药品缩写名称或者使用代号;书写药品名称、剂量、规格、用法、用量要准确规范,药品用法可用规范的中文、英文、拉丁文或者缩写体书写,但不得使用"遵医嘱"、"自用"等含糊不清字句。

(五)患者年龄应当填写实足年龄,新生儿、婴幼儿写日、月龄,必要时要注明体重。

(六)西药和中成药可以分别开具处方,也可以开具一张处方,中药饮片应当单独开具处方。

(七)开具西药、中成药处方,每一种药品应当另起一行,每张处方不得超过5种药品。

(八)中药饮片处方的书写,一般应当按照"君、臣、佐、使"的顺序排列;调剂、煎煮的特殊要求注明在药品右上方,并加括号,如布包、先煎、后下等;对饮片的产地、炮制有特殊要求的,应当在药品名称之前写明。

（九）药品用法用量应当按照药品说明书规定的常规用法用量使用，特殊情况需要超剂量使用时，应当注明原因并再次签名。

（十）除特殊情况外，应当注明临床诊断。

（十一）开具处方后的空白处划一斜线以示处方完毕。

（十二）处方医师的签名式样和专用签章应当与院内药学部门留样备查的式样相一致，不得任意改动，否则应当重新登记留样备案。

第七条　药品剂量与数量用阿拉伯数字书写。剂量应当使用法定剂量单位：重量以克（g）、毫克（mg）、微克（μg）、纳克（ng）为单位；容量以升（L）、毫升（ml）为单位；国际单位（IU）、单位（U）；中药饮片以克（g）为单位。

片剂、丸剂、胶囊剂、颗粒剂分别以片、丸、粒、袋为单位；溶液剂以支、瓶为单位；软膏及乳膏剂以支、盒为单位；注射剂以支、瓶为单位，应当注明含量；中药饮片以剂为单位。

第三章　处方权的获得

第八条　经注册的执业医师在执业地点取得相应的处方权。

经注册的执业助理医师在医疗机构开具的处方，应当经所在执业地点执业医师签名或加盖专用签章后方有效。

第九条　经注册的执业助理医师在乡、民族乡、镇、村的医疗机构独立从事一般的执业活动，可以在注册的执业地点取得相应的处方权。

第十条　医师应当在注册的医疗机构签名留样或者专用签章备案后，方可开具处方。

第十一条　医疗机构应当按照有关规定，对本机构执业医师和药师进行麻醉药品和精神药品使用知识和规范化管理的培训。执业医师经考核合格后取得麻醉药品和第一类精神药品的处方权，药师经考核合格后取得麻醉药品和第一类精神药品调剂资格。

医师取得麻醉药品和第一类精神药品处方权后，方可在本机构开具麻醉药品和第一类精神药品处方，但不得为自己开具该类药品处方。药师取得麻醉药品和第一类精神药品调剂资格后，方可在本机构调剂麻醉药品和第一类精神药品。

第十二条　试用期人员开具处方，应当经所在医疗机构有处方权的执业医师审核、并签名或加盖专用签章后方有效。

第十三条　进修医师由接收进修的医疗机构对其胜任本专业工作的实际情况进行认定后授予相应的处方权。

第四章　处方的开具

第十四条　医师应当根据医疗、预防、保健需要，按照诊疗规范、药品说明书中的药品适应证、药理作用、用法、用量、禁忌、不良反应和注意事项等开具处方。

开具医疗用毒性药品、放射性药品的处方应当严格遵守有关法律、法规和规章的规定。

第十五条　医疗机构应当根据本机构性质、功能、任务,制定药品处方集。

第十六条　医疗机构应当按照经药品监督管理部门批准并公布的药品通用名称购进药品。同一通用名称药品的品种,注射剂型和口服剂型各不得超过2种,处方组成类同的复方制剂1~2种。因特殊诊疗需要使用其他剂型和剂量规格药品的情况除外。

第十七条　医师开具处方应当使用经药品监督管理部门批准并公布的药品通用名称、新活性化合物的专利药品名称和复方制剂药品名称。

医师开具院内制剂处方时应当使用经省级卫生行政部门审核、药品监督管理部门批准的名称。

医师可以使用由卫生部公布的药品习惯名称开具处方。

第十八条　处方开具当日有效。特殊情况下需延长有效期的,由开具处方的医师注明有效期限,但有效期最长不得超过3天。

第十九条　处方一般不得超过7日用量;急诊处方一般不得超过3日用量;对于某些慢性病、老年病或特殊情况,处方用量可适当延长,但医师应当注明理由。

医疗用毒性药品、放射性药品的处方用量应当严格按照国家有关规定执行。

第二十条　医师应当按照卫生部制定的麻醉药品和精神药品临床应用指导原则,开具麻醉药品、第一类精神药品处方。

第二十一条　门(急)诊癌症疼痛患者和中、重度慢性疼痛患者需长期使用麻醉药品和第一类精神药品的,首诊医师应当亲自诊查患者,建立相应的病历,要求其签署《知情同意书》。

病历中应当留存下列材料复印件:

(一)二级以上医院开具的诊断证明;

(二)患者户籍簿、身份证或者其他相关有效身份证明文件;

(三)为患者代办人员身份证明文件。

第二十二条　除需长期使用麻醉药品和第一类精神药品的门(急)诊癌症疼痛患者和中、重度慢性疼痛患者外,麻醉药品注射剂仅限于医疗机构内使用。

第二十三条　为门(急)诊患者开具的麻醉药品注射剂,每张处方为一次常用量;控缓释制剂,每张处方不得超过 7 日常用量;其他剂型,每张处方不得超过 3 日常用量。

第一类精神药品注射剂,每张处方为一次常用量;控缓释制剂,每张处方不得超过 7 日常用量;其他剂型,每张处方不得超过 3 日常用量。哌醋甲酯用于治疗儿童多动症时,每张处方不得超过 15 日常用量。

第二类精神药品一般每张处方不得超过 7 日常用量;对于慢性病或某些特殊情况的患者,处方用量可以适当延长,医师应当注明理由。

第二十四条 为门(急)诊癌症疼痛患者和中、重度慢性疼痛患者开具的麻醉药品、第一类精神药品注射剂,每张处方不得超过 3 日常用量;控缓释制剂,每张处方不得超过 15 日常用量;其他剂型,每张处方不得超过 7 日常用量。

第二十五条 为住院患者开具的麻醉药品和第一类精神药品处方应当逐日开具,每张处方为 1 日常用量。

第二十六条 对于需要特别加强管制的麻醉药品,盐酸二氢埃托啡处方为一次常用量,仅限于二级以上医院内使用;盐酸哌替啶处方为一次常用量,仅限于医疗机构内使用。

第二十七条 医疗机构应当要求长期使用麻醉药品和第一类精神药品的门(急)诊癌症患者和中、重度慢性疼痛患者,每 3 个月复诊或者随诊一次。

第二十八条 医师利用计算机开具、传递普通处方时,应当同时打印出纸质处方,其格式与手写处方一致;打印的纸质处方经签名或者加盖签章后有效。药师核发药品时,应当核对打印的纸质处方,无误后发给药品,并将打印的纸质处方与计算机传递处方同时收存备查。

第五章　处方的调剂

第二十九条 取得药学专业技术职务任职资格的人员方可从事处方调剂工作。

第三十条 药师在执业的医疗机构取得处方调剂资格。药师签名或者专用签章式样应当在本机构留样备查。

第三十一条 具有药师以上专业技术职务任职资格的人员负责处方审核、评估、核对、发药以及安全用药指导;药士从事处方调配工作。

第三十二条 药师应当凭医师处方调剂处方药品,非经医师处方不得调剂。

第三十三条 药师应当按照操作规程调剂处方药品:认真审核处方,准确调配药品,正确书写药袋或粘贴标签,注明患者姓名和药品名称、用法、用量,包装;向患者交付药品时,按照药品说明书或者处方用法,进行用药交待与指导,包括每种药品的用法、用量、注意事项等。

第三十四条 药师应当认真逐项检查处方前记、正文和后记书写是否清晰、完整,并确认处方的合法性。

第三十五条 药师应当对处方用药适宜性进行审核,审核内容包括:

(一)规定必须做皮试的药品,处方医师是否注明过敏试验及结果的判定;

(二)处方用药与临床诊断的相符性;

(三)剂量、用法的正确性;

(四)选用剂型与给药途径的合理性;

(五)是否有重复给药现象;

(六)是否有潜在临床意义的药物相互作用和配伍禁忌;

(七)其它用药不适宜情况。

第三十六条 药师经处方审核后,认为存在用药不适宜时,应当告知处方医师,请其确认或者重新开具处方。

药师发现严重不合理用药或者用药错误,应当拒绝调剂,及时告知处方医师,并应当记录,按照有关规定报告。

第三十七条 药师调剂处方时必须做到"四查十对":查处方,对科别、姓名、年龄;查药品,对药名、剂型、规格、数量;查配伍禁忌,对药品性状、用法用量;查用药合理性,对临床诊断。

第三十八条 药师在完成处方调剂后,应当在处方上签名或者加盖专用签章。

第三十九条 药师应当对麻醉药品和第一类精神药品处方,按年月日逐日编制顺序号。

第四十条 药师对于不规范处方或者不能判定其合法性的处方,不得调剂。

第四十一条 医疗机构应当将本机构基本用药供应目录内同类药品相关信息告知患者。

第四十二条 除麻醉药品、精神药品、医疗用毒性药品和儿科处方外,医疗机构不得限制门诊就诊人员持处方到药品零售企业购药。

第六章 监督管理

第四十三条 医疗机构应当加强对本机构处方开具、调剂和保管的管理。

第四十四条 医疗机构应当建立处方点评制度,填写处方评价表(附件2),对处方实施动态监测及超常预警,登记并通报不合理处方,对不合理用药及时予以干预。

第四十五条　医疗机构应当对出现超常处方3次以上且无正当理由的医师提出警告,限制其处方权;限制处方权后,仍连续2次以上出现超常处方且无正当理由的,取消其处方权。

第四十六条　医师出现下列情形之一的,处方权由其所在医疗机构予以取消:

(一)被责令暂停执业;

(二)考核不合格离岗培训期间;

(三)被注销、吊销执业证书;

(四)不按照规定开具处方,造成严重后果的;

(五)不按照规定使用药品,造成严重后果的;

(六)因开具处方牟取私利。

第四十七条　未取得处方权的人员及被取消处方权的医师不得开具处方。未取得麻醉药品和第一类精神药品处方资格的医师不得开具麻醉药品和第一类精神药品处方。

第四十八条　除治疗需要外,医师不得开具麻醉药品、精神药品、医疗用毒性药品和放射性药品处方。

第四十九条　未取得药学专业技术职务任职资格的人员不得从事处方调剂工作。

第五十条　处方由调剂处方药品的医疗机构妥善保存。普通处方、急诊处方、儿科处方保存期限为1年,医疗用毒性药品、第二类精神药品处方保存期限为2年,麻醉药品和第一类精神药品处方保存期限为3年。

处方保存期满后,经医疗机构主要负责人批准、登记备案,方可销毁。

第五十一条　医疗机构应当根据麻醉药品和精神药品处方开具情况,按照麻醉药品和精神药品品种、规格对其消耗量进行专册登记,登记内容包括发药日期、患者姓名、用药数量。专册保存期限为3年。

第五十二条　县级以上地方卫生行政部门应当定期对本行政区域内医疗机构处方管理情况进行监督检查。

县级以上卫生行政部门在对医疗机构实施监督管理过程中,发现医师出现本办法第四十六条规定情形的,应当责令医疗机构取消医师处方权。

第五十三条　卫生行政部门的工作人员依法对医疗机构处方管理情况进行监督检查时,应当出示证件;被检查的医疗机构应当予以配合,如实反映情况,提供必要的资料,不得拒绝、阻碍、隐瞒。

第七章　法律责任

第五十四条　医疗机构有下列情形之一的,由县级以上卫生行政部门按照《医疗机构管理条例》第四十八条的规定,责令限期改正,并可处以5 000元以下的罚款;情节严重的,吊销其《医疗机构执业许可证》:

（一）使用未取得处方权的人员、被取消处方权的医师开具处方的;

（二）使用未取得麻醉药品和第一类精神药品处方资格的医师开具麻醉药品和第一类精神药品处方的;

（三）使用未取得药学专业技术职务任职资格的人员从事处方调剂工作的。

第五十五条　医疗机构未按照规定保管麻醉药品和精神药品处方,或者未依照规定进行专册登记的,按照《麻醉药品和精神药品管理条例》第七十二条的规定,由设区的市级卫生行政部门责令限期改正,给予警告;逾期不改正的,处5 000元以上1万元以下的罚款;情节严重的,吊销其印鉴卡;对直接负责的主管人员和其他直接责任人员,依法给予降级、撤职、开除的处分。

第五十六条　医师和药师出现下列情形之一的,由县级以上卫生行政部门按照《麻醉药品和精神药品管理条例》第七十三条的规定予以处罚:

（一）未取得麻醉药品和第一类精神药品处方资格的医师擅自开具麻醉药品和第一类精神药品处方的;

（二）具有麻醉药品和第一类精神药品处方医师未按照规定开具麻醉药品和第一类精神药品处方,或者未按照卫生部制定的麻醉药品和精神药品临床应用指导原则使用麻醉药品和第一类精神药品的;

（三）药师未按照规定调剂麻醉药品、精神药品处方的。

第五十七条　医师出现下列情形之一的,按照《执业医师法》第三十七条的规定,由县级以上卫生行政部门给予警告或者责令暂停六个月以上一年以下执业活动;情节严重的,吊销其执业证书:

（一）未取得处方权或者被取消处方权后开具药品处方的;

（二）未按照本办法规定开具药品处方的;

（三）违反本办法其他规定的。

第五十八条　药师未按照规定调剂处方药品,情节严重的,由县级以上卫生行政部门责令改正、通报批评,给予警告;并由所在医疗机构或者其上级单位给予纪律处分。

第五十九条　县级以上地方卫生行政部门未按照本办法规定履行监管职责的,由上级卫生行政部门责令改正。

第八章　附则

第六十条　乡村医生按照《乡村医生从业管理条例》的规定,在省级卫生行政部门制定的乡村医生基本用药目录范围内开具药品处方。

第六十一条 本办法所称药学专业技术人员,是指按照卫生部《卫生技术人员职务试行条例》规定,取得药学专业技术职务任职资格人员,包括主任药师、副主任药师、主管药师、药师、药士。

第六十二条 本办法所称医疗机构,是指按照《医疗机构管理条例》批准登记的从事疾病诊断、治疗活动的医院、社区卫生服务中心(站)、妇幼保健院、卫生院、疗养院、门诊部、诊所、卫生室(所)、急救中心(站)、专科疾病防治院(所、站)以及护理院(站)等医疗机构。

第六十三条 本办法自 2007 年 5 月 1 日起施行。《处方管理办法(试行)》(卫医发〔2004〕269 号)和《麻醉药品、精神药品处方管理规定》(卫医法〔2005〕436 号)同时废止。

附:处方标准

一、处方内容

1. 前记:包括医疗机构名称、费别、患者姓名、性别、年龄、门诊或住院病历号,科别或病区和床位号、临床诊断、开具日期等。可添列特殊要求的项目。

麻醉药品和第一类精神药品处方还应当包括患者身份证明编号,代办人姓名、身份证明编号。

2. 正文:以 Rp 或 R(拉丁文 Recipe"请取"的缩写)标示,分列药品名称、剂型、规格、数量、用法用量。

3. 后记:医师签名或者加盖专用签章,药品金额以及审核、调配、核对、发药药师签名或者加盖专用签章。

二、处方颜色

1. 普通处方的印刷用纸为白色。

2. 急诊处方印刷用纸为淡黄色,右上角标注"急诊"。

3. 儿科处方印刷用纸为淡绿色,右上角标注"儿科"。

4. 麻醉药品和第一类精神药品处方印刷用纸为淡红色,右上角标注"麻、精一"。

5. 第二类精神药品处方印刷用纸为白色,右上角标注"精二"。

十三、患者信息保护

《中华人民共和国侵权责任法》自 2010 年 7 月 1 日起施行

第六十二条 医疗机构及其医务人员应当对患者的隐私保密。泄露患者隐私或者未经患者同意公开其病历资料,造成患者损害的,应当承担侵权责任。

《中华人民共和国刑法修正案(七)》自2009年2月28日起施行

七、在刑法第二百五十三条后增加一条,作为第二百五十三条之一:"国家机关或者金融、电信、交通、教育、医疗等单位的工作人员,违反国家规定,将本单位在履行职责或者提供服务过程中获得的公民个人信息,出售或者非法提供给他人,情节严重的,处三年以下有期徒刑或者拘役,并处或者单处罚金。

"窃取或者以其他方法非法获取上述信息,情节严重的,依照前款的规定处罚。

"单位犯前两款罪的,对单位判处罚金,并对其直接负责的主管人员和其他直接责任人员,依照该款的规定处罚。"

《中华人民共和国护士管理条例》自2008年5月12日起施行

第十八条 护士应当尊重、关心、爱护患者,保护患者的隐私。

《病历书写规范》相关法律法规名称索引

附录一

处方常用拉丁缩略语

缩略语	拉丁语原文	译　意
aa, aa	ana	各
a. c.	ante cibos;ante cibum	饭前
ad lib	ad libitum	随意
ad us. ext.	ad usum externum	外用
agit.	agita	振摇
a. j.	ante jentaculum	早饭前
a. m.	ante meridiem	上午
amp.	ampulla	安瓿
aq.	aqua	水
aq. dest.	aqua destillata	蒸馏水
aur. dext. AD	auris dextra	右耳
aur, laev. AS(AL)	auris sinister,auris leava	左耳
a. u. a.	ante usum agitetur	用前需振摇
b. i. d	bis in die	每日二次
cap.	capsula	胶囊
c. c.	centimeter cubicus	毫升
co.	compositus	复方的
collut.	collutorium	漱口剂
collyr.	collyrium	洗眼剂
D. S.	da,signa	给予,标明用法
d. t. d.	da tales doses	给予同等剂量
enem.	enema	灌肠剂
garg.	gargarisma	含漱剂
gtt,gutt.	guttae	滴,滴剂
h;hr.	hora	小时
h. s.	hora somni	临睡时
i. c.	inter cibos	饭间
I. hyp. ;H	injectio hypodermic	皮下注射
I. m. ;IM	injectio muscularis	肌内注射
inhal.	inhalatio	吸入剂
inj.	injectio	注射,注射液
i. u.	internationalis unitas	国际单位
I. V. ;IV	injectio venosa	静脉注射
kg.	kilogramma	公斤
lin.	linimentum	擦剂

缩略语	拉丁语原文	译　意
lot.	lotio	洗剂
M. D. S.	mice,da,signa	混合,给予,标明
mg.	milligramma	毫克
mist.	mistura	合剂
ml.	millilitrum	毫升
N. ;No.	numero	在数目上,份
neb.	nebula	喷雾剂,喷雾
ocust.	ocustilla	滴眼液
O. D	oculus dexter	右眼
O. S. ;O. L	oculus sinister; oculus lae-vus	左眼
O. U.	oculi uterque	双眼
p. a. a.	parti;affectae applicandus	用于患部
p. m.	post meridiem	下午
p. c.	post cibum	饭后
p. o.	per os	口服
pr. aur.	pro auribus	供耳用
pr. inf.	pro infantibus	供小儿用
pr. ocul	pro oculis	供眼用
pr. rect.	pro rectio	肛门用
p. r. n.	pro re nata	必要时用
pr. ureth.	pro urethra	用于尿道
pr. vagin	pro vagina	阴道用
q. d. ;qd.	quaque die	每日
q. h.	quaque hora	每小时
q. 4h	quaque quarta hora	每四小时
q. 6h	quaque sexta hora	每六小时
q. i. d.	quater in die	每日四次
q. m.	quaque mane	每晨
q. n.	quaque nocte	每晚
q. s.	quantum sufficiat	适量
Rp. ;℞	Recipe	取药处方
Rept.	Repetatur	重复前方
S. ;Sig	Signa	标明用法
s. o. s. ;sos	si opus sit	需要时(限用一次)
stat.	statim	立即
supp.	suppositorium	栓剂
tab.	tabella	片剂
t. i. d. ;tid	ter in die	一日三次
ventr. jej.	ventriculo jejuno	空腹时

附录二

医学上常用的法定计量单位

(一)国家选定的非国际单位制单位

量　的　名　称	单位名称	单位符号	换算关系和说明
时　　间	分	min	$1min=60s$
	[小]时	h	$1h=60min=3600s$
	天[日]	d	$1d=24h=86400s$
旋转速度	转每分	r/min	$1r/min=(1/60)s^{-1}$
质　　量	吨	t	$1t=10^3kg$
	原子质量单位	u	$1u\approx1.660\ 565\ 5\times10^{-27}kg$
体　　积	升	L(l)	$1L=1dm^3=10^{-3}m^3$
能	电子伏	eV	$1eV\approx1.602\ 189\ 2\times10^{-19}J$
级　　差	分贝	dB	

注:1. r 为"转"的符号。

　　2. 升的符号中,小写字母 l 为备用符号。

　　3. 我国人民生活和贸易中,质量习惯称为重量。

(二)用于构成十进倍数和分数单位的词头

所表示的因素	词头名称	词头符号
10^{18}	艾[可萨]	E
10^{15}	拍[它]	P
10^{12}	太[拉]	T
10^9	吉[咖]	G
10^6	兆	M
10^3	千	k
10^2	百	h
10^1	十	da
10^{-1}	分	d
10^{-2}	厘	c
10^{-3}	毫	m
10^{-6}	微	μ
10^{-9}	纳[诺]	n
10^{-12}	皮[可]	p
10^{-15}	飞[母托]	f
10^{-18}	阿[托]	a

注:1. []内的字,是在不致混淆的情况下,可以省略的字。

　　2. 10^4 称为万,10^8 称为亿,10^{12} 称为亿万,这类数词的使用不受词头名称的影响,但不应与词
　　　头混淆。

(三)医学上选定的国际单位制单位以外的暂时许用单位表

单位符号	单位名称	物理量名称	换 算 关 系
Å	埃	长　度	$1\text{Å}=0.1\text{mm}=10^{-10}\text{m}$
a	年	时　间	
atm	标准大气压	压强、历力	$1\text{atm}=1.0132\times10^5\text{Pa}$
Ci	居里	放射性活度	$1\text{Ci}=3.7\times10^{10}\text{Bq}$
R	伦琴	照射量	$1\text{R}=2.58\times10^{-4}\text{C/kg}$
R/s	伦琴每秒	照射率	
rad※	拉德	吸收剂量	$1\text{rad}=10^{-2}\text{Gy}$
rem	雷姆	剂量当量	$1\text{rem}=10^{-2}\text{Sv}$

※　如有与弧度(radian)的符号 rad 可能混淆时,用 rd。

(四)与医学有关的非许用单位表

单位符号	单位名称	物理量名称	换 算 关 系
cal	卡[路里]*	热	$1\text{cal}=1\text{cal}_{\text{th}}=4.1840\text{J}$
dyn	达　因	力	$1\text{dyn}=10^{-5}\text{N}$
erg	尔　格	功	$1\text{erg}=10^{-7}\text{J}$
gr	格　令	质　量	$1\text{gr}=0.00648\text{g}$
Gs,G	高　斯	磁通量密度	$1\text{Gs(G)}\triangleq10^{-4}\text{T}$
kgf	千克力	力	$1\text{kgf}=9.8066\text{N}$
M	克分子浓度	物质 B 的浓度	$1\text{M}\triangleq1\text{mol/L}$
mmHg△	毫米汞柱	压　强	$1\text{mmHg}=0.1333\text{kPa}$
mmH2O△	毫米水柱	压　强	$1\text{mmH}_2\text{O}=0.0098\text{kPa}$
N	当量浓度	物质 B 的浓度	
rpm	转每分	转　速	$1\text{rpm}=1\text{r/min}$
Torr	托	压　强	$1\text{Tort}=0.1333\text{kPa}$
γ	微　克	质　量	$1\gamma=1\mu\text{g}=10^{-9}\text{kg}$
γ	伽　马	磁感应强度	$1\gamma=10^{-9}\text{T}$
δ	屈光度	焦　度	$1\delta=1\text{m}^{-1}$
λ		体　积	$1\lambda=10^{-9}\text{m}^3$
μ	微　米	长　度	$1\mu=1\mu\text{m}=10^{-6}\text{m}$
υ	姆[欧]	电　导	$1\upsilon=1\text{S}$

*　营养学应用其全名"热化学卡路里"(cal_{th})。
△　在临床用于人体液压的测量仪器上未同时标有 kPa 与 mmHg 或 mmH2O 之前,血压、静脉压、脑脊液压、眼压暂不改用 kPa,血液气体分压(PaCO_2、PaO_2)一般宜用 kPa。

(五)医学中常用物理量单位

量 的 名 称	原 用 单 位		换算系数	法 定 计 量 单 位	
	名 称	符 号		国际符号	中文名称
容 积		λ	1	μl	微 升
质 量	磅 格 令 伽 玛 钱(新秤) 钱(老秤)	lb gr γ	0.4536 0.064799 1 5 3(尾数不计)	kg g μg g g	千 克 克 微 克 克 克
压力·压强·压力	毫米汞柱 厘米水柱 托	mmHg cmH₂O Torr	0.13332 0.09807 0.13332	kPa kPa kPa	千 帕 千 帕 千 帕
血 管 阻 力	达因·秒/厘米³ 毫米汞柱·分/升	dyn·s/cm³ mmHg·min/L	0.1 8	kPa·s/L kPa·s/L	千帕·秒/升 千帕·秒/升
气 道 阻 力 (呼吸道气流阻力)	厘米水柱·秒/升	cmH₂O·s/L	0.098 07	kPa·s/L	千帕·秒/升
磁 场 强 度	奥斯特	Oe	1000/4π	A/m	安/米
磁 通 量	麦克斯韦	Mx	10⁻⁸	Wb	韦
磁通量密度 磁感应强度	高斯	Gs 或 G	10⁻⁴	T	特
光 亮 度	熙 提	sh	10⁴	cd/m²	坎/米²
光 照 度	辐 透	ph	10 050	lx	勒
吸 收 剂 量	拉 德	rad 或 rd	0.01	Gy	戈
吸收辐射量率	拉德/秒	rad/s 或 rd/s	0.01	Gy/s	戈/秒
放 射 性 活 度	居 里 卢瑟福	Ci Rd	3.7×10¹⁰ 10⁶	Bq Bq	贝可 贝可
剂 量 当 量	雷 姆	rem	0.01	Sv	希
照 射 量	伦 琴	R	2.57976×10⁻⁴	C/kg	库/千克
照 射 率	伦琴每秒	R/s	2.57976×10⁻⁴	C/(kg·s)	库/(千克·秒)

(六)国际制与统一计量单位对照表

	中 文 名 称	国际制(SI单位)代号	统一公制(习用单位)代号
长 度	米	m	m
	分 米	dm	dm
	厘 米	cm	cm
	毫 米	mm	mm
	微 米	μm	μm
	纳米,毫微米	nm	mμ
	皮米,微微米	pm	$\mu\mu$
重 量	千克(公斤)	kg	kg
	克	g	g
	毫 克	mg	mg
	微 克	μg	μg,mcg
	纳克,毫微克	ng	mμg
	皮克,微微克	pg	$\mu\mu$g
容 量	升	L,(l)	L
	分 升	dl	dl
	毫 升	ml	ml
	微 升	μl	μl
	纳升,毫微升	nl	mμl
	皮升,微微升	pl	$\mu\mu$l
	飞升,毫微微升	fl	m$\mu\mu$l